U0116963

成人高等教育护理学专业教材

护理伦理学

Huli Lunlixue

主　编　王丽宇

副主编　孙英梅　赵迎欢　哈　刚

上海科学技术出版社

图书在版编目(CIP)数据

护理伦理学/王丽宇主编. —上海：上海科学技术出版社，
2010.9

成人高等教育护理学专业教材

ISBN 978－7－5478－0441－4

Ⅰ.①护... Ⅱ.①王... Ⅲ.①护理学：医学伦理学—
成人教育：高等教育—教材 Ⅳ.①R47

中国版本图书馆 CIP 数据核字(2010)第 145674 号

上海世纪出版股份有限公司
上 海 科 学 技 术 出 版 社 出版、发行
(上海钦州南路 71 号 邮政编码 200235)
新华书店上海发行所经销
苏州望电印刷有限公司印刷
开本 787×1092 1/16 印张：12.25
字数：306 千字
2010 年 9 月第 1 版 2010 年 9 月第 1 次印刷
ISBN 978－7－5478－0441－4/R・139
定价：30.00 元

本书如有缺页、错装或坏损等严重质量问题，
请向工厂联系调换

成人高等教育护理学专业教材

编写委员会

■ **主 任 委 员** 赵　群

■ **副主任委员** 陈金宝

■ **委　　员**（以姓氏笔画为序）

于爱鸣	王　健	王世伟	王丽宇	王艳梅
王爱平	方　瑾	田　静	朱闻溪	刘　宇
汤艳清	孙田杰	孙海涛	苏兰若	李　丹
李小寒	李红丽	李栢林	李福才	佟晓杰
邱雪杉	张　波	张喜轩	苑秀华	范　玲
罗恩杰	赵　斌	赵成海	施万英	徐甲芬
高丽红	曹　宇	翟效月	颜红炜	潘兴瑜
潘颖丽	魏敏杰			

■ **教材编写办公室**

刘　强　刘伟韬

成人高等教育护理学专业教材

护理伦理学

编委会名单

■ **主　编**　王丽宇

■ **副主编**　孙英梅　赵迎欢　哈　刚

■ **编　委**（以姓氏笔画为序）

王　菲　　王丽宇　　曲　凡

孙英梅　　孙晓旭　　李翔坤

赵迎欢　　哈　刚　　董平平

董园园

前　言

近年来,随着护理学专业的迅速发展,全日制护理学专业教材建设得到了长足的进步,教材体系日益完善,品种迅速增多,质量逐渐提高。然而,针对成人高等教育护理学专业,能够充分体现以教师为主导、以学生为主体,方便学生自学的教材,可供选择的并不多。根据教育部《关于普通高等教育教材建设与改革的意见》的精神,为了进一步提高成人高等教育护理学专业教材的质量,更好地把握21世纪成人高等教育护理学内容和课程体系的改革方向,以中国医科大学为主,聘请北京大学、复旦大学、中山大学和沈阳医学院等单位的专家编写本套教材,由上海科学技术出版社出版。

本套教材编排新颖,版式紧凑,层次清晰,结构合理。每章由三大部分组成:第一部分是导学,告知学生本章需要掌握的内容和重点难点,以方便教师教学和学生有目的地学习相关内容;第二部分是具体教学内容,力求体现科学性、适用性和易读性的特点;第三部分是复习题,便于学生课后复习,其中选择题和判断题的参考答案附于书后。

本套教材的使用对象主要为护理学专业的高起本、高起专和专升本三个层次的学生。其中,对高起本和专升本层次的学习要求相同,对高起专层次的学习要求在每章导学部分予以说明。本套教材中的一些基础课程也适用于其他相关医学专业。

除了教材外,我们还将通过中国医科大学网络教育平台(http://des.cmu.edu.cn)提供与教材配套的教学大纲、网络课件、电子教案、教学资源、网上练习、模拟测试等,为学生自主学习提供多种资源,建造一个立体化的学习环境。

为了很好地完成本套教材的编写任务,我们成立了教材编写委员会。编写委员会主任委员由中国医科大学校长赵群教授担任,副主任委员由中国医科大学网络教育学院常务副院长陈金宝教授担任。编写委员会下设教材编写办公室,由刘强和刘伟韬同志负责各分册协调和部分编务工作等。教材部分绘图工作由齐亚力同志完成。

由于时间仓促,任务繁重,在教材编写中难免存在一些不足,恳请广大教师、学生和读者惠予指正,使本套教材更臻完善,成为科学性更强、教学效果更好、更符合现代成人高等教育要求的教材。

成人高等教育护理学专业教材
编写委员会
2010 年 5 月

编写说明

本教材是针对成人高等教育的特点,适应以教师为主导、以学生为主体自主学习模式的要求和基层护理人员的学习需要编写的。其目的是指导护理学专业学生运用护理伦理学的理论分析实践中的伦理问题,提高解决伦理问题的能力,提高职业伦理素养。

护理活动是对生命的照护,关系到患者及社会的诸多利益,从本质上说就是尊重人的生命,尊重人的尊严和尊重人的权利,具有深刻的伦理性质。当前,在临床护理、护理科研以及高端的护理技术操作中都呈现出越来越多的道德困境和复杂的道德现象。本教材着眼于护理学的发展,立足于护理工作的现实需要,从护理的人文本质、护理伦理的基本理论、护理人际关系、护理实践与护理科学发展面临的伦理挑战以及社会对护理的伦理要求的层面上展开论述,提出了应对新的社会环境和技术发展的伦理观念和规范,对于护理人员把握护理事业的正确发展方向,提高护理质量,保护患者和人民群众的健康利益,创造和谐的护理人际关系,维系护理工作的稳定秩序,提升护理人员的道德素养与境界,完善护理人员的道德人格,推动护理事业的发展具有重要的意义。

本教材有两个主要部分:一是教学内容,分为十章,每章由三部分组成,包括:①导学,提示本章需要掌握的主要内容和重点、难点以及对本、专科生的教学要求;②具体教学内容;③复习题,供学生复习参考,部分答案附在书的后面。二是附录,选择了国际、国内重要的护理伦理学相关的历史文献附在书后,供学生学习查阅。本教材的使用对象主要是护理学专业的在职学生,也可以作为其他层次护理学专业的学生和在职护理人员培训的教学用书、参考书。本、专科各层次的学生可分别按照教材中的导学和教学大纲要求选读教材内容。

本教材由中国医科大学编写,实行主编负责制,由主编与编者商定主体结构和基本提纲,各章由编者各负其责。其中,第一章由王丽宇、曲凡编写;第二章由赵迎欢编写;第三章由哈刚编写;第四章由孙晓旭编写;第五章、第六章由董园园编写;第七章由董平平编写;第八章由孙英梅编写;第九章由孙英梅、王丽宇编写;第十章由李翔坤、王菲编写。王菲、王世城进行资料和文稿的整理,最后由王丽宇、孙英梅统稿、修定。

在编写过程中,我们参考和借鉴了现有国内各种版本的护理伦理学、医学伦理学、护理学、护理导论、护理管理学、医学教育学等教材和著述,力图反映出本学科的基本内容和精髓,体现科学性、完整性、实用性和通俗性的统一。在此我们向所有参考文献的作者及给予我们帮助的同仁致以衷心的感谢!

为了能奉献出好的教材,全体编委付出了辛勤的劳动。但由于编者水平有限,在结构的安排与衔接、内容的取舍和文字表达方面都尚有不足,加之编写匆忙,未及精雕细琢,疏漏之处在所难免,敬请广大读者及专家和同道不吝赐教,以便在修订时更臻完善。

《护理伦理学》编委会

2010 年 5 月

目　　录

■■ **第一章　绪论** / 1
第一节　道德与伦理 / 2
第二节　护理伦理学 / 4
第三节　护理伦理学的历史发展 / 7

■■ **第二章　护理伦理学的基本理论** / 17
第一节　护理伦理学的理论基础 / 18
第二节　护理伦理原则 / 21
第三节　护理伦理规范 / 26
第四节　护理伦理范畴 / 29

■■ **第三章　护患关系** / 36
第一节　护患关系概述 / 37
第二节　护患的权利与义务 / 41
第三节　护患关系的伦理调整 / 45

■■ **第四章　护理工作中的同事关系** / 54
第一节　护际关系 / 55
第二节　护医关系 / 59
第三节　护士与医院其他人员的关系 / 62

■■ **第五章　临床护理伦理（一）** / 69
第一节　整体护理伦理 / 69

第二节　门诊护理伦理 / 71
第三节　急诊护理伦理 / 72
第四节　手术护理伦理 / 73

■■ **第六章　临床护理伦理（二）** / 78
第一节　儿科护理伦理 / 78
第二节　妇产科护理伦理 / 80
第三节　老年病护理伦理 / 81
第四节　精神科护理伦理 / 82
第五节　传染科护理伦理 / 83

■■ **第七章　卫生保健与康复护理伦理** / 88
第一节　社区护理伦理 / 89
第二节　预防保健中的护理伦理 / 92
第三节　康复护理伦理 / 96
第四节　健康教育护理伦理 / 99

■■ **第八章　护理科研伦理** / 107
第一节　护理科研 / 108
第二节　护理科研伦理 / 110
第三节　医学人体试验中的伦理 / 113
第四节　医学伦理审查委员会 / 118

■■ 第九章　护理管理伦理与护理
　　　　伦理决策 / 126
　　第一节　护理管理伦理 / 127
　　第二节　护理伦理决策 / 133

■■ 第十章　护理伦理教育、修养与
　　　　评价 / 142
　　第一节　护理伦理教育 / 143

　　第二节　护理伦理修养 / 148
　　第三节　护理伦理评价 / 153

■■ 参考答案 / 160

■■ 参考文献 / 162

■■ 附录 / 164

第一章
绪　论

导　学

内容及要求

本章包括三部分的内容。

伦理学与道德主要介绍道德与伦理学的基本理论。应重点掌握道德的本质、定义、结构、特征、特点，伦理学的定义及其基本问题，伦理、道德与法律三者的关系；熟悉伦理学的类型和体系结构。

护理伦理学主要介绍护理伦理学与护理道德的定义、研究对象、内容与特点、与相关学科的关系、学习方法。应重点掌握护理的伦理性质、护理伦理与护理道德的定义、护理道德的研究对象、护理伦理学的特点、案例分析的方法；熟悉护理道德的内容、护理人际关系；了解护理领域中的道德现象、护理伦理学研究内容、护理伦理学与相关学科的关系。

护理伦理学的历史发展主要介绍护理伦理学的产生和确立、发展与挑战。应重点掌握中西方传统医护伦理思想、现代护理伦理确立的标志；熟悉掌握护理伦理面临的挑战与机遇；了解护理伦理发展的阶段。

重点、难点

重点是第一节道德与伦理、第二节护理伦理学。

难点是道德与伦理学的基本理论、护理道德的研究对象、护理伦理学的特点、护理伦理面临的挑战与机遇。

专科生的要求

重点掌握道德的定义、结构、特征、特点，伦理学的定义、基本问题；熟悉伦理与道德法律三者的关系；了解伦理学的类型和体系结构。

重点掌握护理的伦理性质、护理伦理与护理道德的定义、护理伦理学的特点；熟悉护理道德的研究对象、

■ 道德与伦理
■ 护理伦理学
■ 护理伦理学的历史发展

护理道德的内容；了解护理人际关系、案例分析的方法。

重点掌握中西方传统医护伦理思想；熟悉护理伦理面临的挑战与机遇；了解护理伦理发展的阶段。

第一节　道德与伦理

一、道德

人类社会的本质特征在于人的社会性，在于人与人之间无时不在的相互联系与依存。道德是调整人际之间关系，保证社会稳定和秩序的道理与规则。道德贯穿人类社会生活的始终。道德的本质在于，道德是一种社会意识，道德是特殊的规范调节方式，道德是一种实践精神。现代使用道德一词一般有两层含义：其一，指调整人们之间关系的行为准则；其二，指个人的思想品质、修养境界、道德评价等。概括地说，道德是由一定的社会经济关系决定的，以善恶作为评价标准的，依靠社会舆论、传统习俗和内心信念进行维系的、调节人与人之间、人与社会之间、人与自然之间关系的心理意识、原则规范和行为活动的总和。

在中国的古汉语中，"道德"二字是分开使用的。道，本义指道路，引申为道理规则以及必然性的法则、方法等。德，本义为"得"，即"德者，得也"。其意在于将"道"内得于己，成为人之内在要求，并将"道"转化为行为，外施于人。道德二字连用始于春秋战国时期。荀况在《劝学》中说："故学至乎礼而生止矣，夫是之谓道德之极。"至此，汉语"道德"演绎完成。"道"是事物变化发展的规律，"德"是指立身的根据和行为准则，即合乎道之行为。道德说明人的品质、原则、规范与境界。在西方文化中，道德的英文名词源于拉丁文的 moralis，意近风俗、风尚，已包含有规范、规律、行为品质和善恶评价的含义。

道德是人们社会生活实践及社会人际关系发展变化的产物。道德观念和标准不是一成不变的，而是随着人类社会生产、生活实践的发展，科学技术的进步呈现出不断变化的动态发展过程。不同时期的道德反作用于人们的社会生活和生产实践，产生重要的推动作用或阻碍作用。

根据道德结构，可以分为道德意识、道德关系、道德实践活动三个组成部分，共同构成社会道德现象。根据不同生活领域中的道德关系，道德可以分为社会公德、职业道德、家庭婚恋道德三个领域。不同的道德现象和道德领域互相影响渗透。

道德的功能总体上可以分为反映功能和调节功能两大部分。反映功能主要表现为道德的认识功能，即通过道德意识、道德关系反映社会现实，特别是反映社会的利益关系。道德的调节功能主要通过道德教育、道德修养、道德评价等活动方式，应用社会舆论、传统习俗和人们的内心信念等手段，启迪人们的道德觉悟，引导社会价值取向，指导、规范和纠正人的行为来调节社会利益关系，这是道德最突出也是最重要的社会功能。它可以具体化为评价功能、导向功能、教育功能、激励功能、行为调节功能等。

道德的特征是指道德作为社会上层建筑之一所具有的自身的特有属性，主要包括：①阶级性与全民性的统一。道德是由一定的社会经济关系决定的，并为一定的社会经济基础服务，因而在阶级社会中道德具有明显的阶级性。但同时，道德作为反映全人类利益的意识和行为规范又反映人类的整体利益，例如保护生态环境、遵守社会公共秩序、尊重生命等，因而也必然表现出全民性，所以道德是阶级性与全民性的统一。②发展性与稳定性的统一。道德随社会进步而不断发展，先进道德对社会进步具有强大的推动作用；同时，原有的道德渗透在文化传统、风俗习惯等社会生活的各个方面并内心化为人们的内心信念,会保留一个相当长的时期,变化速度缓慢,具有超强的稳定性。陈腐的落后道德对社会进步造成深刻的阻碍。③广泛性与层次性的统一。道德遍及社会的各个领域,渗透在各种社会关系中,只要有人与人之间关系存在,调整人们之间关系的道德就会存在,所以道德具有广泛的社会性。同时,道德体系包括道德原则、道德规范、道德范畴等不同的结构层次以及社会公德、职业道德和家庭美德等不同的道德领域。并且由于社会利益关系的复杂性,人们各自的立场、利益相关性不同,其价值观也必然有所不同,因而体现出多层次的道德境界,共同构成了道德的多层次性。

道德的特点还表现在:①评价标准的独特性。道德以善恶作为评价标准,以此来判断、引导和规范人的行为。②维系手段的特殊性。道德以社会舆论、内心信念、传统习俗作为维系手段和作用方式,虽然属于非强制性力量,但在社会生活中发挥着重要并且不可替代的作用,具有深刻的影响。③行为的规范性。道德规范是发挥道德作用的重要形式。在道德理论、概念和范畴之外,道德还表现为对于人们的行为具有约束力的规范、公约和守则,以调控人们的行为,维护社会秩序,切实保证人们的正当利益,体现道德知行统一的特点。

二、伦理学

"伦"和"理"在中国古代早期分别具有独立的意义。在中国词源中"伦"是指类、辈、关系和次序,引申为人与人之间的关系。"理"是指道理、条理、规则,主要指处理次序的道理。"伦理"则解释为处理人与人之间关系的道理和规则。有学者认为,中国的伦理学始于周代。

伦理一词在西方源于 ethics 与 ethik,来自希腊语的 ethika-ethos,原指动物不断出入、住惯了的地点,后引申为习俗、习惯,并由风俗习惯引申为有规定的道和路径。由此,伦理引申为行为的具体原则。伦理是关于人际关系的法则。

伦理学是以道德现象作为研究对象的一门学科,是研究人的品质、行为、修养以及相互关系的道理与规律,以及道德起源、本质、发展变化规律及其社会作用的科学。在很多情况下,伦理与道德同义而可以通用。但其内涵也有一定的区别,可以分开使用。"伦理"更强调客观方面,主要指社会的人际"应然"的关系,将其概括为道德规范。而"道德"则更强调内在的操守方面,指主体对道德规范的内化和实践,即主体的德性和德行。在伦理学中,两者的区别主要在于:道德表达的是最高意志,主要是一种精神和最高原则;伦理表述的是社会行为规范。道德是伦理的精神基础。道德是最高的、抽象的存在,德是道德目的。伦理是次高的、具体的,理是用来说明伦的处理方式。道德作为一种精神具有指导性;而伦理作为规范更具体、有效,具有现实操作性。道德是靠高度的自觉和省悟来选择自己的行动;伦理则是明确的行为规范,是自律与他律之间的律条,既有来自于道德的觉悟,也有来自于律条的约束性。对于善的行为,道德的要求是自觉的做;而伦理的要求是应该做;法律的要求则是强制做。

伦理学的基本问题是道德与利益的关系问题。其中包括两个层面:一是利益决定道德还是道德决定利益?这反映了精神和物质谁是第一性的哲学基本问题,是唯物主义与唯心主义的分界。马克思主义认为,物质第一性,精神第二性。物质决定精神,利益决定道德,道德又反作用于利益。二是集体利益与个人利益谁服从谁?这反映了不同道德的根本属性,形成了不同的道德原则规范体系,规定了不同道德活动的标准、方向和根本方法。

伦理学分为非规范伦理学和规范伦理学。非规范伦理学包括元伦理学和描述伦理学。元伦理学又称分析伦理学,是西方分析哲学中的伦理学部分。元伦理学凭借逻辑语言分析的方法,集中研究道德话语的语义结构、逻辑结构以及认识论结构,注重研究道德的形式,分析道德语言(概念、判断等)的意义和功能,如善、恶、正当、义务等概念的涵义,反映道德的语言特点和逻辑特征。描述性伦理学是依据经验描述的方法,通过社会调查、个案分析等社会学方法从社会的实际状况和不同角度来再现道德、说明道德的本质、现状等。描述伦理学是进行道德研究的重要方法。

规范伦理学分为普通规范伦理学和应用规范伦理学。规范伦理学通过探讨善与恶、正当与不正当、应该与不应该的价值-行为标准,研究道德规范的论证、制定和实施,评价、规范和指导人们的道德行为与实践。规范伦理学通过道德原则和规范直接干预、指导人们的道德活动,约束人们的不道德行为,体现了道德的实践性特点,对推动社会进步和人的自身完善发挥了不可替代的作用。普通规范伦理学研究社会共同的道德规范;应用规范伦理学则是普通规范伦理学理论、原则在具体领域中的应用,如医学伦理学、护理伦理学、商业伦理学等。

■ 第 二 节 护 理 伦 理 学

一、护理伦理学与护理道德

(一)护理伦理学

护理伦理学是一般伦理学原理和原则在护理实践和护理学发展过程中的具体应用,是运用伦理学的理论、方法研究护理领域中人与人、人与社会之间的关系及护理道德现象的学科。

护理活动的伦理性质与生俱来。护理工作的对象是人,核心是对人的照护。护理工作的根本职责在于"让病人感觉更好"(南丁格尔)。可以说,护理活动起源于人类的自爱和互爱,是人类爱心的一种表达和体现。尽管随着人类维护健康实践的发展,医学和护理逐步形成了科学的知识体系,具有了今天的专业性科学技术内涵。但医学护理技术从根本上说仍然只是实现对病人关爱的一种手段和方法,医学和护理学的本质仍然是对人的关爱。对人的关爱是产生医学护理活动的伦理基础,也是护理活动和护理事业最根本的伦理属性。护理伦理发端于护理实践的本身,贯穿于护理实践、护理科学研究和其他护理活动的全过程,是对护理学本质的揭示和表达,因此可以说护理伦理学是护理学的一个重要组成部分。同时护理伦理又是应用伦理学的理论原则分析解决护理实践中的伦理问题的学科,可以说是应用伦理学的一个分支。护理伦理学是护理学与伦理学相互交融的一门边缘科学。

(二)护理道德

护理伦理学是研究护理道德的学科。护理道德是研究护理实践活动中的道德现象和道德关系的学科,是调节护理工作中的人际关系,护理人员与社会之间关系的心理意识、原则规范和行为活动的总和,属于职业道德领域。它是护理人员在长期的护理职业活动及相关的社会活动中形成的一种护理文化与道德精神的积淀,内容主要包括护理人员自身的道德品质和调整护理人际关系的规范体系。护理道德包含护理道德意识、护理道德规范、护理道德实践活动三个组成部分。护理道德意识包括道德观念、道德情感、道德理想、道德理论等思想理论内容。护理道德规范包括指导、约束和评价护理人员行为的准则,如道德原则、道德规范和要求、道德戒律与格言等,表达护理职业活动中行为的应当与不应当。护理道德实践活动是指护理人员在道德意识支配下进行的、能够进行善恶评价的个体或群体活动,如道德教育、道德修养、道德评价等。护理道德在把握护理学的人文本质和正确的发展方向方面具有不可替代的重要价值。

二、护理伦理学的研究对象内容与特点

(一)护理伦理学的研究对象

护理伦理学研究护理领域中的道德关系和道德现象。

1. 护理领域中的道德关系　主要表现在护理人际关系之中,包括护患关系、护理人员与同事关

系、护理与社会的关系等。

(1) 护患关系:这是指发生在护理过程中的护理人员与患者或其家属之间的个人或群体之间的关系,是护理实践活动中最基本、最重要的关系。它既是一种维护和恢复健康的技术关系,更是护患两群人之间具有道德、情感、利益、法律等多重内涵的社会关系。从根本上说,这是一种平等的服务与被服务的关系。正确处理护患关系,是保证护理质量、维护患者利益、体现护理人文本质的基本前提。护患关系是护理伦理学研究的主要对象和核心问题。

(2) 护理人员的同事关系:这是指护理人员之间、护理人员与其他医务人员之间如医生、医技人员、行政管理人员及后勤人员等多维的关系。正是护际、护医、护技以及护理人员与行政管理和后勤人员之间广泛的联系,使医疗护理形成了一个有机整体,保证了治疗工作的整体性和一致性。他们之间各自的职责和具体分工不同,但宗旨只有一个,他们共同的任务是维护和恢复患者的健康。护理人员的同事关系既有共同性,又有互补性,因而应该相互信任和尊重、互相支持与密切协作。护理人员同事关系的协调有序,将直接影响医疗护理工作的质量,影响为患者健康服务的医疗护理宗旨的实现。因此,护理人员的同事关系是护理伦理学研究的重要对象。

(3) 护理与社会的关系:这是指护理人员对社会和人群健康所承担的社会责任。护理工作不仅负有对患者个人的健康责任,也对社会整体的健康利益承担责任。因此,护理人员在护理实践中就不仅要对患者或当前的局部利益负责,而且要考虑对他人、对社会甚至对子孙后代的健康责任。特别是在社会高度发展,医学护理技术日臻高科技化的今天,诸如计划生育、严重缺陷新生儿的处置、卫生资源分配中的伦理矛盾日益突出,社会保健需求日益增长,如何在保证患者利益的同时,保证国家、社会和后代的公众利益,履行护理人员的社会保健义务成为迫切需要解决的伦理难题。在如此背景下,护理人员与社会的关系理所当然地成为护理伦理学研究的对象。

2. 护理工作中的道德现象 护理工作关系到患者及社会的诸多利益,特别是生命与健康利益,显示出深刻的伦理性。在临床护理工作中、护理科研工作以及高端的护理技术操作中都将涉及不同群体间多元的利益矛盾、新旧伦理观念的碰撞,呈现出越来越多的道德困境和复杂的道德现象。诸如护患双方的权利、义务以及双方的关系与行为规范、市场机制与医疗护理的公益性之间、患者的现实利益与医护事业发展的长远利益之间、多元市场主体之间的利益冲突问题,以及人体实验、人工辅助生殖技术、基因的诊断和治疗、器官移植、安乐死等医学高科技引发的伦理难题等都需要护理伦理学的关注和深入探讨,提出应对新的社会环境和技术发展的新的伦理观念和规范,解决护理实践中的伦理难题。因此,护理工作中的道德现象无所不在,这是护理伦理学研究的重要课题和对象。

(二)护理伦理学的研究内容

护理伦理学的研究内容涉及护理工作的各个领域和层面,如护理人际关系、护理技术、护理科研、护理管理、卫生保健等不同领域的道德现象。根据护理道德的结构,在各个领域中的具体研究内容主要包括:

1. 护理道德理论 包括护理的道德性质;护理道德的理论基础;护理道德的产生及发展规律;护理道德的本质、特点、研究对象和社会作用;护理道德与卫生事业发展及护理人员成长的关系等等。

2. 护理道德规范 这是护理伦理学研究的重要内容,包括护理道德原则、规范和范畴。通过研究和确立护理道德规范,在护理工作的各个领域中形成对护理人员行为选择的指导和善恶评价的标准,以此引导和规约护理人员的行为。这是护理道德从理论转化为行为,实现护理道德社会价值的关键环节之一。

3. 护理道德实践 这是在护理道德理论、原则和规范指导下所进行的护理道德评价、护理道德教育、护理道德修养等活动。

(三) 护理道德的特点

1. 全人类性　护理的需要是全人类的需要。护理道德以对人的生命和健康的照护作为护理职业的宗旨和责任,体现了人类的共同愿望和要求,因而具有全人类性。

2. 深刻性　护理伦理的核心是对人的关爱和尊重。它以尊重人的生命,尊重人的尊严、尊重人的权利的态度对待生命和病人,维护人类健康,对于维护社会正义、促进社会文明,调整社会关系,抵制各种反人道行为发挥了重要作用,体现出人道主义原则的深刻性。

3. 科学性　当代的护理伦理建立在科学的护理理论和实践基础之上,因为有了坚实的科学基础而使得人类同情病人、解除患者痛苦的人道主义愿望得以真正的实现,从而体现出护理伦理的科学性。

4. 规范性和可操作性　护理伦理学针对护理实践中的具体情况及实际问题设立相应的条目,有针对性地指导和约束护理人员的行为,内容具体,针对性强,要求明确。这些规范既是护理人员的道德行为准则,又是其行为的道德评价标准,具有可操作性。

三、护理伦理学与相关学科的关系

护理伦理学与相关学科的研究内容既相互区别,各有侧重,又相互联系,互相渗透。

1. 护理学与护理伦理学　两者互为支撑,密切相关。护理学的直接对象是人的生命,侧重研究生命的过程以及同疾病作斗争的科学规律。而护理伦理学则以护理过程中人们之间的利益关系和处理相互之间关系的行为准则与规范为研究重点。护理工作的根本宗旨是维护患者与人群的健康利益,因此护理学是建立在对患者人文关怀的伦理基础之上的。所以,科学的护理操作必然要求对患者及其生命高度负责的伦理态度;而对护理行为的伦理评价则必须以科学的护理学为基础。只有科学的护理行为才是符合伦理的行为,违背科学要求的护理行为将对患者和人的健康造成伤害,必然是违背伦理要求的行为。因此,护理伦理学以护理学为基础,护理学则以护理伦理学为价值导向。

2. 护理心理学与护理伦理学　护理心理学主要研究心理因素在人类健康与疾病相互转化过程中的作用规律,通过实施心理护理,促进人类健康。这是促进健康的科学方法之一,在患者康复中发挥工具性作用。而护理伦理学则是研究双方关系,把握护理本质和方向,规范护理人员的行为,在护患关系中发挥导向和规范作用。护理心理学有助于揭示患者心理、了解患者需求,理解患者的行为差异,从而有助于调整护患关系。而护理道德是以深入了解患者心理为基础,目的是最大限度地满足患者的正当需求,保护患者的利益。可见,护理心理学与护理伦理学相互支持与补充。

3. 法学与护理伦理学　伦理与法律是维系社会稳定和秩序的两种基本社会行为规范。两者的性质和作用方式、范围有所区别。法律作为国家机器具有强制性,是由国家有关部门制定或认可并强制执行的行为规范;在法律覆盖的范围内,其规范作用力度大,具有不容置疑的权威性。而道德则依靠人们的内心信念、社会舆论、传统习俗等方式发挥作用;虽不具有强制性,但作用范围非常广泛,可以说无处不在,无时不在;并且由于道德植根于人的信念和社会习俗,作用力十分深刻、持久。伦理与法律两者紧密联系,相辅相成。道德是立法的重要依据,并通过立法程序将部分伦理规范直接转化为法律。而法律则能够通过律条确认道德,推动道德的普及,强化道德的社会作用。在护理实践中,护理伦理导引着护理人员的价值取向和行为选择;而护理管理制度与技术规范要求等则体现一定的法律效力,严格规范着护理人员的行为。两者既有所区别,又相互联系。

4. 美学与护理伦理学　美学追求欣赏的价值,其评价标准是美与丑。伦理学追求至善的人生与行为,其评价标准是善与恶。而在现实的护理实践层面上,善与恶和美与丑的评价却是密切相关的。善的才是美的,而恶的一定是丑的。护理伦理学对于护理道德原则、规范的确定和护理行为的评价无不具有审美价值,护理道德评价同时也是一种审美判断。南丁格尔"提灯女神"的美好形象就是对护理行为"美"与"善"关系的最好诠释。美以道德的善为基础,以科学的真为依据。一个对患者高度负责,悉心关爱的护士,认真履行职责,科学地完成护理操作程序,她的道德素质和科学素养一定造就出最美的人格形象。因此,美学与护理伦理学是有机统一的整体。

四、学习护理伦理学的意义与方法

护理伦理学体现了护理学的人文本质。学习护理伦理学对于把握护理事业的正确发展方向,提高护理质量,保护患者和人民群众的健康利益,创造和谐的护理人际关系,维系护理工作的稳定秩序、提升护理人员的道德素养与境界,完善护理人员的道德人格,推动护理事业的发展具有重要的意义。

学习研究护理伦理学的方法有很多种,如比较分析、社会调查、文献研究、逻辑分析讨论法等。最重要的方法之一是理论联系实际的方法,这是学习和研究护理伦理学的根本方法,是由伦理学的学科性质所规定的,也是护理伦理学的研究对象和任务所要求的。护理伦理学属于应用规范伦理学的范畴,它的任务是应用伦理学的基本原理和规则解决护理实践中的伦理问题。因而要求研究者具有深厚的伦理学素养,深入考察并反思护理实践生活,充分发挥伦理学理论的作用,解决护理实践中的现实问题,体现出护理伦理学的理论与应用价值。

案例分析的方法是学习研究护理伦理学常用的有效方法之一。它的基本程序是:选择和阅读案例、归纳案例中的事实材料、分析问题的发生原因、找出其中的护理伦理问题、选择适用的伦理原则或理论进行伦理学分析、提出伦理判断结论和建议。案例分析的方法有利于护理人员有效地学习伦理学理论,增强护理伦理意识,提高道德敏感性,开阔思维,增强伦理判断和分析能力,进行正确的道德行为选择,指导护理人员自觉应用伦理学理论解决护理实践中的伦理问题。

第三节 护理伦理学的历史发展

一、护理伦理学的产生和确立

护理伦理的产生伴随着护理活动的发生和发展进行的。护理活动是对生命的照护过程。人类的同类之爱和生存需要是产生护理活动的意识基础和现实基础,由此而产生的近乎本能的对生命的照护活动成为护理活动的原始开端。从这个特定的意义上理解,人的生存利益需要和对同类的关爱是护理活动和护理伦理产生与发展的根本基础。

护理事业的产生和发展同样源于人类对生命和病弱者的关爱与同情。在 19 世纪中叶以前,人类维护自身健康,帮助病弱者解除痛苦的最早的专门机构是教会办的收容所。当时所谓的护理活动主要是由修女出于爱心对病弱者给予的生活照料和精神安慰,并没有现代意义上的护理科学和专业护理技术。护理活动产生的过程证明,护理活动最根本的起源是人类对生命的爱和互爱,是人类爱心的体现,这是它最根本的伦理性质。失去了这一点就背离了护理活动的初衷,也就丧失了护理最根本的价值和意义。尽管随着人类维护健康实践的发展,通过总结经验,形成了今天的医学、护理学科学的知识体系,医院成为具有科学技术内涵的现代医疗场所。但医学和护理技术仍然只是实现对病人关爱的一种手段和方法,护理学的本质仍然是对人的关爱。

护理伦理体系的确立以现代护理专业和护理学的建立为基础。19 世纪中叶南丁格尔首创了现代的护理学专业,使护理学走上了科学的发展道路,建立了正规的教育渠道。这是护理事业发展的重要转折点,是现代护理学的起点,也是确立护理伦理学体系的起点。

在南丁格尔之后,现代护理学发展迅速,从职业向专业发展,逐步形成了现代护理学的完善体系。1860 年以后,欧美许多国家建立了护士学校和护理学院,开设了专门的护理学士、硕士、博士学位课程,设置了相应的学位,形成了多层次完善的护理教育体制,促进了护理向专业化方向发展。对护理理论的研究和探讨不断深入,对护理管理的要求更加具体严格而且人性化,强调了护理管理的核心是质量管理。第二次世界大战之后,护理专业化趋势越来越明显,要求越来越高,除了传统的分科外,还有重症监护、职业病、社区和家庭等不同的护理分科。一些重要的国际性和国家性的护理专业组织宣告成立,成为护理事业发展的重要标志。1899 年在英国伦敦成立了国际护士会(ICN),这是世界各国自治的护士协会代表组织的国际护士群众团体。该组织促进了各国护理人员的交流,增强了彼此的沟通和联系,增进了友谊,为共同促进人民的健康,发展护理事业作出了贡献。目前国际护士会有会员国 111 个,会员 140 多万人。1966 年会所迁于日内瓦。中华护士会 1922 年加入国际护士会,依加入顺序排名为第 11(由于历史原因,目前仍然由台湾地区代表中国,中华护理学会正在努力争取恢复合法地位)。同时,一些主要的护理学术刊物也纷纷创刊出版。1926 年国际护士会的正式刊物《国际护士报》出版发行,《国际护理研究杂志》、《高级护理杂志》、《护理新进展杂志》、《护理展望杂志》以及各护理专业杂志也相继创刊并出版。

在现代护理学发展的基础上,逐步确立了护理伦理体系。

早期的医疗护理实践没有明确分离,医护的伦理观念统一于东西方的医德传统之中。我国以孙思邈为代表和西方以希波克拉底为代表的传统医学伦理观念成为医护人员共同的宗旨,成为护理伦理思想的优良传统。中西医传统的医护伦理思想主要包括:

(1) 尊重生命,高度重视人的生命价值:龚廷贤在《万病回春·医家十要》中强调医学以救人活命为本,"医者,生人之术也"。孙思邈提出了"天覆地载,万物悉备,莫贵于人"的行医宗旨。德国柏林大学教授胡佛兰德提出的著名的《医德十二箴》中指出:"医生要用忘我的工作来救活别人,救死扶伤,治病救人,不应怀着别的个人目的。""即使病人病入膏肓无药救治时,你还应该维持他的生命,为解除当时的痛苦来尽你的义务。如果放弃,就意味着不人道,当你不能救他时,也应该去安慰他。要争取延长他的生命,哪怕是很短的时间。这是作为一个医生的应有表现。"这些突出体现了生命神圣的伦理观念。

(2) 关爱患者,一视同仁:孙思邈提出"若有疾厄来求救者,不得问其贵贱贫富,长幼妍媸,怨亲善友,华夷愚智",都要"普同一等,皆如至亲之想",当"一心赴救"。陈实功在《医家五戒十要》中规定:"贫穷之家及游食僧道衙门车役人等,凡来看病,不可要他药钱,只当奉药。再遇贫困者,当量力微赠,方为仁术。不然有药而无火食者,命亦难保。"广为流传的"杏林春暖"的故事更体现了对患者的爱心。中世纪阿拉伯医学家迈蒙尼提斯以《祷文》的形式表明,医学的宗旨是"善顾世人之生命之健康",医生应该"谨以此身许职"。并"视病人如受难之同胞",既"爱医术、复爱世间人","愿绝名利心,服务一念诚。神清求体健,尽力医病人。无分爱与憎,不问富与贫。凡诸疾病者,一视如同仁"。

(3) 行医动机端正,清廉正直:清代费伯雄提出"欲救人学医则可,欲谋利学医则不可"。孙思邈要求,医生看病要"安神定志,无欲无求";《希波克拉底誓言》中指出"无论至于何处,遇男或女,贵人及奴婢,我之唯一目的,为病家谋幸福","我愿尽余之能力与判断力所及,遵守为病家谋利益之信条"。还要求医生要洁身自律,不能做损害病人利益的事,要"检束一切堕落及害人行为,不得将危害药物给与他人,并不作该项指导,虽有人请求亦必不予之"。"也不以类似的方式使妇女堕胎"。德国柏林大学教授胡佛兰德在《医德十二箴》中指出:"医生活着不是为的自己,而是为了别人,这是职业的性质所决定的。不要追求名誉和个人。"

(4) 精研医术,严谨负责:明代医家徐春甫在《庸医速报》中说:"医学贵精,不精则害人匪细。"孙思邈告戒后世:"学者必须博极医源,精勤不倦,不得道听途说,而言医道已了,深自误哉。"要求:"省疾问病,至意深心,详察形候,纤毫勿失,判处汤药,得无参差。"身为医者"察色不可不精,审声不可不详,持脉不可不静,辨证不可不细"(清代怀抱奇《医彻》)。

（5）尊重保护病人隐私：《希波克拉底誓言》中提出："凡我所见所闻，无论有无业务关系，我认为应守秘密者，我愿保守秘密。"要求不泄露他人的秘密，体现了对患者人格的尊重。

东西方不同的医学体系不约而同地表现出共同的人道性质，体现出对人的生命、人的价值和人格尊严的高度尊重，对患者的一视同仁与真诚关爱，严谨的医疗作风和精益求精的医术要求，注重自身的品格修养等主要内容形成了护理伦理的优良传统。

现代护理伦理的确立以南丁格尔的著作中贯穿的伦理精神以及一系列国际护士伦理规范的制定为主要标志。

南丁格尔为世人留下了 200 多部专业的著作和文章，其中最具有代表性的是 1858 年她根据自己丰富的实践经验编写的《医院札记》，1946 年该书再版时改名为《护理的艺术》。书中处处蕴含了对患者的关心和爱护，展现了高尚的护理伦理思想。南丁格尔写道："护士应该做什么，可用一个词来解释，即让病人感觉更好。"南丁格尔从护理的对象、护士的地位和作用等方面强调了护理道德的重要性。她说"护士的工作对象不是冰冷的石块、木头和纸片，而是有热血有生命的人类"；"护理工作是精细艺术中之最精细者"，因此护士"必须有一颗同情心和一双勤劳的手"。"必须记住自己是被病人所依赖信任的，她必须不说别人的闲话，不与病人争吵。除非在特定的情况下或有医生的允许，不与病人谈论病人的病情。不容置疑，一个护士必须十分清醒，绝对忠诚，有信仰和奉献精神。她必须尊重自己的职业，服从上帝的召唤，因为上帝是出于信任才会把一个人的生命交付在她的手上。她必须是个准确细致、快速的观察者，而且必须作风正派"。她处处把患者的利益放在首位，一切为了保证患者得到更好的照护。她的要求十分具体、细致：护士应保持室内空气清新，又不能使病人感觉到冷；合格的房间标准应保持清新的空气、纯净的水、有效的地下排水系统、清洁和光线；强调要避免噪音对病人造成危害，影响患者的睡眠；提出床的高度不应超过 3.5 英尺，床头桌应高于床，以帮助不便翻身的患者；她还要求病房中用地板铺地而不用地毯，以避免污染；提出使用可用水洗的墙壁。南丁格尔注意到患者的情绪，强调光线对生理和心理影响的重要性，病房中不能使用颜色昏暗的窗帘，等等。南丁格尔在《医院札记》中通篇体现出对患者无微不至的关爱，展示了高尚的护理道德情操，形成了现代护理伦理学的坚实基础。

国际护士会于 1973 年制定了《国际护理学会护士伦理法典》，其中明确提出："护士的基本任务有四个方面：增进健康，预防疾病、恢复健康和减轻痛苦。"提出："人类对护理的需要是普遍的。护理从本质上说是尊重人的生命，尊重人的尊严和尊重人的权利。不受国籍、种族、主义、肤色、年龄、政治和社会地位的限制。""护士亦与其他相关的群体合作，为个人、家庭和社区提供健康服务。"《国际护士学会护理伦理法典》中还指出"护士主要的职责是对那些需要护理的人负责"；"护士在提供照护时要促成一个尊重个人的价值观、风俗习惯和精神信仰的环境"。"护士要保守病人秘密，在决定是否将这些秘密提交出来时，需用自己的判断"。"维护患者的隐私"要求护士"必须尊重患者的宗教信仰"。要谨慎服务，拒绝参与不道德的业务执行，要特别遵守有关医务及护理业务执行方面的法律，不能接受患者或他人的贿赂。不应故意忽视社会所公认的行为模式及风俗"等。此后，各地区和各国也纷纷成立了不同类型和性质的护士组织，制定了章程，提出了护士的责任和护理伦理准则，台湾地区卢美秀女士于 1994 年发表《台湾护理伦理规范之研拟》，香港护士专业管理委员会于 1986 年制定香港护士专业守则；中国学者提出《新世纪中国护士伦理准则》，美国医院协会制定了《护士与病人的权利与责任》；美国护理学会制定了《美国护理学会护士法典》1976 版、1985 年版；英国护理、助产士和健康访视中心委员会制定了《职业行为法典》；加拿大护理学会制定了《注册护士伦理法典》。这些护理伦理规范和护士行为准则的制定标志着护理伦理体系的确立。

现代护理教育体制、管理体制的形成、各类护理组织的成立是现代护理事业形成的标志；而护理伦理规范的提出和不断完善标志着现代护理伦理的确立。

二、护理伦理学的发展和挑战

(一) 护理伦理发展的阶段

伴随护理事业的发展，护理伦理的发展经历了不同阶段。

在护理专业确立以前没有独立的护理伦理。在护理活动萌芽的早期阶段，照护作为人类维护自身生存的一种本能行为，是人类的自爱和互爱的体现，这是护理伦理形成的意识基础。后来随着人类维护健康经验的积累，医学和护理成为维护人类健康的一个共同的统一过程，医务人员和护理人员担负着同样的对病患者的责任和义务，其伦理内涵统一体现为医学伦理的基本精神和主要内容。随着医学的发展和护理学的滞后，护理成为家庭贫困的妇女为养家糊口而承担的差役，护士的地位等同于下等的奴仆。这时的医护关系和护患关系决定了护士必须无条件地服从医生和病人的命令，做好侍者的工作。这时的护士没有独立的人格和责任，附属于医生与患者，因此只能对护士提出最低的伦理要求，既忠于职守。

在护理专业确立以后护理伦理也得以确立并得到发展，经历了美德论、义务论、社会公益论的阶段，逐步完善、升华，在护理事业发展过程中发挥了越来越重要的作用。护理专业确立之初，护士由奴仆转化为专业技术人员，其作用得到初步承认，但护理还缺乏理论指导，知识水平不高，主要依靠护士的责任心和经验，这时的护理伦理主要体现为美德观，重点强调护士的个人品德，要求护士对患者的仁爱之心，严格执行医嘱，配合医生工作的责任感等。伴随护理科学的迅速发展，护理知识和技术能力使护理人员具有了独立的责任和地位，护患之间成为指导与被指导的关系。护理专业化使护理人员独立承担起自身对患者的直接责任和义务，从而使护理伦理思想体现为明确的义务论原则。医学模式的转变改变了疾病护理模式，整体护理模式要求护士对患者身心全面负责，尊重患者，与之建立平等的合作关系。护士作为患者治疗过程中最重要最活跃的因素，其能力和责任心直接关系患者的安危，从而要求护士自觉地提高自己的道德意识，按照道德原则规范自己的行为。世界卫生组织提出"2000年人人享有卫生保健"的战略目的，这意味着护理工作的责任和义务从为患者服务扩大到为全社会服务。社会老龄化进程以及带病生存人口的增加扩大的护理服务的范围，增加了服务内容，使护理人员与服务对象之间的合作关系进一步扩展、强化；全科医学的发展和社区医疗的开展对护理工作提出了新的伦理要求，由此，护理伦理思想发展到社会公益论阶段。

随着现代医学模式的转变，全人医学、人文医学的复归，对人的全面照料将成为世界卫生保健事业的主流方向。《国际护理学会护士伦理法典》中提出的护士的基本任务"增进健康，预防疾病、恢复健康和减轻痛苦"，几乎涵盖了有关人的生命过程的全部健康要求。护理事业将随着人类社会的发展而日益彰显其愈发重要的作用，护理伦理也将得到进一步的升华和发展，成为人类精神宝库中一枝绚丽的奇葩，闪耀光辉。

(二) 我国当代护理伦理的建设和发展

1981年在上海召开了第一届全国医学伦理学术讨论会，确定了"救死扶伤，防病治病，实行社会主义人道主义，全心全意为人民的身心健康服务"的医德原则。同年卫生部颁发了《医务人员医德规范及其实施办法》，明确提出了七条医德规范。1997年全国卫生工作会议通过的《中共中央、国务院关于卫生改革与发展的决定》中提出了"发扬白求恩精神，树立救死扶伤、忠于职守，爱岗敬业、满腔热情、开拓进取、精益求精，乐于奉献，文明行医的行医风尚"的道德要求。1999年5月1日起实施的《职业医师法》中规定，"医师不得利用职务之便，索取、非法收受患者财物或谋取其他不正当利益"。要"遵守职业道德"，从而将医学职业道德要求纳入法制轨道，依靠法律机制保证医德的基本落实。这些法规同时也是对护理人员的伦理要求，在指导护理伦理实践中发挥了重要作用。

　　我国的护理伦理教育在各级医药院校中全面展开,成为本科、高职专、中专等各级各类护理专业学生的必修课,形成了基本完整的护理伦理学教育体系和初步完整的学科体系;出版了《护理伦理学》的规划教材和适应不同层次需要的数十种同类教材,形成了完整的教育系列和相对稳定的专业研究队伍,具有了一定的社会影响,并对我国的护理伦理实践发挥着越来越重要的指导作用。

(三) 新时期护理伦理的挑战和机遇

　　新时期护理伦理的挑战和机遇主要来自新的医学和护理模式、新的护理技术、新的护理职责,新的社会环境、新的医疗人际关系以及新的价值理念等方面。

　　1. 新的医学和护理模式带来的挑战和机遇　　适应新的生物-心理-社会医学模式的要求,护理模式从"以疾病为中心"的功能护理,转向"以病人为中心"的责任护理,进而发展为"以人的健康为中心"的整体护理模式。护理理念的进步愈益着眼于人的需要和感受,彰显了护理专业深刻的人文内涵和伦理性质。新的护理模式的核心是人和人的健康;要求护士在为人提供护理时将服务对象看成具有生理及社会心理需要的整体,而不是只重视服务对象的生理和病理反应。这种模式充分反应了护理学的本质,以人为本,满足人的身心健康需要。由于社会的经济文化发展,作为护理服务对象的人发生了深刻的变化,主要表现在自我意识的觉醒,因而他们更多的要求尊重和自主,要求平等的权利。要求关爱和自我实现。作为服务对象的人除了生理和身体上的护理需要之外,还需要情感的慰藉,身心舒适的感受和尊严以及自我价值的实现。这就要求现代护理充分关注人的社会心理需要,回归护理对人的关爱,提高人性化服务意识,增强服务的人文性内容。一句话,把人当人看待。这是护理理念的一种深刻转变,也是新时期护理伦理面临的最大挑战和机遇,它将回归护理学爱人的本质,提升护理服务的文化内涵与层次。

　　2. 新的护理技术带来的挑战和机遇　　护理科学技术的进步对护理伦理和护患关系产生了重要影响。护理的高新技术应用在提高护理水平的同时有可能强化了单纯技术主义的意识和思维方式,弱化为患者服务的宗旨,追求技术的成功而忽略对人的关爱,忽视患者的情感和众多的社会需求,甚至使护理人员陷入对技术的崇拜而失去对生命自身的尊重。高技术造成了护患关系的物化倾向,如在 ICU 病房,护理人员过分依赖器械监护,减少了与患者的直接交流,忽略了对患者的情感慰藉和心理安慰,加大了护患之间的信息不对称,继而导致了相互沟通和理解不畅;造成护患之间的不信任;护理成本增加,患者经济负担加重,成为影响护患关系突出的问题。医学和护理高新技术应用促进了新的生命理念转变,其所带来的生命价值判断、死亡判定以及生命维持技术的应用和安乐死等临床护理中的伦理难题日益摆在护理人员的面前,成为护理工作面临的伦理困境。在进行正确的技术操作的同时进行正确的伦理判断和选择已经成为新时期对护理人员重要的职责要求,护理人员必须接受时代提出的这一新的伦理挑战。

　　3. 新的护理职责带来的挑战和机遇　　新时期护理职责发生了深刻变化,从开始的单纯对病人负责扩展到了对人群和人类的健康负责,服务范围从个人扩展到了群体,护理人员不仅要对患者实施护理,也着眼于人群的健康,扩展自己的服务范围,提高自己的业务能力和扩展知识视野,护理职责的变化对护理人员自身的素质提出了更高更全面的要求。护理人员必须应对新时期护理职责变化提出的新的要求,转变观念加强学习,不断提高自身素质以适应新时期的要求。

　　4. 新的社会环境带来的挑战和机遇　　市场经济不仅带来了资源配置方式的变化,也深刻影响着护理服务的性质和方向,市场经济的影响是护理事业在新的社会环境下面临的严峻挑战之一。医学和护理事业必须以服务于人的健康为目的,救死扶伤实行人道主义是护理工作坚定不移的目标。在市场经济条件下,护理的人道主义性质和市场经济的逐利性形成了尖锐的冲突;患者的利益、医护人员的利益、医院的利益、护理事业发展的利益有时也会出现矛盾。在多元的利益矛盾面前,如何坚持护理工作关爱人的本质和人道主义方向,坚持病人利益至上的服务理念成为护理人员在新的社会环境和经济运行体制下面临的严峻挑战。同时,市场经济优化资源配置的功能和竞争机制也将有力地推动护理事业和护理伦理的发展。

5. 新的医疗人际关系带来的挑战和机遇　当代护理学作为一个充满生机和活力的新兴学科逐步走向成熟。护理教育体系的完善,护理学专业高学历教育的实现不仅提高了护理人员的教育水准和自身能力,同时也使护理人员与医生具有了同样的学历和执业资格。护理人员在拥有平等地位的同时也承担起相应的责任和义务,在维护人的健康过程中护理人员将独立承担自己相应的责任,并对自己应该做出的决策负责。这在客观上促成了医护两个专业平等合作关系的建立,也由此形成了新型的医护关系。

现代医疗卫生工作是一个综合性的事业,需要医疗、药学、医技、管理、后勤保障等多专业、多部门的协作。护理人员处于医疗人际关系的中心,需要与各专业人员的联系、沟通、协调。医学事业越发展,这种同事间的人际交往就越多、越重要、越不可或缺。随着社会与医学的发展,愈益复杂的医疗同事关系也是新时期护理人员面临的新挑战。正确处理同事间的人际关系将成为完成现代护理职责的前提和基本条件。

新时期,护理人员面对的服务对象是具有强烈的自主意识、权利意识和平等意识,有思想、有情感、有愿望、有感受和要求的人。他们的健康诉求和自我保健能力并不成正比,他们的健康愿望与自身拥有的医学知识也不相称,在这样的不平衡中,他们对护理人员就必然会有较高的要求。这种要求是护理人员必须面对的挑战。适应新时期患者的要求,护理人员应该成为护理者、沟通者、管理者及协调者、促进康复者、教育者及咨询者。

新型的医护关系、同事关系和护患关系要求护理人员具有较高的伦理意识,自觉践行护理伦理原则,努力建立和谐的护理人际关系。

6. 新的价值理念带来的挑战和机遇　市场经济的效益观念、人的尊严意识、权利意识以及生命价值观念的变化都将对新时期的护理伦理提出挑战。在应对新的挑战面前护理伦理获得了极大的发展机遇。新时期的护理伦理应该体现现代的生命观、价值观,效益观,将人道主义和功利主义结合起来,坚持救死扶伤人道主义原则,珍重生命、积极进取、全面维护人的尊严、人的权利、尊重人的价值,尊重人的生命,全心全意为人类的生命健康服务。

上述各种严峻的挑战使新时期的护理伦理面临了重要的发展机遇。各级政府、社会各界、护理学界对护理伦理建设给予了高度重视;各级专业学校普遍开设了护理伦理学课程,硕士、博士学位授予点也在迅速增加并日益成熟,护理伦理教育体系日臻完善。护理伦理研究正在逐步深入。中华医学会医学伦理学会增设了护理伦理学组,护理伦理的专业学者队伍已经初步形成;他们的研究将进一步推动护理伦理的发展。可以预见:在广大护理人员和护理伦理专业学者的努力下,护理伦理将以自己崭新的面貌来回馈时代的需要,必将获得新的巨大的发展。

案例:

弗洛伦斯·南丁格尔精神

弗洛伦斯·南丁格尔(1820年5月12日～1910年8月13日),生于意大利中部历史名城佛罗伦萨的一个富有的移民家庭,后来随家迁居英国。幼小时就勤奋好学,遍览各种经典名著。曾就读于法国巴黎大学,会多国语言。她的父母希望她跻身名流社会,而她对此兴致淡薄。她不顾父母的反对毅然选择了当护士。

弗洛伦斯·南丁格尔女士怀有一颗慈祥仁爱的心灵。她爱护生命,家里饲养的小动物受伤了,她细心给它包扎,让伤口慢慢愈合起来。弗洛伦斯·南丁格尔怀有一个崇高的理想、认为生活的真谛在于为人类做出一些有益的事情。做一个好护士,是她生平的唯一宿愿。1844年,她从英国出发开始了欧洲大陆的旅行,足迹遍及法、德、比、意等国,对各国的医院进行了考察。1850 年到德国一所女护士学校,接受短期的医护训练。1853 年受聘担任伦敦患病妇女护理会的监督职。

1854 到 1856 年之间,为争夺巴尔干半岛的控制权,爆发了克里米亚战争。一开始,英国的战地医院管理不善,条件极差,没有护士护理伤病员,士兵病死率高达 50% 多。弗洛伦斯·南丁格尔主动提出申请志愿前往战地担任看护工作。在英国政府的邀请下,她率领 38 名护士抵达前线,在四所战地医院服务。当时前线用品缺乏,水源不足,卫生极差,医生还怀有敌意,但她毫不气馁,竭力排除种种困难,为伤病员解决必需用物和食品,组织士兵家属协同工作,增加他们的营养,使战地医院面目改观,在半年左右的时间里,伤病员的病死率下降到了 2.2%。她的功绩顿时传播四海。

弗洛伦斯·南丁格尔慈祥可亲,热爱伤病员。她工作严肃认真,具有高度的责任感和卓越的组织才能。她日以继夜地不停工作着。每次,当她手持油灯巡视四里长街的伤病员时,身影所到。士兵们都以亲吻她的身影来表示对她的崇高敬意,并一致亲切地称呼她为"提灯女神"。一时成了英国传奇式的人物,美国著名诗人朗费罗,还特地写诗赞颂她的功绩。

1856 年,弗洛伦斯·南丁格尔任陆军医院妇女护理部总监。战后回国,被尊为民族英雄,但她谦恭礼让,自束很严,谢拒了官方的交通工具和一切招待盛会,决心为改善英军的卫生条件而继续努力。1857 年,她促成皇家陆军卫生委员会的建立,同年还开办了陆军军医学校。

1860 年,弗洛伦斯·南丁格尔在英国圣托马斯医院内创建了世界上第一所正规护士学校——弗洛伦斯·南丁格尔护士学校。随后又创办了助产士及济贫院护士的培训工作。她对医院管理、部队卫生保健、护士教育培训等方面,都作出了卓越的贡献,被后世誉为现代护理教育的奠基人。

1901 年,弗洛伦斯·南丁格尔因操劳过度,双目失明。1907 年,英王颁发命令,授予弗洛伦斯·南丁格尔功绩勋章,成为英国历史上第一个接受这一最高荣誉的妇女。她逝世后,遵照她的遗嘱,未举行国葬。

1912 年,在国际护士会倡议下,世界各国医院和护士学校以弗洛伦斯·南丁格尔的生日 5 月 12 日为国际护士节,以此纪念这位人类护理事业的创始人。在这一天,世界各地举行纪念活动,激励广大护士继承和发扬护理事业的光荣传统,以"爱心、耐心、细心、责任心"对待每一位患者,做好治病救人工作。护理战线上的"白衣天使"以强烈的事业心和高度的责任感,把真诚的爱心无私奉献给每一位患者,她们学习和发扬着近代护理学创始人弗洛伦斯·南丁格尔的精神。

——转自 http://baike.baidu.com/view/25225.htm()Fr＝ala0_1_1

评析:以"爱心、耐心、细心、责任心"对待每一位患者,以"白衣天使"强烈的事业心和高度的责任感,把真诚的爱心无私奉献给每一位患者,这是弗洛伦斯·南丁格尔精神,这是护理伦理的精髓所在。

复 习 题

【A 型题】

1. 以下关于道德的理解,哪项是错误的:　　　　　　　　　　　　　　　　　　　(　　)
   A. 道德是调整人们之间关系的行为准则
   B. 道德二字连用始于春秋战国
   C. 它是人们社会生活实践及社会人际关系发展变化的产物
   D. 道德观念和标准是一成不变的

2. 以下哪项不属于道德的特征:　　　　　　　　　　　　　　　　　　　　　　　(　　)

A．阶级性与全民性的统一　　　　　　　B．发展性与稳定性的统一

C．广泛性与层次性的统一　　　　　　　D．自由性与现实性的统一

3. 关于道德的特征的理解,以下哪项是错误的: （　　）

   A．道德特征是指道德作为社会上层建筑之一所具有的自身的特有属性

   B．道德随社会进步而不断发展,先进道德对社会进步具有强大的推动作用

   C．陈腐的落后道德不会对社会进步造成深刻的阻碍

   D．道德遍及社会的各个领域,渗透在各种社会关系中

4. 以下关于伦理的理解,哪项是正确的: （　　）

   A．伦理与道德不可以通用

   B．伦理学的基本问题是道德与人性的关系问题

   C．伦理学是以道德现象作为研究对象的一门学科

   D．伦理是道德的精神基础

5. 关于护理伦理学的理解,以下哪项说法是正确的: （　　）

   A．它是一般伦理学原理和原则在护理实践和护理学发展过程中的具体应用

   B．护理工作的对象只是老人,核心是对老人的照护

   C．它发端于护理理论,贯穿于护理实践、护理科学研究和其他护理活动的全过程

   D．它是非规范伦理学的理论原则分析解决护理实践中的伦理问题的学科

6. 关于护理道德的理解,以下哪项是错误的: （　　）

   A．护理道德是研究护理实践活动中的道德现象和道德关系的学科

   B．它不属于职业道德领域

   C．是调节护理工作中的人际关系

   D．护理人员与社会之间关系的心理意识、原则规范和行为活动的总和

7. 关于护理道德的内容,以下哪项是正确的: （　　）

   A．护理道德意识包括道德观念和道德情感两项内容

   B．护理道德只包含护理道德意识和护理道德规范两个组成部分

   C．它的内容主要包括护理人员自身的道德品质和调整护理人际关系的规范体系

   D．护理道德规范不包括指导、约束和评价护理人员行为的准则

8. 关于护理工作中的道德现象的理解,以下哪项是错误的: （　　）

   A．护理工作关系到患者及社会的诸多利益,特别是生命与健康利益

   B．在临床护理工作中呈现出越来越多的道德困境和复杂的道德现象

   C．护理工作中的道德现象无所不在

   D．它没有深刻的伦理意义

9. 关于护理伦理学的研究内容,以下哪项是错误的: （　　）

   A．护理道德理论包括护理的道德性质和护理道德的理论基础等内容

   B．护理道德规范是护理伦理学研究的重要内容

   C．护理伦理学的研究内容涉及护理工作的各个领域和层面

   D．护理道德实践是在护理道德理论、原则和规范指导下所进行的护理道德评价

10. 关于护理道德的特点,以下哪项是错误的: （　　）

   A．全人类性　　　　　B．深刻性　　　　　C．个体性　　　　　　D．科学性

11. 关于伦理、道德和法律的关系,以下哪项是错误的: （　　）

   A．伦理与法律两者紧密联系,相辅相成

   B．法律是由国家有关部门制定或认可并强制执行的行为规范

C．道德则依靠人们的内心信念、社会舆论、传统习俗等方式发挥作用

D．道德是立法的重要依据,但是不能通过立法程序将部分伦理规范直接转化为法律

12．关于护理伦理学与相关学科的关系,以下哪项是正确的: （ ）

A．护理学与护理伦理学两者互为矛盾

B．护理心理学对于揭示患者心理、了解患者需求没有帮助

C．美学与护理伦理学是有机统一的整体

D．伦理与法律是维系社会稳定和秩序的两种互相矛盾冲突的社会行为规范

13．关于学习护理伦理学的意义,以下哪项说法是错误的: （ ）

A．不利于创造和谐的护理人际关系,维系护理工作的稳定秩序

B．有助于提高护理质量,保护患者和人民群众的健康利益

C．学习护理伦理学有利于把握护理事业的正确发展方向

D．护理伦理学体现了护理学的人文本质

14．关于护理伦理学的产生和确立,以下哪项是错误的: （ ）

A．护理事业的产生和发展同样源于人类对生命和病弱者的关爱与同情

B．护理伦理的产生与护理活动的发生和发展没有联系

C．护理伦理体系的确立以现代护理专业和护理学的建立为基础

D．早期的医护的伦理观念统一于东西方的医德传统之中

15．关于新时期护理伦理的挑战和机遇的理解,以下哪项是错误的: （ ）

A．新的医学和护理模式带来的挑战和机遇

B．新的护理技术带来的挑战和机遇

C．新的社会环境带来的挑战和机遇

D．新的护理职责只带来挑战没有带来机遇

【判断题】

1．道德是人们社会生活实践及社会人际关系发展变化的产物。 （ ）

2．伦理不是关于人际关系的法则。 （ ）

3．伦理学的基本问题是道德与利益的关系问题。 （ ）

4．护理道德以对人的生命和健康的照护作为护理职业的宗旨和责任。 （ ）

5．护理伦理学是一般伦理学原理和原则在护理实践和护理学发展过程中的具体应用。 （ ）

【填空题】

1．根据道德结构,可以分为_____、_____、_____三个组成部分,共同构成社会道德现象。

2．伦理学分为_____和_____两部分,规范伦理学分为_____和_____。

3．护理道德的特点包括_____、_____、_____、_____四个方面。

4．中西医传统的医护伦理思想主要包括_____、_____、_____、_____、_____。

5．新时期护理伦理的挑战和机遇源于:_____、_____、_____、_____、_____、_____。

【简答题】

1．请简答道德的定义及其特点。

2．请简答伦理学的定义及其分类。

3．请简答护理伦理学的定义及其研究对象。

4．护理道德的特点是什么?

【论述题】

1. 请论述伦理、道德与法律三者的关系。

2. 请论述学习护理伦理学的意义。

3. 请以中西医传统的医护伦理思想为理论背景,论述护理伦理学的发展和面临的机遇和挑战。

【病例分析题】

　　患儿李某某,男,3岁。因误服5毫升炉甘石洗剂到某医院急诊。急诊医生准备25%硫酸镁20毫升导泻,但将口服误写成静脉注射。治疗护士心想:"25%硫酸镁能静脉注射吗? 似乎不能,但又拿不准。"又想:"反正是医嘱,执行医嘱是护士的责任。"于是予以静脉注射,致使患儿死于高血镁的呼吸麻痹。

　　该病例中的护士违背了哪些护理道德要求,你怎样看待此病例?

第二章
护理伦理学的基本理论

导 学

内容及要求

本章包括四部分内容。

护理伦理学的理论基础主要介绍美德论、义务论、功利论、生命论。应重点掌握美德论、义务论、公益论、生命论的含义和内容；熟悉生命论的意义；了解生命论中的矛盾并学会做出科学的判断。

护理伦理学的伦理原则主要介绍医学道德基本原则、医学伦理学基本原则、护理伦理学的伦理原则。应重点掌握医学伦理基本原则的内容和要求；熟悉医学伦理基本原则、护理伦理原则的概念及其在护理伦理学规范体系中的地位和作用；了解医学伦理原则与护理伦理原则的关系。

护理伦理学的基本规范主要介绍护理伦理学的基本规范。应重点掌握护理伦理学基本规范的特点和内容；熟悉护理伦理规范与护理伦理原则的关系；了解护理伦理规范的特点。

护理伦理学的基本范畴主要介绍护理伦理学的基本范畴。应重点掌握护理伦理基本范畴的内容；熟悉护理伦理范畴在护理伦理学规范体系中的地位。

重点、难点

重点是第一节护理伦理学的理论基础、第二节护理伦理学的伦理原则、第三节护理伦理学的伦理规范。

难点是护理伦理学的理论基础。

- 护理伦理学的理论
  基础
- 护理伦理原则
- 护理伦理规范
- 护理伦理范畴

专科生的要求

重点掌握美德论、义务论、功利论、生命论的概念及含义、公益论对护理伦理学的意义；熟悉护理美德论的内容；了解美德论、义务论、功利论、生命论理论发展的过程。

重点掌握医学伦理基本原则、护理伦理学伦理原则的内容和要求；了解医学伦理原则与护理伦理原则的关系，护理伦理原则的概念及其在护理伦理学规范体系中的地位和作用。

掌握护理伦理学基本规范的内容。

掌握护理伦理基本范畴的内容。

第一节　护理伦理学的理论基础

护理伦理学是伦理学与护理学相互交叉的一门边缘学科，是一门研究护理道德的应用伦理学，具有深厚的思想渊源和坚实的理论与实践基础。本章主要探索护理伦理学的理论基础和护理伦理的基本原则、规范和范畴。护理伦理学的基本理论体现了历史性与时代性的有机统一。

理论基础是学科理论发展和成熟的土壤。由于护理学与医学具有共同的宗旨，都是医疗实践的组成部分，因此，护理伦理学的理论基础一方面与医学伦理学具有共同的特点和相同的内容；同时它又符合护理实践的特殊需要，在内涵上具有护理伦理的鲜明特色。护理伦理学的理论基础主要包括美德论、义务论、功利论和生命论。

一、美德论

在伦理学发展史中，美德论是关于人们优良的道德行为和道德品质的概括总结，是关于主体道德品质和道德行为的系统理论。美德是一种向善的力量。不同时代的伦理学家有关于美德思想的不同论述。最早系统提出美德论思想的人在中国古代是孔子，在西方是亚里士多德。

在中国古代，殷周时期产生的"忠"、"孝"，以及"敬天"、"保民"等思想是对品德的基本要求。春秋战国时期，以孔子为代表的儒家尤其强调"仁爱"，并把它作为道德品质的根本，提出了"爱人"、"行善"和"慎独"等思想，同时提出"智、仁、勇"三德。孔子认为，"智者不惑，仁者不忧，勇者不惧。"以及"恭、宽、信、敏、慧"等具体德目。孟子进一步发展儒家思想，提出"仁、义、礼、智"四德，等等。总之，中国古代的美德论思想是以"仁爱"为核心的儒家美德思想为代表的。到了近现代，美德论思想主要体现在伦理学的道德品质理论之中。诚实、善良、勤劳、朴素、团结、互助、勇敢等优秀的道德品质成为人们向往的美德。传统的"仁爱"美德思想得到进一步发扬和光大。

在西方，古希腊的赫拉克利特提出"守法、律己和节制情欲"的品德要求。苏格拉底和柏拉图系统论证了以"聪明、勇敢、节制和正直"为内容的"希腊四大德性"。亚里士多德对这四种基本德性做了引申，提出"智慧"、"理智"、"审慎"的理智德性和"慷慨"、"节制"的道德德性，并提出了具体的品德范畴。亚里士多德认为，美德（virtue）是"一种使人成为善良，并使其出色运用其功能的品质"。这种品质是通过行为加以体现的。德性既不是情感，也不是潜能，德性是品质。在欧洲中世纪，基督教伦理学提出了"虔诚"、"节制"、"现实、公正、坚毅"等作为基本的德性。托马斯·阿奎那认为"仁爱"是一切德性中最高的最完善的德性。资产阶级伦理学反对神学品德论,确立了以个人主义为原则的道德品质要求,在提倡"人道"、"博爱"的同时,强调"自爱"、"自由"和"幸福",认为品德就是"自我生存的努力","就是幸福的本身"。当代著名的英美哲学家麦金太尔从亚里士多德的美德论立场出发,在《德性之后》中强调德性的实践性,认为追求共同利益的实践就是德性的践行。

东西方传统的美德论思想为现代道德品质的追寻和理论化奠定了深厚的理论基础。

现代道德理论认为,道德品质,也称品德,是一定社会的道德原则和规范在个人思想和行动中的体现,是一个人在一系列的道德行为中所表现出来的比较稳定的特征和倾向。道德品质由道德认识、道德情感、道德意志、道德信念、道德行为五个要素构成。

道德认识,是指对客观存在的道德关系以及处理这种关系的原则和规范的认识。道德认识包括对道德概念的理解、道德判断能力的形成和道德情感的陶冶。

道德情感,是可以帮助人们进行道德行为选择的内心体验。它是道德认识的深化,道德行为的动力,是介于道德认识和道德意志之间的具有重要作用的中介环节。

道德意志,是人们在履行道德义务的过程中所表现出来的自觉地克服一切困难和障碍,作出抉择的力量和坚持精神。

道德认识是形成道德品质的前提条件,道德意志是形成道德品质的关键环节。没有道德意志,道德认识就不能转化为道德行动。道德认识对道德行动的支配集中表现在道德意志方面。

道德信念是人们的道德信仰和执著的道德追求,是道德意志的升华,是道德品质的核心。

道德行为是道德品质的外在表现。道德认识和道德意志的作用在于指导和影响行为以及对行为做出抉择,而道德品质是人们一贯的行为表现和稳定的行为倾向。道德行为是道德品质形成的最终标志。

护理实践要求护理人员的内在品德。护理人员优良的道德品质包括:仁爱;严谨;公正;廉洁;诚实;团结等。护理人员的美德是护理人员实现护理目标,履行护理职责的内在保证。

二、义务论

义务论也称道义论,是指人的行为必须按照某种道德原则或某种正当性去行为的伦理理论。义务论在伦理学理论中也称为规则非结果论,主要代表人物是哲学家康德(Kant)。他的义务论道德理论基础并非旨在关注行为的结果,而是强调某种道德的动机。康德义务论的基本观点是,判定人的行为是否道德只看其是否履行道德义务,其品质、动机如何,不论其做事的效果。康德义务论道德的基础的理性,是善良意志。康德认为,善良意志既是理性的表现,又是道德行为的来源,同时也是道德行为评价的依据。善良意志就是对道德规律的尊重,或者说一种义务感,也可以说是按绝对命令办事。从善良意志出发的行为,才是唯一道德的行为。

传统义务论强调人行为的动机和道德责任。20世纪50年代以来,道德责任问题又被重新置于伦理学研究的重要地位,并获得了现代意义,形成了以德裔美籍哲学家汉斯·约纳斯(Hans Jonas)为代表的责任伦理学学派,凸显道德的实践维度。汉斯·约纳斯(Hans Jonas)在《The Imperative of Responsibility: in Search of an Ethics for the Technological Age》中丰富了现代责任伦理思想,创立了新道义论理论。他指出:人类在现代应该具有一种责任意识:即通过自己的驾驭进行自愿的责任限制。技术及其技术进步已经成为改造世界、塑造世界、创造世界的因素,人们应该在实践中关注责任的类型,既要看到个体责任,同时也应该关注组织及团体责任;既要关注眼前责任,也要关注人类的长远责任。与此同时,他将技术的发展和进步对人类责任的建构和影响置于前端,使传统义务论的视域从仅关注动机拓展到同时关注结果,实现了动机与效果的统一。

义务论对护理伦理思想的意义主要表现在两个方面:第一,它提供了一种处理护理人员与患者和服务对象关系的重要准则,这种准则要求把为患者服务和为患者利益的考虑放在第一位,由此从根本上确定了护理伦理学的基本道德观,并构成了全部护理道德的核心;第二,义务论为从事护理职业的人提供了一种高尚的道德信念,这种信念构成了护理人员的道德理想和道德追求,构成了护理人员在职业实践中的精神支柱。而作为新道义论的责任伦理提升了一般义务论的要求,上升到一种意识和自觉,促进了护理人员责任感的增强。

在护理伦理学中,义务论主要强调护理人员对患者的道德责任、护理人员应该做什么以及这样做的道德意义是什么;强调护理人员对患者和服务对象尽义务的绝对性和无条件性。在今天这种义务还包含对患者尽责与对他人和社会尽责相统一。

三、功利论

功利论强调利益和效用。边沁(Bentham)和密尔(Mill)将功利理论系统化,形成了功利主义伦理学理论体系,强调人的行为的功利后果和对他人、对社会的普遍功利效用,并以此作为道德评价标准和依据。功利主义把行为的结果和效用作为检验行为的道德标准,认为一个行为在道德上是否正确,要看它的后果是什么,而判断一个行为的后果,主要是看它能不能带来快乐和幸福。功利主义以"最大多数人的最大幸福"作为功利原则,并以一个行为的后果是否能为最大多数人带来最大幸福作为评价行为道德价值的依据。功利主义对结果和利益的关注,使其在社会和医护事业发展中产生了深刻而广泛的影响。

今天的护理伦理理论吸收了功利论和价值论的积极内涵,形成了社会公益论。在重视保护患者利益的同时,强调社会的整体利益和社会公正。它要求护理人员在护理实践中从社会整体利益和长远利益出发,公正合理地解决护理活动中的各种矛盾:对个人健康与全民健康利益之间的矛盾,要求在满足患者正当利益的前提下,满足社会整体的健康需求。对医疗资源的效能与公平之间的矛盾,要求尽力保证每一个人拥有公平获得医疗资源的机会,发挥医疗资源的最大效能。对眼前利益与长远利益之间的矛盾,要求在保证现实人口的保健服务基础上,确保对后代有利。这是对传统的义务论及以个人为目的的功利主义的扬弃和发展。公益论要求把社会利益尽可能公平地分配给每一个社会成员,使每一个社会成员都能享受到相应的一份利益。这不仅是对个人权利的尊重,也是对社会公平与公正的维护。

当前,在护理领域狭隘的功利主义行为主要表现在对短期的、现实的利益的片面追求方面,忽视基础服务和常规检查,人为地增加非必要的医疗检查、诊治项目和不合理用药,加重患者的经济负担,造成医疗资源浪费,甚至导致医源性疾病的增加等。人道主义与功利主义的冲突和矛盾表现突出。

四、生命论

生命论是关于对生命现象认识的系统理论,其核心是生命观。生命观是人们对生命的基本认识及总的根本看法和观点。护理伦理学关于生命观的认识是一个历史的、动态的进步过程。

生命观起源于人类对于生命的珍重和渴望。它的发展经历了人类崇拜生命、爱护生命、维护生命的实践过程。早在原始社会,人类对生命的珍重和渴望表现为对生命的自然崇拜。原始人寄希望于人死后灵魂不死,这是通过对灵魂的崇拜而展示出生命神圣论的萌芽。

随着社会的进步,人类在改造自然的实践中开始具有了把握生命、控制生命的能力,护理伦理学的产生和发展史是人们爱护生命、珍重生命、维护生命与健康的一部历史记录。中国第一部医学经典著作《黄帝内经》曾经指出:"天覆地载,万物悉备,莫贵于人。"中国唐代的"药王"孙思邈也提出:"人命至重,有贵千金。""西方医学之父"希波克拉底在著名医德文献《希波克拉底誓言》中也指出:"我决尽我之所能与判断为病人利益着想而救助之,永不存一切邪恶之念。即使受人请求我亦决不给任何人以毒药,亦决不提此议。绝不行堕胎之术;我决定保持我之行为与职业之纯洁与神圣。"体现出生命神圣的伦理理念。生命神圣论强调人的生命至高无上,神圣不可侵犯。医护人员把维持病人的生命作为自己最崇高的职责,竭心尽力,尽职尽责,从根本上保证了病人的生命利益。

生命可贵,但人对生命的认识并不仅仅在于生命的时限。今天人们更加关注的是生命的质量和价值。人不仅要活着,有生命的存在,而且要活得舒适、活得更好、活得有意义,即提高生命的质量和意义。医学技术的进步为生命质量观和生命价值观的产生和发展提供了技术条件。辅助生殖、生育控制、器官移植、基因治疗等现代生物医学技术使人为干预人类的生命过程和提高生命质量成为可能,人们对健康和保健的要求标准也越来越高。

生命质量观是强调以人的体能和智能等自然条件的优劣为评价生命价值标准的观念。生命价值观认为,人的生命价值包括两个方面:一是生命的内在价值,指生命自身的意义和内在质量;二是生命的外在价值,指生命对他人和社会所具有的意义。生命的内在价值与外在价值的统一才是完整的生命价值,生命外在价值的实现是生命意义的根本所在,这是生命价值观的核心与灵魂。爱因斯坦说:"一个人的价值应当看他贡献什么,而不应当看他取得什么。""一个人对社会的价值首先取决于他的感情、思想和行动对增进人类的利益有多大的作用。"

人类关于生命观的认识,经历了生命神圣观、生命质量观和生命价值观的发展过程。护理伦理学追求三者的统一,追求最高意义上的生命价值的体现。

同时,我们还应注意到生命神圣观与生命质量观和价值观之间的冲突。现代高技术支持下的生命质量观与价值观对生命神圣的传统思想构成强烈的冲击,尤其对无条件地维持生命提出挑战。生命质量观和生命价值观有时也会发生冲突和矛盾。例如,植物人是否应该积极救治;仅有的供体器官究竟应该先救哪位患者,等。这样的两难问题需要护理人员在坚持尊重生命和社会公益最大化的基础上做出合理的行为选择。护理伦理要求护理人员在护理实践中既尊重科学,又坚守道德,既尊重和维护患者的生命,又坚持公益原则和医学科学持续发展的思想,合理恰当地权衡各种利益,正确对待其中的矛盾,争取生命价值的最高实现。

■■ 第二节   护理伦理原则

护理伦理原则是护理伦理学理论体系的主线与核心,是护理人员最根本的行为准则,在指导护理人员实践行为选择的过程中具有重要的指导作用。

一、护理伦理学规范体系

在复杂的、多角色的人类社会生活中,存在着不同层次的道德准则,相互之间存在着内在的密切关系,构成一定的道德规范体系,包括道德原则、道德规范、道德范畴和具体的道德要求。其中,道德原则居于主导地位,是整个道德规范体系的核心和精髓。它是对一定社会或集团的道德关系的基本概括,反映不同主体对利益关系的根本要求,规定了不同道德规范体系的根本性质,是处理个人利益和整体利益关系的根本准则,是调整个人与社会、人与人之间相互关系的最基本的出发点和指导原则,具有最广泛的指导性和约束力。道德规范是围绕一定的道德原则制定的行为准则,是道德原则的具体化,是对人的道德行为的基本要求。道德规范是道德规范体系的主要构成部分。道德范畴作为道德规范体系的组成部分,是反映和概括道德现象与本质的基本概念。它从属于道德原则和道德规范,同时又是道德原则和道德规范的补充,是道德规范体系之"网"上的"纽结"。某些具体的社会实践领域中形成特殊的道德要求,是道德原则、道德规范和道德范畴的具体体现,对该领域的道德生活和行为构成具体的、直接的指导和约束。

护理伦理学研究护理领域中的道德现象与道德关系。作为伦理学的一个组成部分,它遵从一般道德规范体系的结构模式,由基本道德原则、道德规范、道德范畴和护理领域的特殊道德要求共同架构。护理伦理原则、规范和范畴构成护理伦理学的主要内容。

二、医学伦理原则

医学伦理原则是贯穿并指导医疗实践中全部医务人员、护理人员以及医务管理者行为的根本准则,它具有高度的概括性、综合性和指导性。1981年,第一次全国医学伦理学术会议将我国的医德基本原则确定为:"防病治病、救死扶伤,实行人道主义,全心全意为人民的健康服务。"明确了我国医学职业道德的根本性质,规定了根本内容,对我国的医学职业道德建设具有最高的统帅和指导意义。在医德基本原则的统领下,结合国际上医学伦理学领域的共识,针对医学实践的具体要求,提出了四项具有针对性的医学伦理基本原则,具体内容如下。

(一) 尊重自主原则

尊重是指对人的尊重。广义的尊重指医患双方在相互交往过程中对对方的人格与尊严的真诚对待和敬重。狭义的尊重主要指尊重患者的人格和尊严,尊重患者的权利,尊重患者的生命和生命价值等,包括尊重患者的知情权、选择权、决定权、隐私权及人格自由权等多项权利,其核心是尊重患者的自主权利。尊重原则体现了护理工作以人为对象的根本性质。

自主是指主体自我选择、自我决定、自我管理的意识和行为。尊重患者的自主权利是指医护人员在医护过程中尊重患者在理性基础上所做的自主选择,其实质表现为对患者独立人格和自主权利以及生命权和生命价值的尊重,是尊重原则的具体体现。

知情同意是患者自主权的体现。知情同意是指患者在知晓自己病情的前提下,对医护人员采取的防治措施自主决定取舍的权利。知情是自主选择的前提,而知情基础上的同意是患者自主性的体现。知情同意要求医护人员必须向患者提供能够帮助他做出正确选择的诊断、治疗和护理方案的根据,如病情资料以及治疗方案的利弊、风险、补偿等。尤其在特殊检查或治疗实施之前,医护人员一定将预期目的和可能的后果如实告知患者或其家属及委托人,征得患者或其法定代理人、委托人的自主同意。知情同意的运用条件主要有两个方面:一是医护人员告知信息的动机必须是为了病人的利益;二是做出自主选择的患者是有自主决定能力和法定权利的对象。

尊重患者的人格与权利还包括尊重患者的信仰、隐私权、名誉权、荣誉权、自由权以及生命权、健康权、医疗权、身体权、肖像权、遗体权等。

(二) 有利原则

有利原则是指医护人员的行为应该能够带来客观利益和好处。有利原则要求医护人员真诚关心并尽力满足患者以健康利益为核心的一切正当的主客观利益需求,做好事,不做坏事,为患者提供最优化服务。同时,坚持公益原则,为社会公众的健康利益服务。科学是把双刃剑,医疗护理技术也同样具有利弊双向作用。每一项医疗护理技术的应用在具有维护健康的积极意义的同时都有程度不等的副作用。有利原则要求医疗护理技术的应用要保证利大于弊,第一目标要指向其积极的正向作用,保证医疗护理行为能够真正有利于生命、有利于患者、有利于社会。这是对医护行为根本性质的要求,也称作行善原则。

(三) 不伤害原则

不伤害原则是指在医护实践中不给患者带来本来可以避免的肉体和精神上的痛苦、损伤、疾病甚至死亡。不伤害原则要求不做伤害患者的事。当然,不伤害是一个相对的概念。例如,肿瘤化疗,在抑制肿瘤的同时会对人的造血和免疫系统造成不良反应,药物在治愈疾病的同时也表现出或多或少的副作用等。不伤害原则的意义主要在于强调医护人员高度的负责精神,保护患者生命和健康的理念和作风,要求医护人员以审慎的态度防范可能产生的意外伤害。这是对医护职业行为伦理要求的底线。遵循不伤害原则应该做到：不滥用药物，不滥施检查，不滥施手术，治疗护理操作应细致谨慎，选择最佳的诊治护理方案，将风险和伤害降到最低限度，尽量减轻患者痛苦，避免不应有的技术性伤害，杜绝对患者的行为性伤害、精神性伤害和经济性伤害。

（四）公正原则

公正原则包含公平与正义，既包括人与人之间社会地位、人格的平等，也包括按照社会平等的基本权利享有相同的分配份额的权利。一般地说，医疗护理伦理原则中的公正原则是指根据平等的生命权的要求，按照社会合理的原则，给予每个人应得的医疗护理服务。公正原则要求对患者和社会公众的健康权利与诉求一视同仁，但并不是"平均主义"。公正原则的主要内容包括：底线保障、机会平等、贡献分配和调剂分配，是四位一体的有机整体。底线保障保护每一个社会成员最基本的医疗权利；机会平等为社会成员提供平等的基本医疗保健机会；贡献分配在直接分配层面上体现多劳多得；调剂分配则通过适当调整不同社会群体成员间的卫生资源分配，满足社会整体利益，保证社会稳定和医学事业的持续发展。

三、护理伦理原则

护理伦理原则是医学伦理原则在护理实践中的具体化，两者是个别与一般的关系，既密切联系又相互区别，主要不同点在于：一是层次关系，护理伦理原则是医学伦理原则的一个部分或称一个层次，只具有相对独立的实践领域的特点，从一定意义上可以说从属于广义的医学伦理学。二是适用对象和范围。因为医学伦理原则是调节全部医学实践领域中人们行为的基本原则，包括医务人员、护理人员和其他相关人员；而护理伦理原则仅作为调整护理人员行为的指导原则，具有特定的对象和范围。

护理伦理原则是在护理实践活动中调整护理人员与服务对象之间、护理人员与医务人员之间、护理人员与社会之间的关系所应遵循的根本指导原则，是护理道德规范体系的核心内容，在护理道德规范体系中居于主导地位，是区别不同类型护理道德的最根本、最显著的标志，是护理道德规范体系的精髓。它贯穿于护理道德发展的始终，从总体上回答了护理实践活动中个人与他人、个人与社会之间的利益关系，具有最普遍的指导性和约束力，是衡量护理人员道德行为的最高标准。

（一）尊重患者，以人为本

现代护理学由以"疾病"为中心的功能护理模式发展到以"人"为中心的整体护理模式，其本质在于强化了对人的尊重。《国际护士学会护士伦理法典》中明确指出："护理从本质上说是尊重人的生命，尊重人的尊严和尊重人的权利。"新的护理模式要求了解患者的需求、关怀照顾患者、改善生命质量、维护人的生命、人的利益和人的尊严，这是现代护理伦理学的主旨所在。

"尊重患者，以人为本"的根本体现是尊重人，对患者的全身心照护。要做到尊重患者的人格与权利，时刻把患者的利益放在首位，既关心患者的身体健康，也关心患者的精神心理状况、经济利益、个人感受等，经常与患者进行情感沟通，让患者满意。《国际护士学会护士伦理法典》中要求："护士在提供照护时，要促成一个尊重个人的价值观、风俗习惯和精神信仰的环境。"胡佛兰德在《医德十二箴》中提出："医之处世，唯以救人，非为利己，乃业之本旨也……保全人之生命，医疗人之疾病，宽解人之苦患，其外非所务矣。"

尊重患者包括尊重患者的知情同意权。护士在制定护理计划、进行身体护理、技术操作和对患者的必要帮助时，一般情况下应征得患者的同意，这是尊重患者自主权的体现。同时，应尊重患者的人格，尊重患者的隐私。例如，在身体检查中，护理人员应主动进行必要的遮挡，以保护患者的身体隐私；对患者的社会隐私应予以保密。另外，还要尊重患者的信仰和正当要求，在护理实践中善言相告，体贴周到，不恶语中伤，杜绝不人道行为的发生。

救死扶伤,关爱生命是尊重患者,以人为本的具体体现。世界许多著名的医学家和思想家对此都有精辟的论述。古希腊的《希波克拉底誓言》中明确提出,"当我进入任何人之房舍,皆为病人之利益,绝不存任何谬妄与害人之企图"。印度医学体系的著名论著《妙闻集》对医生提出的要求中,包括对患者的同情和尽一切力量为患者服务的精神,要求"尽一切力量为患者服务,甚至牺牲自己的生命也在所不惜"。伊斯兰医学的早期誓言中写到,"我们的职业就是照顾生命和智慧。这是上帝最宝贵的礼物"。阿拉伯著名医学家迈蒙尼提斯在他的祷文中表达了令人感动的奉献精神,同时他本人就是祷词精神的忠实实践者。维护人的生命利益、尊重人的生命权利和尊严的医学人道主义传统与人文性质是人类文明的积淀,属于整个人类的精神财富。它通过对病弱者的同情、关心以及对人的生命的珍重爱护,对人的尊严、权利的维护,对人类整体利益的关注而贯穿于医护实践的全过程。

尊重患者,以人为本要求护理人员在护理实践中坚持医学人道主义精神,全身心关心患者,尊重患者的人格、风俗、信仰和习惯,同情患者、热情帮助患者,把患者利益置于首位,以自己的责任感和服务精神、奉献品格,作患者的贴心人。

(二)精研技术,保障健康

精湛的护理技术和严谨的工作作风是实现尊重患者,以人为本的职业人道精神的现实载体和体现,是有利原则和不伤害原则的具体化。护理学专业的快速发展为照护人的健康提供了更加有效的手段,成为维护人类健康的有力保障。并且世界卫生组织关于健康"是指身体、精神和社会适应方面的完满状态"的定义已经深入人心。今天护理的意义已经不仅局限于单纯的治病,随着人们健康需要的增加已经扩展到预防保健领域。《国际护士学会护士伦理法典》中规定:"护士为个人、家庭和社区提供健康服务,并与其他相关群体合作。"因此,从医院到社区,从急救病房到家庭护理,护理人员的足迹跨出医院的大门正在走向社会和家庭。实践领域的扩大和实践内容的丰富,要求护理人员在具有全心全意的服务意识和服务精神的同时,扩展学术视野,掌握全面的护理保健技术,防病治病,为人民的健康服务。《国际护士学会护士伦理法典》中要求:"护士应对所进行的护理实践负起责任,并且通过不断的学习来维持自己胜任护理工作的能力。即便在特殊的情况下,护士也要尽力保持最高标准的护理。""护士在行使职业能力时,个人的行动规范应时刻保持在能反映职业尊严的标准上。"

对技术的精益求精同时是对严谨的工作态度和职业作风的要求。护理人员在护理实践中应详细周密,谨慎行事,防止行为对患者造成伤害。护理人员在采用护理措施时要严肃认真。例如,由于检查不仔细,将纱布器械等遗留在患者体内,核对马虎而发错药、打错针,因消毒不严格而造成患者伤口感染等。护理人员的粗心大意和不审慎都会给患者带来痛苦甚至灾难。例如,20世纪90年代末期发生在我国南方某市的一家医院,负责配制手术消毒药液的医药人员工作中粗心大意,将已经是应用的1‰消毒浓度的戊二醛,按照以往高浓度药液的惯例稀释20倍,结果消毒液无效,使大量患者的手术刀口难以愈合并造成继发感染。有的患者因为伤口不愈合,竟做了6次手术,病例多达160余例,给患者造成严重的身心创伤。

(三)真诚守信,保守秘密

诚信是处理人际关系的一般原则和做人的根本标准。在护理工作中,诚信原则是指护患之间坦诚相待,真诚守信,其核心是要求护理人员真诚对待患者。真诚意味着一切从维护患者利益出发,把患者的利益放在首位。真诚服务,真诚交流,做对患者有利的事,说对患者有利的话,避免对患者不应有的伤害。一般情况下,护理人员与患者交流时应保证内容的真实性和可靠性。在解答患者的问题,回答患者关于疾病的详细信息、与治疗相关的一些情况,如以往同种疾病的治愈率等问题时,应在不伤害患者及制度允许的前提下,实事求是,耐心说明,真实回答,保证患者能切实履行知情同意。但当真实信息可能对患者造成直接的不可挽回的巨大伤害时,应避免加重患者的心理负担和病情,应用适当的语言技巧,不排除使用有利于患者的"善意的谎言",但要严格控制对象和程度,将真实情况及时告知患者家属。在具体处理护患关系时,如何做到诚实是个很复杂的问题,也是一种高超的艺术,应因时因地因人而异。

保守秘密包括对患者保密和为患者保密两个层面。对患者保密属于保护性医疗措施,即不适合病人知道的信息、不利于患者或可能对患者造成伤害的信息不告知患者。例如,对心理脆弱的癌症患者的病情诊断要根据患者具体情况适度保密,以避免加重患者的心理负担而加重病情;对不违背患者知情权、不利于患者康复、不应该患者知道的医护人员内部的某些信息,应对患者保密。为患者保密是指为患者隐私保密,包括患者的个人信息、涉及个人心理和生理的特殊疾病、病人的病史资料,甚至病人的身体等,医护人员都应该予以保密,不得向他人泄露或传播,以避免加重病人心理负担,损害患者的人格尊严,乃至造成社会歧视等不良的社会后果。护患关系是一种信托关系。护士是在整个治疗过程中与患者关系最密切、接触最多的人员。患者出于信任将自己的病情、心理、情感和愿望以及隐秘告知护理人员,护理人员应为患者保密。世界医学会 1968 年修订的《日内瓦宣言》中规定:"我要保守一切告知我的秘密,即使病人死后也这样。作为一个医护人员决不辜负病人对自己的信任。"多个国际护理伦理文献都明确规定:"护士应对信托给他们的个人情况保守秘密。""护士掌握由于病人对她信任而提供的情况,要注意保守秘密。"为患者隐私保密与尊重患者的人格权利紧密相关,是对医护人员重要的职业伦理要求。

(四) 平等公正,公平正直

平等公正、公平正直是指在护理实践中,护理人员平等、公平、正直、合理地对待每一位患者,没有偏私和偏袒,平等待患,一视同仁,这是医学公正原则在护理实践领域的具体化。例如,伊斯兰医学的早期誓言提出,要"对病人一视同仁,用美德和知识为病人服务"。中国唐代名医孙思邈在《大医精诚论》中要求"若有疾厄来求救者,不得问其贵贱贫富,长幼妍媸,怨亲善友,华夷愚智,'都要'普同一等,皆如至亲之想"。阿拉伯著名医学家迈蒙尼斯在他的祷文中提出"愿绝名利心,服务一念诚,不问贫与富,一视如同仁"的道德标准,等等。《国际护士学会护士伦理法典》中指出:"人类对护理的需要是普遍的。"护理对人的尊重"不受国籍、种族、主义、肤色、年龄、政治或社会地位的限制"。"护士主要的职责是对那些需要护理的人负责。"一视同仁是医护传统的美德,也是现代护士应该遵循的基本行为准则,这是人们平等的健康权利和护理职业的性质决定的。

公正原则具体表现为形式公正和内容公正两种形式。形式公正指对同样的人给予同样的待遇。而内容公正是指根据人的能力、贡献和需要等分配相应的负担和收益,是对不同的人给予不同的待遇。平等公正、公平正直要求护理人员在具体的行为实践过程中将形式公正和内容公正有机统一。

在护理实践中,公正原则具有重要的现实指导作用。由于医疗资源的相对有限,客观上就会产生利益的分配不均和服务享有的不平衡等矛盾,患者与患者之间、患者与护理人员之间,或许由于地位的差异、收入的差距乃至知识的多寡,而使病人在护理过程中处于相对不同的位置,享有不同的待遇。在现实的差异中坚持公正原则,平等、公平地给病人以照护关怀,是对护理人员道德觉悟和品质水平的检验。

公平公正还体现社会公益。社会公益是更高层次的公正,因为公益将对个体的公正升华为对社会的公正、群体的公正,其范围更广,意义也更加深远。从长远角度看,公益不仅考虑当代人的利益需求,也考虑人类的长远未来和子孙后代的利益。

在护理实践中,平等公正,公平正直要求护理人员做到:一是护理交往公正,要求护理人员树立平等观念,尊重每一位患者,一视同仁。二是卫生资源分配公正。要求保证每个社会成员基本的健康权利,公平优先,兼顾效率,对所有病人和人群健康负责。三是要求护理人员廉洁自律,正直无私,关爱患者。

第三节 护理伦理规范

护理伦理规范是在护理伦理原则基础上派生的具体要求,是实现护理道德职能的决定性环节。

一、护理伦理规范及特点

规范原意是规则和标准,也是要求。在现实社会中人们制定了各种规范,诸如语言规范、技术规范、法律规范等,对人们相应的行为构成约束。

护理伦理规范是指护理人员在护理实践中处理各种道德关系所应遵循的道德行为准则,也是护理行为的伦理要求,是指导护理人员进行道德实践的行为指南。

在护理实践中,护理道德关系主要表现为护理实践中的人际关系,包括护患关系、护理人员与其他医务人员的关系、护理人员与社会的关系。护理伦理规范以这三个方面的道德关系为基本维度,建构具有实效性、普遍性和自律性的规则和要求,指导和约束护理人员的行为。

护理伦理规范的实效性是指根据护理工作不同领域的不同服务内容提出具体的具有针对性的伦理要求。例如,内科、外科、妇科、儿科的护理伦理要求;门诊、急诊、手术室、病房的护理伦理要求;治疗、保健、康复、社区的护理伦理要求,等等。

护理伦理规范的普遍性是指护理服务面向全人类,它跨越地域、种族、语言和信仰,以维护人类的健康为崇高目标。在 1973 年颁布的《国际护士守则》中明确提出了"护理的需要是全人类的",护理从本质上说就是尊重人的生命、尊严和权利。护理工作不受国籍、种族、信仰、肤色、年龄、政治或社会地位的影响。护理人员共同担当保护人类尊严、权利、健康和福祉的道德责任,应遵循共同的伦理规范。

护理伦理规范的自律性是指护理人员自觉遵守护理伦理要求,践行护理道德。护理人员通过对护理规范的认识而产生执行护理规范的行为,这是一个由外在他律转变为内在自律的过程,是以护理人员的良心和内心信念为动力的自觉过程。

可见,实效性、普遍性和自律性是护理伦理规范的三个特点。

二、护理伦理规范的基本要求

(一)尊重平等、一视同仁

尊重平等、一视同仁主要表现在两个方面。一是护理人员与患者在人格和地位上的平等。二是护理人员要尊重患者的人格和生命。尊重人的生命要求将维护患者的生命权利视为第一职责,无论国籍、肤色、宗教信仰等方面的差异,在医护人员面前的身份只有患者、服务对象,应不分亲疏,平等相待。这是公正的根本所在。对有同样需要的人给予同样的对待,以同样的服务态度对待有同样需要的服务对象。

人都有自己的人格尊严,自己的主张与思想,包括精神病人和残疾人。医学人道主义尤其强调尊重病人的人格,关心人、同情人、体贴人、爱护人,尤其对一些有生理缺陷之人也应同等对待,一视同仁。尊重患者的人格包括尊重患者的自主选择权。自主就是指"自己做主",它包括思想自主、意愿自主、行动自主。思想自主系指一个人具有正常、稳定的情绪和正确的理性思考力;意愿自主指一个人具有自由决定自己意愿的能力与权利;行动自主是指一个人具有自由行动的能力和权利。自主原则体现对自主的人和他的自主性的尊重,就是承认他有权根据自己的思考对自己的事情作出合乎理性的决定。

护患之间由于在知识结构、维护健康的能力等方面存在着事实上的不平衡,护理人员处于主导位置,患者处于相对弱势地位。而在患者之间,由于患病的程度不同、种类不同、康复的速度不同、年龄和知识程度不同、社会地位不同等，客观上决定了患者的不同。然而，在"患者"的身份和角色的层面上，他们是相同的。护理道德要求护理人员遵循公正原则，平等待患，尊重每一个病人的生命、权利与尊严。1972年，美国医院协会代表大会通过了《患者权利书》，规定了病人的12项权利，其中第一条就是"患者有权要求得到周到而有礼貌的护理"。因此，尊重病人的权利要求，平等地对待每一个患者，是护理伦理规范的内容之一。

(二) 热情服务、文明礼貌

护理工作是关爱人的工作。它要求护理人员对待服务对象要热情周到，和蔼仁慈。正如南丁格尔所说："护士的工作对象不是冰冷的石块、木头和纸片，而是有热血和生命的人类。"

护理道德要求护理人员从人道主义出发，既重视病人的生理因素，又关注病人的心理感受，考虑病人的需求。要尽力帮助患者解决患病期间所遇到的生理、心理、社会、精神等方面的问题，满足病人的各种需要。热情服务是护理人员道德情感和品质的外化。例如，患者入院以后由于对环境的陌生和对疾病的恐惧经常会产生畏难情绪和心理焦虑，这时需要帮助患者尽快熟悉病区环境，将与患者生活、治疗、护理等相关的信息告知患者，如医院的探视制度、订餐制度以及各检验科室的位置等，尽快消除患者的陌生感和孤独感。热情服务还包括护理人员给患者以医疗护理知识的指导，如对产妇进行产前、产中、产后知识的指导，这将有利于患者，建立和谐的护患关系。

文明礼貌是护理人员基本素质和对患者真情的展现。护理人员应举止端正，文雅大方，语言优美，关心体贴患者。语言是思想的外化，语言美又是文明礼貌的表现，是一个护理人员处理护患关系的基础。护理人员的语言表达应该真实、贴切，不虚夸，犹如一剂良药和一缕春风，滋润患者的心田，使病人感到安全，从而得到病人的喜爱和信任；要避免生硬和刺激性语言伤害患者。护理人员在与病人的交往中，应保持严肃、同情和体贴，和蔼可亲。在病房要做到"三轻"，即说话轻、走路轻、动作轻。护理人员热情的关心，友善、礼貌、和蔼的语言，文明的仪表，诚信的品格，往往可以消除病人的猜疑、忧虑和恐惧，对治疗效果乃至病人的心理产生积极效应，有助于建立良好的护患关系。

(三) 业务精良、德才并重

德与术的关系为历代思想家关注和论及，德才并重是对护理人员的基本要求，是提高护理质量的根本保证。北宋政治家司马光所说："夫聪察强毅之谓才，正中直和之谓德。才者，德之资也；德者，才之帅也……是故才德全尽谓之圣人，才德兼亡谓之愚人，德胜才谓之君子，才胜德谓之小人也。"护理人员只有不断在实践中加强道德与学术修养，才能德才统一，践行全心全意为人民服务的道德责任。

从护理模式的转变到护理新技术的应用，护理学科发展迅速。护理人员要充分认识护理学专业的科学性，忠于科学，实事求是，刻苦钻研，不断学习掌握新的护理技术，严格执行技术操作规范、准确测量数据、严密监测病情、及时反馈和处理病情的各种变化，做到业务优良，精益求精。这应该是护理人员对待科学的基本态度。只有如此，才能保证护理工作的质量，维护患者的利益。

(四) 互动合作、慎言守密

互动合作指护理实践中护患之间的互相支持与合作。护患之间应该是帮助者与被帮助者之间一种特殊的人际关系。相对护理群体与患者群体来说，也表现为两个系统之间的关系，即帮助系统（护士和其他医疗人员）与被帮助系统（病人和家属等）之间的关系。在护患之间，护理人员处于主动位置，因而应该是主动的帮助者。在护理工作中，护理人员应对服务对象的身体、心理和社会需要给予积极的帮助，鼓励病人努力战胜疾病。而患者也是具有主观能动性的人，只有发挥双方的积极性，互动合作，才能实现最优化的治疗结果，因而双方是一种互动合作的关系。这种互动合作既包括精神的互动，也包括技术互动。病人积极支持和参与医疗护理过程，护士尊重帮助病人、团结协作，形成融洽的关系，争取最佳的疗效。

护理人员与患者联系最多,应该具有良好的语言能力。南丁格尔在《护理手记》中提出护士的标准之一:"一个护士必须不说别人闲话,不与病人争吵。除非在特别的情况下或有医师的允许,不与病人谈论关于病况的问题。"这就要求护士要善于使用准确贴切的语言与患者沟通,只说该说、当说之话,不在不适当的时候说不适当的话,要避免对患者有伤害的语言。护士应该严格为患者保密,不可泄露患者的个人隐私,这在前述的多个护理伦理文献中都有明确要求。这是护理人员应该具备的基本道德素质。

(五)尊师重道、团结合作

任何人才的成长都离不开两个条件,一是社会和单位的客观条件,这是人才成长的外因;二是个人自身努力的主观条件,这是人才成长的内因。在外因条件中,人际关系是十分重要的,尤其是单位内部的人际关系。良好的医护同事关系可以使人心情愉快地在工作实践中发挥自己的才能,为社会做出更大的贡献。

尊师重道,团结合作要求护理人员在对己对人的态度中表现出虚怀若谷,永不自满的思想境界和求实精神以及重视客观实际的慎重和细致的态度。现代护理实践从一例危重患者的抢救,到一项预防工作的完成,都要求多部门、多学科和多科室专业人员的通力合作,同事之间要相互尊重,互相学习,取长补短,不可相互诋毁,在医护实践中精诚团结,有合作意识、大局意识、双赢意识,相互支持,共同发展。

(六)忠于职守、承担社会责任

护理工作肩负着维护人类健康,保护生命安全和提高生命质量的崇高使命。护理人员忠于职守是实现护理工作更好地为人类健康服务的根本保证,打错针、发错药、输错液等疏忽大意行为都可能会发生医疗事故乃至危及病人的生命。南丁格尔在《护理手记》中要求:"一个护士必须十分清醒,绝对忠诚,有适当信仰,有奉献自己的心愿,有敏锐的观察力和充分的同情心。她需要绝对尊重自己的职业,因为上帝是如此信任她,才会把一个人的生命交付到她的手上。"因此,护理人员要以严肃的态度、严格的要求、严谨的作风对待各项规章制度和执行各项操作规程,不计较个人得失、满腔热情为患者服务。当疾病流行,灾害发生、突发重大事故等情况下,护理人员义无反顾跟随医疗队赶赴灾区、疫区、事故现场,承担现场急救任务,全力以赴抢救人民的生命财产,而将个人利益甚至生死置之度外。承担社会保健任务是护理人员义不容辞的道德责任,也是护理人员坚持社会公益原则精神的具体体现。在本章篇末的导引案例《一个护士长的日记》中,我们清晰可见护士忠于职守的高尚品质和奉献精神。

(七)遵纪守法、廉洁自律

护理人员应该做到廉洁奉公,不徇私情,不以医谋私。古今中外的医学家对此均有论述。清代名医费伯雄指出:"欲救人学医则可,欲牟利学医则不可。"青霉素的发明者弗莱明也说:"医药界最可怕而且冥冥杀人害世的,莫过于贪,贪名贪利都要不得。"护理人员在护理实践中应该坚持护理伦理原则,在市场经济条件下,自觉抵制一切歪风邪气,遵纪守法。在一个人独处,无人监督的条件下仍然自觉遵守护理伦理规范,廉洁自律,加强"慎独"修养,努力达到"慎独"境界。

三、护理伦理规范的作用

护理伦理规范对护理人员的实践行为进行规约,其作用主要表现为两个方面:一是协调作用。护理伦理规范的重要作用在于协调护理实践中人们之间的关系,以促使护理人员与患者、服务对象之间,护理人员与医护群体、社会之间关系协调一致,保证护理环境稳定有序。二是评价作用。护理伦理规范不仅是调整护理人员行为的准则,也是评价和判断护理人员行为是非、善恶的标准。它可以通过伦理评价的作用,促进护理人员形成正确的道德意识,激励护理人员积极向上,勇于进取,廉洁奉公,献身事业的热情和志向,为社会进步和人类健康而努力工作。

第四节 护理伦理范畴

一、护理伦理范畴的涵义及作用

"范畴"是指在实践基础上人的思维对客观世界的本质和联系的一般概括,是反映客观世界普遍联系和发展规律的最基本概念,是人们掌握和认识客观世界规律性的工具。道德范畴是反映和概括人类道德的各种现象及其特性、关系等方面的本质的基本概念。

护理伦理范畴是对护理道德实践普遍本质的概括和反映,是反映护理人员在护理实践中护理道德现象的最基本的概念,是护理伦理的基本原则和规范的具体体现。护理伦理范畴是护理伦理规范体系中不可或缺、不可替代的重要组成部分。如果说护理伦理原则、规范是范畴的基础和指导,那么,范畴则是体现原则和规范的具体化和个性化的概念。在实践中,护理伦理范畴是由他律转化为自律,由外在约束转化为自觉行为的中间环节,它在护理伦理规范体系中占有重要的地位。

(一) 护理伦理范畴是护理伦理规范体系之"网"上的纽结

正如列宁所说:"范畴是区分过程中的一些小阶段,即认识过程中的一些小阶段,是帮助我们认识和掌握自然现象之网上的网上纽结。"因此,没有护理伦理范畴,护理伦理的原则和规范就不可能发挥应有的作用。它既受护理伦理基本原则和规范的制约,同时又反映护理伦理基本原则和规范的要求。

(二) 护理伦理范畴是护理人员道德行为的内在动力

护理伦理范畴是在一定的社会条件下护理伦理关系的具体反映,护理伦理范畴通过概念把客观的、外在的护理伦理要求转化为护理人员主观的、内在的护理伦理意识,并促使护理人员按照一定的护理伦理要求,正确地选择、调整、评价自己的护理道德行为,在实践中践行护理伦理的基本原则和规范。

(三) 护理伦理范畴是护理伦理评价和修养的依据

护理伦理范畴是对护理道德关系和道德行为的概括和总结,反过来又成为护理人员道德评价和道德修养的依据。护理伦理范畴情感与良心、权利与责任、荣誉与幸福、守密与信誉都体现了护理人员对人民、对同行、对社会等道德关系认识的深化。同时这些范畴也是护理人员认识自己的道德行为,形成高尚的道德品质,树立正确的道德理想的依据。护理人员在护理实践中依据这些理论概括进行自我道德评价和道德修养,有助于把外在的道德要求转化为内在的道德信念,从而支配自己的道德行为,培养道德责任感和自我评价能力。

总之,护理伦理范畴是护理伦理原则和规范发挥作用的必要条件。如果护理人员不能在内心形成良心、责任、荣誉、信誉等道德信念,护理伦理的基本原则和规范就变成了空洞的说教。

二、护理伦理范畴的内容

(一) 情感与良心

情感是人们对外界客观事物的一种内心体验。它具有独特的主观体验形式和外部表现形式,通常以人们喜怒哀乐的情绪反应来表现对客观对象的肯定或否定的态度。

护理人员的道德情感通常由三个内容构成。一是同情感,也称为同情心,它来源于护理人员对生命的尊崇和热爱,是人道主义精神的体现。二是责任感,也称为道德感,它来源于护理人员对所从事的职业责任的认识,是一种职业情感。三是理智感,也称为理性情感,它来源于护理人员对患者利益和社会公益的统一基础上的认识,体现对患者的体贴与忠诚于科学相统一的态度。

良心是人们在履行对他人、对社会的义务的过程中形成的道德责任感和自我评价能力,是一定的道德观念、道德情感、道德意志和道德信念在个人意识中的统一。良心是人的内心信念、道德情感的一种深化。良心的本质主要表现在如下三个方面:①良心是反映个人对他人、对社会义务关系的一种意识。②良心是对社会道德关系的自觉反映。③良心具有强烈的道德责任感。良心的作用集中表现为深刻的自省能力。因为护理人员的服务对象是身心遭受疾病折磨和痛苦的患者和患者家属,其工作性质不仅直接关系到人们的生命健康和千家万户的悲欢离合,而且护理人员的行为常常在无人监督,患者意识障碍或亲属不了解实情的特殊情况下完成的,这就要求护理人员时刻以职业良心来约束自己,形成强烈的道德责任感和义务感。例如,一位儿科护士值夜班,为了使工作稍微清闲而不吵闹,就想给爱哭闹的小孩服用小剂量的安眠药。但当她给第一个小儿灌药时,看到孩子祈求的目光,她的心开始颤抖了,一种良心的自责使她缩回了伸向孩子的双手。可见,良心能使护理人员对自己行为的善恶价值进行自我判断和评价,进而指导自己进行正确的行为选择。

良心是多种道德心理因素在人们意识中的有机结合。道德良心是医药人员的内心"立法",是不外露的内心世界,是护理人员思想和情操的重要精神支柱之一。没有职业良心的约束,医护人员就可能在具体实践过程中发生行为偏差,造成恶劣的影响和不良后果。

情感与良心有着内在联系。道德情感是产生和形成道德良心的基础和动力,道德良心要发挥应有的作用,离不开道德情感的支撑。同时,道德良心又不断强化着道德情感,促进道德情感的升华。

(二) 权利与责任

权利一般包括道德权利与法律权利。患者享有基本医疗护理的权利,也享有知情同意等特定的病人权利。尽管医疗资源有限,但是医疗护理和医疗卫生服务必须面向所有人开放,因为生存与健康是每个人的基本权利。任何忽视病人的权利、拒病人于门外的行为都是不道德甚至是违法行为。《中华人民共和国民法通则》中规定:"公民享有生命健康权。"同时,病人具有知情同意的权利。患者有权在知情的前提下,同意或拒绝某种医疗护理措施或科研手段。例如,药物的人体试验,需要患者签署知情同意书。否则,随意在病人身上做药物试验是不道德的。

责任在伦理学中与义务、职责、使命等是同义语。它是伦理学的重要范畴之一,也是护理伦理学范畴的重要内容。护理责任是指护理人员对患者、对他人、对社会应尽的义务以及对这种义务的认识。一般地说,责任根源于现实的社会关系。人们生活在一定的社会关系中,总要作为特定的社会角色对与自己相关的他人和社会承担起一定的使命、职责和任务。正如马克思所说:"作为确定的人,现实的人,你就有规定,就有使命,就有任务。至于你是否意识到这一点,那都是无所谓的。这个任务是由你的需要及其与现存世界的联系而产生的。"责任是人对社会义务与对个人自身义务的统一。个人的发展,事业的成就,只要对社会、对人民有利就是责任的统一。因此,履行对社会的义务也是尽对自己的责任。法律的权利与义务相对应。任何社会成员要享有权利就必须尽相应的义务;当履行某种法律义务时,也同时享有了相应的权利。而道德义务则不同,道德义务也叫道德责任,具有自身的特点:道德责任不以享受某种权利和某种报偿为前提,并且道德责任是人们自觉自愿履行的一种特殊责任。

护理伦理责任首先是一种道德责任。它的内容包括三个方面:一是对患者的责任,主要表现为治病救人的基本责任。二是对同仁的责任,主要表现为互尊互助的责任。三是对社会的责任,主要表现为维护社会卫生保健的公平和公益的责任。

护理伦理学的责任范畴还将在护理实践的发展中进一步拓展其更广阔的研究视阈,不仅强调护理人员的个体责任,还要研究护理人员的群体责任、组织责任以及护理人员为人类健康服务的终极目标责任。

权利与责任具有内在联系。维护权利需要承担义务和责任,而履行责任的同时也获得了享有部分权利的资格。

(三) 荣誉与幸福

荣誉是指一定的社会整体或行为的当事人,对履行社会义务的行为具有的道德价值以某种赞赏性的社会形式或心理形式所表示的肯定性判断和态度。荣誉包含两个方面的含义:一是社会评价,指社会用以评价人们行为的价值尺度,即依靠社会舆论对履行义务的道德行为予以褒奖和赞颂,诸如人们对医德高尚,医术精湛的医护人员称颂为"白衣天使"等。二是个人评价,指个人对行为的社会价值的自我意识,即由于人们履行了社会义务而产生的个人情感上的满足感和意向,即个人的欣赏感和尊严感,是个人理性自尊的表现。

荣誉的作用主要表现为:第一,对护理人员的行为起评价作用。荣誉可以通过社会舆论来表达社会支持什么,反对什么,以促进护理人员关心自己行为的社会效果,对自己的行为高度负责。第二,荣誉能培养个人的知耻心和自尊心。荣誉可以使护理人员在实践中培养维护集体荣誉光荣,损害集体荣誉可耻的思想观念,并树立起以诚实劳动和奉献获得荣誉为荣,弄虚作假,骗取个人荣誉为耻的思想意识,指导个人在实践中争取荣誉并努力维护荣誉。第三,荣誉是一种内在的精神力量。荣誉总是在一定条件下对社会物质生活的发展具有积极或消极影响。争取荣誉,自尊自爱,避免耻辱,是人们共同的心理。关心荣誉,努力在实践中做出优异成绩,是进取心、上进心的表现。因此,荣誉给人一种很强的激励作用,使人在实践中关心荣誉,争取荣誉,维护荣誉,不断完善自己。荣誉是人前进的动力。

幸福是人的心里充满的愉悦和快乐的主观感受。它同人生目的、意义以及现实生活理想紧密相关。幸福的实质并不在于一个人拥有多少财富和金钱的多寡,而在于一个现实的人明确自己的人生目标和努力方向并持之以恒追求而产生的心理体验。幸福中涵盖着人类的价值目标,是我们称之为灵魂的活动。

护理人员的幸福指护理人员在护理实践中由职业目标和职业理想的实现而产生的精神上的满足。它受护理人员的幸福观决定和影响。因此,在护理人员对幸福的理解和认识方面,应该强调三个统一:一是将个人幸福与多数人的幸福相统一。二是将物质幸福与精神幸福相统一。三是将创造幸福与享受幸福相统一。正确的幸福观可以帮助护理人员确立正确的苦乐观。使护理人员在护理实践中摆正上述三个方面的关系,能够从辛勤劳动和无私奉献中领悟到幸福和快乐。

荣誉和幸福具有内在联系。护理人员在荣誉的激励下为维护荣誉而辛勤工作是幸福的一种表现形式。同时,正确的幸福观包含着正确的荣誉观。

(四) 守密与信誉

守密是指保守机密,使之不外泄。护理人员为患者保守秘密就会博得患者的信任,有助于良好护患关系的建立。

信誉是人们通过自己的活动赢得社会信任和赞誉。一般来说,信誉的获得主要是行为人或行为团体通过一个个具体行为赢得的信任和赞誉,这种信任和赞誉一经获得则会对行为人的全部其他行为产生深远的影响。信誉的获得主要是通过多种形式的舆论表达,特别是群众舆论,它表现为一种广泛而深刻的评价能力。信誉同时又是行为人或行为团体的一种高尚的道德追求,是行为人的意志品质和心理特征。

在护理实践中,信誉的作用主要表现在两个方面。一是信誉对护理人员选择行为起着机制作用,使护理人员在采取具体行动前思考行为对赢得信誉产生的影响。二是信誉促使护理人员在行为过程中和行为结果产生后,不断思考自己的行为是提高了信誉还是降低了信誉。若判断是肯定的,护理人员将继续行为;若判断是否定的,护理人员将总结经验、教训,指导以后的行为选择。

护理人员的信誉与守密具有内在联系。守密是信誉的表征。信誉又可以强化护理人员对病人的各种信息给予保密。

护理伦理学的基本理论具有与时俱进的理论品质和实践品格,随着医学护理技术的长足发展和护理实践领域的不断扩大,这些理论将融入现代哲学和伦理学思想,而表现出继承性与时代性的有机统一。

案例:

一个护士长的日记

2003年非典在中国广州暴发,广州市第一人民医院的护士长张积慧因为在抗击非典和护理患者的过程中表现的忘我精神和突出贡献,获得广东青年五四奖章。

2003年2月15日,正在商场购物的张积慧接到医院的电话,通知她尽快回医院,因为他们要成立一个专门病区收治被感染的医务人员和从其他医院转来的重症非典患者。自那天开始,张积慧与其他十几名护士一起走进了与非典病魔抗争的庄严时刻。

他们经过一天的紧张准备,在2月17日开始接收患者,打响了一场长达几个月的无烟战斗。用张积慧在日记中的语言记述是"记得刚刚入行时,我们曾庄严宣誓,无论何时何处,无论男女老幼,无论高贵与卑微,我之惟一目的,为病家谋幸福。虽然我们一直从事救死扶伤的白衣天使工作,也曾经无数次无偿地加班加点,但直到今天我才领悟到这誓言的深刻含义"。

是啊,在抗击非典的里程中,他们的爱心、热心、关心和耐心帮助一个又一个非典患者重新获得希望。然而,她们的心理、精神、情感、身体的历练令他们刻骨铭心、终生难忘。下面是她在《一个护士长的日记》中的记述。

2月18日

"早上,上班不久,从市第八人民医院转来了一个昏迷的患者,这是一名护士。她不幸病倒后,深爱她的丈夫每天给她送汤、送饭、送花,不顾医护人员的极力劝阻,因而她的丈夫不幸染病也倒下了,而且走得那么匆忙,没能给爱妻留下半句遗嘱。得知这个情况后,在场的医护人员心情无不万分悲痛!这曾是一个多么幸福的家庭啊,这是我们的姐妹啊,我们一定要全力救治她。赵子文主任一声令下:送ICU室、上呼吸机、心电监护、抽血……初建的病区,护理组的12名护士都是从不同的病区抽调过来的,面对完全陌生的工作环境、彼此不熟悉的同事、生疏的护理工作,他们没有时间彼此熟悉,或许她们中的部分人会对非典型肺炎这一疾病产生恐惧,因为看到被感染上的就是同行。但是,当站在岗位上,她们就像战士上战场一样,没有时间犹豫,更不可能退缩,大量而繁重的治疗与护理工作只能独当一面。我看到赵子文主任在为患者插管时,与患者脸对脸的距离只有20 cm!之后,护士姑娘们又为患者吸带毒性的痰液约50 ml,更换因大小便失禁弄脏的裤子……经过一番紧急救治后,患者的各项生命指标慢慢平衡。事后我问赵主任及参加抢救的护士们,当时首先想到的是什么。赵主任说:"只想快点插好气管接上呼吸机,时间就是生命。"护士说:"当时只觉得手不够用,恨不得再长出只手来赶快把所有的事做好。"这个患者的毒性比较强,我问赵主任怕不怕,赵主任答道:"怕和不怕是相对的,当你看到有那么多医务人员倒下的时候说不怕是虚伪的,当我来到患者中间,看到身心遭受折磨的一个个患者那期待的目光的时候,我忽然感到非常地害怕,害怕自己的治疗措施稍有疏忽,患者就永远站不起来,见不到他们的亲人。说实话,这才是我最怕的。"原来赵主任害怕的不是自己被传染上,而是害怕不能给予患者最有效的治疗。

一位护士的丈夫在知道爱人将被抽调到临时病区时,提出让她辞职,但她并没有这样做。她知道救死扶伤是医务工作者的天职,而此时此刻的逃避则是对自己职业的背叛,对自身价值的否定。她瞒着家人,毅然来到了临时病区。她交待原来病区的同事,如果家人打电话来找她,就说她刚刚走开或是做治疗去了,真是用心良苦啊!这一切使我明白了,为什么医疗战线从发病至今接连倒下了一百多名医务人员,但我们仍然前仆后继的答案就在这里:为医学科学献身,救死扶伤,责无旁贷!"

案例来源:http://news.sohu.com/35/53/news209185335.shtml,

http://gzdaily.dayoo.com/gb/content/2003-05/14/content_1065926.htm,2010-02-11

案例揭示的问题和意义:

1. 护理人员与患者之间的关系怎样?
2. 护理人员的服务意识和责任感如何?
3. 护理人员的职业精神和道德操守如何?

复 习 题

【A 型题】

1. 关于护理伦理学的理论基础,以下哪项是错误的:　　　　　　　　　　　（　）

    A. 护理伦理学的理论基础主要包括美德论、义务论、功利论和生命论

    B. 美德论是关于人们优良的道德行为和道德品质的概括总结

    C. 传统义务论强调人行为的动机和道德责任

    D. 生命论强调人的行为的功利后果和对他人、对社会的普遍功利效用

2. 关于护理伦理学规范体系,以下哪项是正确的:　　　　　　　　　　　　（　）

    A. 道德规范是围绕一定的道德原则制定的行为准则,但它不是道德原则的具体化

    B. 道德范畴是道德规范体系的组成部分,反映和概括道德现象与本质的基本概念

    C. 护理伦理学研究护理领域中道德现象与道德实践活动的关系

    D. 道德原则在道德规范体系中不居于主导地位

3. 以下哪项不属于医学伦理基本原则:　　　　　　　　　　　　　　　　　（　）

    A. 无公害原则　　　　　　　　　　　B. 尊重自主原则

    C. 有利原则　　　　　　　　　　　　D. 不伤害原则

4. 以下哪项不属于我国的医德基本原则:　　　　　　　　　　　　　　　　（　）

    A. 防病治病　　　　　　　　　　　　B. 救死扶伤

    C. 实行功利主义　　　　　　　　　　D. 全心全意为人民的健康服务

5. 关于护理伦理原则主要内容,以下哪项是不正确的:　　　　　　　　　　（　）

    A. 尊重患者,以人为本　　　　　　　B. 精研技术　保障利益

    C. 真诚守信、保守秘密　　　　　　　D. 平等公正,公平正直

6. 关于护理伦理规范及特点,以下哪项是正确的:　　　　　　　　　　　　（　）

    A. 实效性是指护理服务面向全人类,以维护人类的健康为崇高目标

    B. 实效性、普遍性和自律性是护理伦理规范具有的三个特点

    C. 护理伦理规范的普遍性是指护理人员自觉遵守护理伦理要求,践行护理道德

    D. 自律性是根据护理工作不同领域不同服务内容提出具体具有针对性的伦理要求

7. 关于护理伦理规范的基本要求,以下哪项是不正确的:　　　　　　　　　（　）

    A. 尊重平等、因人而异　　　　　　　B. 热情服务、文明礼貌

    C. 业务精良、德才并重　　　　　　　D. 互动合作、慎言守密

8. 关于护理伦理范畴的涵义及作用,以下哪项是正确的: （　　）

　　A. 护理伦理范畴是护理伦理实践体系之"网"上的纽结

　　B. 护理伦理范畴是护理伦理评价和修养的依据

　　C. 护理伦理范畴是护理人员道德行为的外在动力

　　D. 护理伦理范畴不是护理伦理原则和规范发挥作用的必要条件

9. 关于护理伦理范畴内容中的情感与良心,以下哪项是正确的: （　　）

　　A. 良心是人们在履行对他人、社会的义务过程中形成的道德责任感和自我评价能力

　　B. 情感是人们对外界客观事物的一种外在体验

　　C. 良心是人的外在信念、道德情感的一种深化

　　D. 良心的作用集中表现为外在的帮助能力

10. 关于护理伦理范畴内容中的权利与责任,以下哪项是正确的: （　　）

　　A. 权利一般包括道德权利与法律权利

　　B. 病人享有基本医疗护理的权利,但不享有知情同意等特定的病人权利

　　C. 责任在伦理学中与义务、职责、使命等不是同义语

　　D. 护理伦理责任首先是一种权利责任

【填空题】

1. 护理伦理学是一门研究_____的应用伦理学,是伦理学与护理学相互交叉的一门边缘学科。

2. 护理伦理学的理论基础主要包括四论,即_____、义务论、功利论和_____。

3. 功利论在今天具有公益性质,它强调公益和_____。

4. 人类关于生命观的认识,经历了生命神圣观、生命质量观和生命_____的发展过程。

5. 护理道德关系主要表现为_____、护理人员与医务人员的关系、护理人员与社会的关系三种形式。

6. 护理伦理规范的特点:实效性、_____和自律性。

7. 良心的作用集中表现为深刻的_____。

8. 尊重患者首先是一种_____尊重。其次是尊重患者的_____要求。

9. 护理伦理规范的作用,一是_____作用;二是_____作用。

10. 护理人员的道德情感通常由三个内容构成。一是_____;二是_____;三是_____。

【名词解释】

1. 道德品质　　2. 良心　　3. 荣誉　　4. 信誉　　5. 健康

【简答题】

1. 简述道德品质构成的五个要素。

2. 简述护理人员高尚道德品质的内容。

3. 简述义务论对护理伦理思想的意义。

4. 简述知情同意的运用条件。

5. 简述护理伦理基本原则的内容。

6. 简述护理伦理学基本规范的内容。

7. 简述护理伦理学基本范畴的内容。

8. 简述护理伦理责任的性质和内容。

9. 简述医学伦理原则与护理伦理原则的关系。

10. 当前护理实践中的主要矛盾表现在哪些方面？

【论述题】

1. 联系实际，论良心的作用。

2. 举例论证护理人员的幸福观。

3. 举例论证护理原则尊重互助的意义。

4. 联系实际谈谈你对生命神圣与生命价值之矛盾的认识。

【病例分析题】

2004年12月，沈阳一家宾馆的保安人员，夜间2点左右下班与一个同事结伴回家，当两个人走到一座立交桥下时，遇到"刨根"的人，举起大镐就向保安的头刨来，这名保安本能地用胳膊挡了一下，结果这一镐刨到他的手臂上，2人奋力抵抗，最后，把刨根的人吓跑了。接下来就要打出租车去医院，因为半夜没有办法取现金，保安夫人带着存折做押金，要求一家地方医院救治，但是医院不同意，时间拖延了1个多小时，再不抓紧时间手术，他的手臂就要截肢。后来他们打车到了一家解放军医院，医院紧急手术，表现了高尚的医德医风。

通过对比方法分析医护人员的行为和职业道德状况。思考外因与内因。

第三章
护患关系

导　学

内容及要求

本章包括三部分内容。

护患关系概述主要介绍护患关系的概念、护患关系的内容、护患关系的性质、护患关系的特点、护患关系的模式。应重点掌握护患关系的概念、护患关系的性质、护患关系的模式；熟悉护患关系的特点；了解护患关系的内容。

护患权利、义务主要介绍护理人员的权利与义务：护理人员权利和义务的概念；护理人员权利和义务的基本内容。患者的权利与义务：患者权利和义务的概念；患者权利和义务的基本内容。应重点掌握患者权利的基本内容、护理人员义务的基本内容；熟悉基本概念、护理人员权利的基本内容；了解患者义务的基本内容。

护患关系的伦理调整主要介绍影响护患关系的主要因素：护理人员方面的因素、患者方面的因素、管理方面的因素、社会方面的因素。护患关系的伦理调整：调节护患关系的道德原则、建立和谐的护患关系。应重点掌握护患交往中对护理人员的道德要求、保密的伦理问题；熟悉影响护患关系的主要因素；了解护患交往中对患者的道德要求。

重点、难点

重点是第一节护患关系的概念、护患关系的性质；第二节患者权利的基本内容；第三节护患交往中对护理人员的道德要求。

难点是护患关系的模式、保密的伦理问题。

专科生的要求

重点掌握护患关系的概念、护患关系的性质；熟悉护患关系的模式；了解护患关系的特点。

重点掌握患者权利的基本内容；熟悉概念、护理人员义务的基本内容；了解护理人员权利的基本内容。

重点掌握护患交往中对护理人员的道德要求；熟悉影响护患关系的主要因素。

- 护患关系概述
- 护患的权利与义务
- 护患关系的伦理调整

护理人员在医院的临床工作中占一半以上，他们直接与患者打交道，工作范围广泛，工作量是巨大的。护理人员的工作性质和地位在整个医疗过程中十分重要，不可或缺。护患关系是医患关系的一部分，是护理伦理学的核心内容之一，它直接涉及护理道德基本原则的贯彻，对于改善医德医风、提高护理质量和医院的精神文明建设有重要意义。

■■ 第一节　护患关系概述

一、护患关系的概念和内容

（一）护患关系的概念

护患关系是指护理人员与患者在医疗护理活动中建立起来的人际关系，这是护理职业关系中最为重要的一种人际关系。它建立在以患者为中心的护患双方各种信息相互交流和双向作用过程的基础上，是护理人员与患者为了医疗护理的共同目标而发生的互动现象。著名的医学史家西格里斯（Sigerist）曾经精辟地论述道："医学的目的是社会的，它的目的不仅仅是治疗疾病，使某个机体康复；它的目的是使人调整以适应他的环境，作为一个有用的社会成员。每一种医学行动始终涉及两类当事人：医生和患者，或者更广泛地说，医学团体和社会。医学无非是这两群人之间多方面的关系。"同样，作为医学过程的组成部分，护理行为也必然涉及两类当事人：护理人员和患者。广义的护患关系是指以护士及其周围护理人员为一方的群体与以患者及其家属为一方的群体之间的护理人际关系；狭义的护患关系是指护士个体与患者个体之间的关系。在医院这个特定的环境中，护患关系是护理人员所面临的诸多人际关系中最重要的关系。建立良好护患关系的目的是帮助患者确认并满足其需要。在护理实践中，护患关系与护理效果密切相关。因此，每一个护理人员都应处理好这一关系。

（二）护患关系的内容

护患关系根据与护理技术活动有无关系可分为既有区别又有联系的两部分，即"护患关系的技术方面"和"护患关系的非技术方面。"

1. **护患关系的技术方面**　所谓护患关系的技术方面是指护患双方在进行一系列的护理技术活动中，护理人员和患者的相互关系。比如说，护理方案同患者讨论，护理技术实施前征求患者意见并取得同意，这些均是护患关系的技术性方面，即与护理技术手段实施本身有关。

护患关系的技术方面最基本的问题表现在护理实施过程中护理人员与患者的彼此地位。从历史发展的角度看，护患关系有两种典型化的类型：家长式的和民主式的。传统的护患关系中护理人员具有绝对权威，在护理过程中，护理人员始终占主动地位，充当患者的保护人。国外俗语说："护士像母亲。"这在某种意义上反映了护患间彼此的地位。从积极的意义上说，护理人员对患者应该有慈父慈母般的胸怀，把仁爱的情感倾注在患者身上。但这种家长式的护患关系也有其缺陷，即忽视了患者在治疗过程中的能动作用，忽视了病人的自主权利。现代护患关系中民主意识增强，患者不是完全被动地接受治疗,而是要参与护理技术活动的意见和决策,从家长式的护患关系到民主式的护患关系是一种进步。

2. 护患关系的非技术方面　所谓护患关系的非技术方面,即不是关于护理技术实施本身护理人员与病人的相互关系,而是关于护患交往中的社会、伦理、心理方面的关系。通常说的服务态度、护德护风等就属于这方面的内容。

护患关系的非技术方面,是护患关系中最基本、最重要的方面。大多数患者对护理人员、医院是否满意,并不在于他们能判断护理人员给予的诊断和治疗处置的优劣、护理人员操作正确和熟练程度,因为对绝大多数患者来说评价护理技术本身是超出其能力的。患者对护理人员的看法往往着眼于护理人员是否耐心,是否认真,是否抱着深切的同情,是否尽了最大努力去做好护理工作。因此,非技术方面往往成为社会公众及社会舆论关注的焦点。它主要包括伦理关系、利益关系、价值关系和法律关系。

(1) 伦理关系:在医疗护理实践中,由于护患双方所处地位不同、利益不同、所受教育程度以及思维方式、文化素养、道德修养等等不同。因而,对待医疗护理活动及其行为的方式、效果的理解和需求层次存在一定差距,常常发生一些矛盾、误解。为了协调矛盾,护患双方必须遵守一定的道德原则和规范来约束自己的行为。双方必须在彼此尊重对方人格和权利的前提下建立一种新型的道德关系,从而有利于改善和提高护理服务的质量。由于护患关系中,护理人员是矛盾的主要方面,因此,护理人员必须具有崇高的职业道德,认真履行护理人员的义务,全心全意为人民健康服务,忠于卫生事业,恪尽职守。

(2) 利益关系:护患双方在医疗护理活动中因各自需求而产生了物质利益和精神利益。护理人员为患者提供护理服务,获得劳动报酬,这是一种物质利益。同时能把所学的知识、所掌握的技术、本领用来为患者解除疾苦,并在实践中积累经验,增长才干,提高工作能力,实现自我价值从而获得了精神利益。同样,患者为治病而支付医疗费用,得到了医疗服务,疾病困扰被解除,重新获得健康,得以重返工作岗位,为社会做贡献,患者既获得了健康利益,又获得了精神利益。于是双方就产生了既矛盾又统一的利益关系。

(3) 价值关系:护患双方在医疗护理活动中相辅相成、相互作用,各自为需求而实现或体现双方的价值关系。护理人员的自身价值只有在为患者服务中才能实现;患者也只有通过护理人员的精心救治才能保护生命与健康,才能更好地实现自身价值。双方在医疗护理实践服务过程中都实现了内在价值向外在价值的转化,各自需求都得到满足。良好护患关系是实现这种价值转换的基础。

(4) 法律关系:在医疗护理活动中,护患双方的行为和权益都要受到法律、法规的制约和保护,并在法律、法规允许范围内行使各自的权利和义务,互不侵犯权益,认真履行各自职责,捍卫法律的尊严。对患者而言,当其权利受到侵犯或在医疗护理活动中由于护理人员工作责任心不强而使患者生命受到威胁时,患者有权追究护理人员的责任。对护理人员而言,如果患者在医疗护理过程中干涉护理人员的正当权利、故意扰乱医疗秩序,同样也应受到法律制裁。随着社会主义物质文明和精神文明建设的发展,法制文明建设也日趋完善,保护护患双方权益,是社会主义文明进步的重要标志。

护患之间是一种双向关系,护患关系的好坏病人也是重要因素。病人的文化修养、品格素质、心理特征无不影响正常护患关系的建立。但护理人员作为护患关系的主导者一方,尤应对建立和谐的护患关系承担主要的责任。

二、护患关系的性质与特点

(一) 护患关系的性质

护理人员与病人的关系,具有一般人与人之间关系的相同点,如这种关系是双向的,是以一定目的为基础的,是在特定的背景下形成的。但是,护患关系显然有其独特的性质。

1. 护患关系是帮助系统与被帮助系统的关系　护理人员与患者的关系,不仅仅是某一护理人员与患者的关系,而是帮助系统与接受帮助系统之间的关系。帮助系统包括医生、护理人员以及其他医务人员和医院行政人员,接受帮助系统包括患者、患者家属及其亲朋好友、同事等。护理人员与患者之间的关系体现了这两个系统的交往。某一护理人员为患者提供帮助,实际上是执行帮助系统的职责,而患者接受帮助,也体现了患者及其家属的要求。

2. 护患关系有特定的相互作用　护患关系不是两个人或两方面的简单相遇,而是双方之间的相互影响、相互作用,以此构成了护理人员与患者的关系。建立这种相互作用的良好关系,在一定程度上与护患双方的个人阅历、感情、知识积累和对事物的看法等都有直接的影响。这是研究护患关系时必须考虑的问题。

3. 护患关系的实质是护理人员应该满足患者的需要　这一特点是护患关系与其他人际关系的不同之处。患者因疾病住院接受治疗护理,护理人员掌握着帮助患者恢复健康的知识和技能,就应当履行职责,对患者提供帮助。正是患者的这种需要和护理人员能够满足这种需要的属性,使双方发生了治疗性的人际关系,这种需要构成了双方关系的基础。在目前的护患关系中发生一些问题,或者是护理人员对患者的种种不满,或者是患者对护理人员的意见,其中许多都源于对这种关系的基础缺乏认识。

4. 护患关系中相互影响作用是不对等的　由于护患关系是在患者患病这种情况下形成的,因而在这种关系中,患者是依赖护理人员的,而护理人员也常常以患者的保护者和关照者身份自居,这与其他人际关系相互依赖的特点不同。这就决定了在这一关系中,主要是护理人员影响患者,患者则主要接受护理人员的影响,患者一方心甘情愿地接受护理人员一方的意志和要求。这也是护患关系沟通不同于其他关系沟通之处。当然,这一切是以病人的健康为前提的,超越了这一前提,就是一种不健康的护患关系。

5. 护理人员是护患关系后果的主要责任承担者　患者由于疾病的折磨而来到医院接受治疗,是处于被动的接受帮助的地位。护理人员是处于帮助者的主动地位,其行为在很大程度上决定了护患关系的后果,或是积极健康的后果,患者战胜疾病逐渐康复,或是消极后果,护患关系紧张,患者病情恶化。毫无疑问,护理人员是这一关系的主动方面,在这一关系中,护理人员要承担更多的责任。在多数情况下,护患关系出现扭曲,护理人员应负主要责任。因此,护理人员应努力争取积极健康的后果,避免消极的后果。

(二) 护患关系的特点

1. 古代护患关系的特点　15 世纪以前主要是经验医学,带有浓郁的朴素唯物主义和朴素的辩证观。医学分科不细,医家行医多以个体游走的方式,医家对患者的疾病必须全面负责,整体考虑。当时的护患关系特点主要表现为:①护患关系的直接性。医家直接接触病人、了解病情、提出诊断和治疗措施,此过程由医家一人完成,而无第三者介入。②护患双方的主动性。在古代朴素的整体观指导下,医家重视病人的心理、生理、社会环境因素,主动接近、了解、关心患者。患者也渴望得到医家的诊治而主动向医家讲述有关情况,视医家为救命恩人,遵医行为突出,由此形成护患关系双方的主动性。③护患关系的相对稳定性。当时由于社会经济及生产力发展水平低下,医家一般没有固定诊疗场所,而采取一种游走性医治方法,因而一般一个医家对一个患者疾病的诊疗都是通盘考虑,全面负责,而病人往往把自己的生命托付于一个医家。所以,护患关系相对稳定。

2. 近代护患关系的特点　15、16 世纪后,自然科学从宗教经院哲学的束缚中解脱出来得以迅猛发展,实验医学随之产生,医学发展及社会发展的需求使集中护理患者成为可能。大批医院纷纷建立,医疗卫生事业成为社会事业的重要组成部分,护患关系也随之发生了深刻变化。其主要表现在:

（1）护患关系物化的趋势：由于医学的发展，医疗配套设施大量增加，各种辅助检测手段日趋先进，诊断治疗疾病越来越趋向于借助第三媒介。在护理过程中，护理人员注重各种物理、化学及生物的检测手段和护理治疗手段。护患面对面的交流明显减少，护患感情日渐淡薄，关系也逐渐疏远，护患关系在某种程度上已经物化。

（2）护患关系分解的趋势：由于医学分科越来越细，这种分科既有利于提高护理人员在某一领域的专科水平，有利于对疾病的治疗。又往往形成一个护理人员只对患者的某一系统，甚至某一器官的诊治负责，往往使患者有种被"肢解"的感觉。同时，患者集中治疗护理、各科实行分组负责，导致一组护理人员管若干患者，患者不再依赖于某一个护理人员，而是一个护理群体。这样，护患关系被分解了，稳定性也就被动摇了。

（3）患者与疾病舍离的趋势：为了研究疾病的病原体，分析致病因素，医学研究往往需要把致病因素从患者整体中分离出来，舍去患者的社会、心理等各种因素。疾病与病人被分割开来。

3. 现代医学科学水平下护患关系的特点及发展趋势　现代的护患关系是传统影响和未来发展趋势的综合反映。一方面，护患之间的交往中，护理人员仍占主导地位，患者消极被动的地位仍然普遍存在于临床工作中。另一方面，社会物质文明和精神文明不断改善，医学科学飞速发展，特别是新医学模式的出现，现代人树立了独立的人权观和权益观。患者的需求不仅表现在生物学意义上追求健康，而且要求在社会及心理方面追求一种完满状态。因此，一种较为理想的护患关系正在孕育和萌芽；一种渗透着护理人际交往中人文关怀精神的新的护患关系已在逐步形成。其具体表现在以下几个方面：①理性上的尊重人。人类社会历史总的发展趋势是越来越尊重人，现代护患关系也强调尊重患者，尊重患者的地位和自主权。②双向作用的护患关系。传统的护患关系是一种单向关系，注重护理人员对患者义务与权利。现代护患关系关注患者权利，使这种单向关系变为双向，这就从道德的角度对护理人员提出更高要求。③体现新医学模式整体观。现代医学正处于由生物医学模式向生物-心理-社会医学模式的转变过程中，技术与非技术并重的护患关系的建立就成为历史的必然。新的医学模式已把技术及非技术方面纳入了现代医学活动中，心理、伦理等非技术因素作为特殊治病防病手段和措施，同技术因素一样，协同实现现代医学的社会功能，成为护患关系发展的大趋势。

三、护患关系的模式

护患关系模式是医学模式在护理人际关系中的具体体现。根据萨斯（T. Szasz）和荷伦德（M. Hollender）的医患关系分类，我们可将护患关系相应地分为 3 种基本模式。这是以护患技术层面的关系特点为基础所作的分类，对现实的护患关系发生了多方面的影响，在一定程度上反映了护患关系的现状。

（一）主动-被动型

这是一种适用于意识丧失患者（如全麻、昏迷）、婴幼儿、危重、智力严重低下以及某些精神病患者的护理关系模型。因他们没有表达独立意志的可能性，不可能与护理人员进行信息交流。这种护患关系的特点是"护理人员为患者做什么"。模式的原型是"父母-婴儿"。

这种模型受生物医学模式的影响，演化成为传统的护患关系模式。它十分强调护理人员的权威，把患者看成单纯生物学的人，把疾病看成单纯的生物理化因素所致，把治疗护理全寄托于药物、手术，对患者的心理活动全然不顾。护理人员处于主导地位，把自己的处置意见施加于病人，病人则处于被动地接受护理的从属地位，要求病人绝对服从任何处置和安排，忽略了患者的主观能动作用，因而不能取得病人的默契配合，严重影响护理效果，甚至使许多可以避免的差错事故得不到及时纠正与补救。这是该模式的重大缺陷。

（二）指导-合作型

这一模式适用于一般患者。这种护患关系的特点是"护理人员告诉患者应做什么"，取得其配合，发挥两方面的积极性，模式原型是"父母-儿童"。目前临床上的护患关系多属于这种模式。

这是近年来在护理实践中发展起来的一种护患关系。它把患者看成是有意识、有思想、有心理活动的人。在护理活动中，患者有一定的主动性，这种主动性以执行护理人员的意志为基础，以主动配合为前提。患者可以向护理人员提供有关自己疾病的信息，也可以提出意见和要求，但护理人员的权威仍是决定性的。患者的主动合作，包括诉说病情、反映治疗情况、提供检查方便、配合各种护理措施，都是以护理人员的要求为前提，患者的地位是"合作"。事实上，在护理实践中，这种关系广泛存在，也是不可缺少的。几乎所有的护理措施如注射、换药、插胃管、测体温血压……都需要患者的合作，否则无法进行。这种模式虽然比主动-被动型的护患关系模式前进了一大步，但患者一般仍处于消极配合状态，护患关系仍然不够完全平等。如果护理人员对这种"合作"过分强调，很容易忽视病人的主动性。

（三）共同参与型

这种模式多用于慢性疾病或具有一定文化知识水平和医学常识的患者。这种护患关系模式的特点是"积极协助病人自护"。模式原型是"成人-成人"。处于昏迷或精神异常以及重危状态的患者或婴幼儿，不宜建立这种共同参与型的护患关系模式。

这种模式比上述两种前进了一大步。其出发点认为，在治疗护理过程中，护患双方有同等的权利，病人的意见和认识是有价值的。在这种模式下，病人不仅要合作，而且积极主动地参与自己的治疗护理讨论，向护理人员提供自己的治疗护理体验，探讨护理措施的取舍，在患者体力允许的情况下，自己独立完成某些护理措施，如自己洗头、自己服药、自己测尿糖等，但不能把那些本应由护理人员所做的工作交给患者或患者家属。例如，护理人员指挥病人家属吸痰、挂吊瓶，命令患者扫地、倒大小便器，命令患者自己取送化验单、取送药品等，这些都是不恰当的。共同参与的意图旨在发挥患者的主动精神，更好地为患者树立信心，逐步独立处理自己的生活，绝不是要求患者代替护理人员的工作。显然，这种护患关系与前两种护患关系有着本质的不同。因为这种模式把病人的参与看成是完善护理工作的一个组成部分，护患关系不是单向的，而是双向的。患者在治疗护理中获得了某种权利，人格也得到了尊重，其积极性也得到了充分的发挥。这对于搞好护患关系，提高护理质量无疑是有利的，应大力提倡。

■ 第二节　护患的权利与义务

权利即公民依法行使的权力和享受的利益。义务即公民依照法律规定和道德要求应尽的责任。权利和义务是对立的统一，没有不享受权利的义务，也没有不尽义务的权利，在享受权利中包含着应尽的义务，在尽义务中包含着享受一定的权利。道德权利是一种相对的普通的权力和利益，而道德义务是绝对应该履行的，是个人对他人、对社会应尽的职责。

护理伦理学中的权利和义务，是指护患之间，个体与医疗团体之间，以及个体与社会在健康道德范围内的权利和义务。它建立在共同的目标——保护人民身心健康的基础上，两者是不可分割的一对范畴，如患者既有享受平等医疗保健的权利，也应该有履行公平维护自身和他人健康的义务；既有享受医疗护理服务的权利，也就应有尊重医护人员，服从医嘱，遵守院规，服从医院正常秩序的义务。

一、权利

（一）患者的权利

患者的权利是指作为一个病人"角色"，在患病期间应有的权力和必须保障的利益。尊重患者的权利，是医学道德的重要基础之一。患者权利是一种道义的、普通的、有条件的权利，不同于法律上的权利，尽管其内容也涉及到法律范围，如隐私的保护和治疗中的知情同意等问题。但是，从根本上说，病人的权利的实现有赖于医护人员的道德义务。同时，它还受社会制度、社会生产力的发展水平、医疗卫生制度及医学发展水平等客观条件的制约。

我国幅员辽阔，人口众多，各地区经济基础和医疗卫生保障能力不尽相同，目前要在全国范围内制定出一部通用的病人权利法是比较有困难的。但是，根据我国的社会制度和已通过颁布的相关法规，至少必须保障病人享有以下的权利。

1. 平等的医疗护理权利　我国《民法通则》中规定：公民享有生命和健康的权利。人的一生都要面临生老病死，要求解除病痛、维护健康、继续生存，是人的基本权利。人类生存的权利是平等的，因而任何患者也应享有平等的医疗权利，不论病人处于何种地位、何种状况，任何医疗机构和医护人员都无权拒绝患者求医的正当要求。违背了这一点，就违背了最起码的道德准则。医护人员不仅要尊重病人享有医疗、护理的权利，而且还应以良好的职业道德、精湛的医术对患者进行治疗，为患者的早日康复而积极的工作。

2. 知情同意的权利　在临床诊断、治疗及人体试验等过程中，知情同意既是为了与患者合作，提高疗效，更重要的是体现尊重患者的自主原则和患者权利。患者既有权要求治疗，也有权拒绝治疗。如果患者不知实情或由于别的原因拒绝治疗，而且这种拒绝对患者康复无益，甚至会造成严重的后果，医护人员应使其在获得有关疾患的严重程度、治疗方案等方面的实情下耐心地解释说明，以说服患者继续配合治疗。在人体试验中知情同意原则更是不可缺少的。医护人员更不可能为了自己获取有关科研资料等隐瞒实情，骗取患者同意，这是对患者权利的践踏，也是对病人的人格不尊重，对患者身心健康极不负责任的表现。

3. 要求保守秘密的权利　患者的这一权利源于公民的隐私权。在医疗护理过程中，由于诊疗护理的需要，医护人员了解和掌握了患者的个人秘密。但是，医护人员必须尊重病人的要求，尊重患者的人格，在不影响正常治疗的前提下，为其保守秘密，这是最基本的职业要求，也是对患者最大的尊重，这样才有利于形成良好的护患关系。医护人员随意泄露病人隐私或作为谈笑资料进行张扬，都是违背道德规范的。

4. 监督医疗护理的权利　患者在通常情况下都有权来监督自己医疗权利的实现，有权监督医院的医疗工作或了解医院的有关规定。对各种妨碍医疗权利实现或施行不正确的医疗措施等的错误作法，患者有权直接或间接提出批评和指责。要求改正或有权提出转院，有权查清自己的费用情况。医护人员也要从尊重患者应有的各种权利出发，正确对待患者的维权要求，合理的解决患者的需求，不得拒绝患者的合理要求和正当批评，更不得打击报复。

5. 免除一定的社会责任的权利　疾病或多或少地影响患者机体的正常生理功能，从而使机体承担的社会责任能力有所减弱。因此，患者在获得医疗机构出具的证明文书后，有权依据病情的性质、程度、发展和功能影响情况，暂时或长期、主动或被动地免除如服兵役等社会义务，调离高空、坑道等特殊工作岗位。同时，免除或减轻一定的社会责任后，还有权获得休息和有关的福利保障。

6. 要求赔偿的权利　由于医护人员违反规章制度、诊疗操作常规等构成失职行为，或者发生技术过失，直接造成病人死亡、残疾或组织器官损伤导致功能障碍等严重不良后果，确定为医疗事故的，病人及其家属有权提出一次性经济补偿的要求，追究有关人员或部门的法律责任。

（二）护理人员的权利

护理人员的权利指在医疗护理服务过程中护理人员应该享有的利益和可以行使的权力。护理人员的权利和病人权利的实质是一致的，在于维护、保证患者医疗护理权利的实现。针对护理人员面对的不同服务对象，其权利具有不同的内容。

1. 为患者服务时拥有的权利

（1）被尊重的权利：护理人员有权要求自己的权利和人格被尊重，在执业活动中，其人格尊严、人身安全不受侵犯。

（2）自主权和决定权：护理人员在注册的执业范围内，进行护理诊断、治疗、实施护理计划等，具有一定的自主权和决定权。这是临床护士的一项基本权利，它是由护理职业的严肃性和科学性决定的。在护理诊治过程中，采用什么方法，需做什么检查等，都属于护理人员权利范围内的事，只能由护理人员自主决定。护理人员的这种权利不受外界干扰，是独立的、完全自主的。

（3）护理诊断权：在行使执业权利时，为了诊疗及护理的需要，护理人员有自由询问病情的权利，有充分检查患者的权利，有根据自己的检查和专业判断得出护理诊断的权利。为此，患者应本着信任的态度给予配合。

（4）特殊干涉权：即在特定情况下限制患者自主权以维护患者、他人或社会根本利益的权利。如急性心肌梗死病人要下床活动，胃手术后患者要拔出胃管等，护理人员可从患者的利益出发行使特殊干涉权。其实这本身也是在履行护理人员的义务。

（5）保护服务对象：护理人员有权利也有义务保护服务对象。当护理人员发现任何健康照护小组的人有不能胜任、不合伦理或不合法的执业行为，可能对患者发生潜在的或已存在的伤害时，应向适当的行政主管报告。

2. 护理人员在专业上拥有的权利　①护理人员有要求其专业被尊重的权利。②有权从事护理研究、学术交流、参加专业学术团体。③有权参加影响护理的政策性决定。

3. 护理人员作为受聘者拥有的权利　①护理人员有权利要求一个对身心、对健康危险性减至最低的工作环境。②有权要求在安全和具有功能性设备的环境下工作，减少身心压力，防范潜在性的感染。③有权对所在机构的医疗、预防、保健工作和卫生行政部门的工作提出意见和建议，依法参与所在机构的民主管理。④有权要求服务性报酬和津贴，享受国家规定的福利待遇。

二、义务

道德义务是指作为一个社会的人，在道德上应履行的对他人、对社会所负的一种责任和使命。在人类社会里，任何一个人都不可避免地与他人、群体、社会保持着各种关系，必须对国家、社会、集体、家庭和他人担负起一定的职责，即在道义上应当做而必须做的，不管有无代价和有无报偿。护理道德中的义务是护理人员在与患者及社会关系中产生、发展的，是护理人员对患者及社会所负的道德责任的体现，是护理道德原则对护理人员的道德要求。

（一）患者的义务

患者的义务主要是指病人的道德义务，患者履行道德义务，从根本上来说是为了实现患者的权利。权利和义务是对立统一、相辅相成的，病人在享有正当权利的同时，理应履行一定的道德义务。患者的义务主要有以下几个方面。

1. 保护健康和恢复健康的义务　一个人一旦患病，承担社会责任和义务的能力就减弱，这对于个人和社会是一个损失，还会给家庭和社会造成一定负担。努力减轻社会的负担，减少损失，是每一个社会成员不可推卸的责任。现代医学表明，许多严重危害人们健康的疾病如心脏病、高血压的发生，往往与人们的生活方式和饮食习惯有密切关系。这就需要病人以科学的方式安排自己的生活，注重身体健康。反之,则无能力承担社会责任。保持健康和病后尽早恢复健康,不仅关系到个人幸福,而且关系到对社会的责任。

2. **配合医疗护理的义务**　患者有义务主动配合医疗和护理工作,有义务尽自己所知准确而完整地提供现病史、过去史、住院史、用药史及其他有关情况,并有义务遵照医生为自己所采取的治疗措施和检查安排计划;遵照医护人员执行医疗计划的嘱咐。如糖尿病必须限定饮食,那么,患者就有义务以适当的方式改变其饮食习惯。如果患者在思想上、技术上对医护人员不信任,医护人员就难以开展正常的医疗护理活动。

3. **支持医学科研的义务**　医学科学的发展,医学技术的提高,离不开医学科学研究。人类既是医学科研的主体又是医学科研的客体。医学科研离不开患者的密切配合,尤其随着医学的发展,疑难病症不断出现,需要不断探索、研究新药和新的治疗手段,这些都离不开科学的人体临床实验等等。作为患者,配合医学科研试验,也是公民应尽的义务。但需要特别说明的是,这项义务是在自愿前提下履行的、非必须的义务,不得强迫患者接受。

4. **尊重医护人员及其劳动的义务**　医护人员和病人之间应该建立一种相互尊重、相互信任的良好关系。在医疗和护理的过程中,患者及其家属首先应该尊重医护人员的职业自主权。患者和家属不得以任何借口要挟医护人员,妨碍其正常的工作秩序和行为。应当尊重医护人员的人格和自尊,尊重医护人员正常的职业行为,尊重医护人员的劳动成果。

5. **自觉遵守医院规章制度维护医院秩序的义务**　医院是救死扶伤、治病患者的特殊公共场所。为了保证诊疗工作能够安全、有序的正常运转,各医院均建立了严密的规章制度体系。例如,患者就诊、住院须知,患者亲属探视制度、陪床制度、术前签字制度、就餐制度、作息制度、交费制度、出院制度等等。这些针对患者或患者家属的规章制度,在患者入院后,护理人员将逐一向患者交代。它们既是医院对患者的要求,也是患者应尽的义务。患者自觉维护医院的秩序,保持医院环境的安静、整洁,不干扰医护人员的正常医疗活动及不损坏医院财产等。

6. **自觉缴纳医疗费用的义务**　患者在就医前或就医过程中按规定缴纳医疗费用,是患者应遵守的基本的道德义务。即使是享受社会医疗保险的公民,个人也需要承担一定的医疗费用。所以,作为社会公民患病就医时有义务缴纳全部或部分医药费。

总之,患者要清楚认识自己的权利和义务,自觉学好、用好自己的权利,认真履行好自己的义务。只有既会运用权利又能履行好义务的患者,才能使自己免于或少受侵害,即使发生了侵害,也有可能在医务人员的积极帮助下,使侵害的程度降到最低限度。

(二) 护理人员的义务

1. **护理人员对患者的道德义务**　道德义务是人们在内心信念的驱使下自觉履行的责任。道德义务往往同使命、职责、任务具有同等的意义,它是一定社会道德原则和道德规范对个人的道德要求,也是个人基于自己的道德信念,出于高尚的道德动机而自觉履行的责任。护理道德义务指护理人员应履行的道德责任,包括护理人员对社会、患者承担的责任,也包括社会和患者对护理人员在医护活动过程中各种行为的道德要求。护理人员为患者尽职尽责是最基本的道德义务。对患者的义务和对社会的义务是统一的,当两者相互矛盾时,护理人员要先立足于社会义务,其突出特点是不以获得某种私利为前提。

(1) 为患者尽职尽责的义务:为患者尽职尽责是护理人员最基本的道德义务。竭尽全力为患者治疗护理,维护患者的健康,减轻其痛苦,这是护理人员最神圣的使命。任何理由都不应该限制与中断护理人员的这种道德义务,因为人民的健康是至高无上的,护理人员为患者尽义务是应该、是义不容辞的。

(2) 为患者解除痛苦的义务:护理人员的这种义务是由社会对护理人员的基本期望、人道主义的基本原则、患者利益和社会根本利益基本一致的需要所决定的。患者的痛苦无非包括躯体痛苦和精神痛苦两个方面。躯体痛苦一般用药物治疗即可解除或者控制,但心理上的痛苦则需要护理人员以深厚的同情心理解患者,关心患者,做好心理疏导工作方能奏效。因此,对病人要做全面分析,对症下药,有的放矢的治疗。尤其是通过心理疏导解除病人心理和精神上的负担,这是现代护理人员必须具备的特点和能力。

(3)为患者解释说明的义务:护理人员向患者及其家属说明病情、治疗护理等有关情况,不仅是为争取患者的主动配合,更主要的是对患者知情同意等自主权的尊重。护理人员的解释要以患者能理解为前提,做到语言准确、通俗易懂。为了不使患者在了解实情后增加精神负担或造成精神伤害,说明亦要因人而异,针对患者的特殊需要而有所保留。

(4)为患者保守秘密的义务:护理人员为患者保守秘密,是尊重患者的重要内涵,也是护理人员的必备素质。为了维护患者和社会的利益,护理人员有义务对某些情况保密。主要包括两个方面:一是为患者保密,由于医疗的需要,患者向护理人员提供的各种秘密的问题和隐私,护理人员不能随意暴露,更不能作为谈话资料等任意宣扬,否则会造成不良后果。二是对患者保密,在特殊情况下,为了有利于患者的治疗或情感上的安慰,应对某些患者的病情及预后向患者暂时保密,以便能稳定患者情绪,保证治疗。

(5)对患者的义务与对社会的义务是统一的:护理人员为患者治疗、护理,帮助患者恢复健康、重返工作岗位,这本身也是对社会、对国家尽了义务。一般情况下,对患者个体尽义务和对社会尽义务是统一的。但在某些情况下,两者存在着矛盾,这时护理人员应首先立足与社会义务,并尽量说服患者服从社会利益。下列案例列举了对同类矛盾的不同处理方法。

个人隐私权和公众知情权

一位在疫区医院工作的护士感觉不适并有发热症状。经过权衡感染 SARS 的危险与失去工资收入并给同事带来额外工作负担的后果后,她坐郊区火车去上班了。她后来被查出感染了 SARS。在不透露该护士姓名的情况下,院方借助媒体呼吁那些与她同乘一辆火车的人们去医院做 SARS检查。

尽管个人有隐私权,但为了保护公众利益不受侵害,政府可以放弃保护个人隐私权。众所周知,个人隐私权应该受到保护,除非是为了一个合理的公共健康目的才能将个人信息公布于众。

在 SARS 刚暴发时,有关部门在征得当事人一家同意后,公布了那位从中国把 SARS 病毒带回加拿大的妇女及她儿子的名字,因为有关部门认为这样做有利于公共卫生。尽管公共卫生官员尽量避免把种族和疾病相联系,但这种把中国的人与 SARS 相联系的做法,再加之公众对该病传播的局限性认识,无疑造成了许多人不必要地与中国断绝商务往来。

比例关系原则认为,只有在不公布个人隐私就会对公众健康产生更大侵害的情况下,才可以将个人信息公布于众。例如,只有在被隔离者违反隔离命令时他的照片或姓名才能被公布。透明原则可以在不公布个人姓名或社区名称的条件下实现。的确,保护社区免受不公正歧视是未来倘若再有大规模流行病暴发时应注意的一个问题。

2. 其他义务 护理人员还有宣传、普及医学科学知识和护理科学知识,使人们懂得自我保健,减少疾病的发生以及发展护理科学的义务等。

▓ 第三节 护患关系的伦理调整

护患关系是医疗人际关系的一种,是医患关系的一部分,它是指以护理工作者为一方,以患者为另一方之间的人际关系。护患关系从患者就诊即建立,直至出院后才告完结,因此,可以说护患关系贯穿于护理的全过程。在临床工作中,与患者接触最多的是护士。面临当前护患关系日趋紧张的形势下,怎样在护理工作中协调护患关系,减少摩擦与纠纷,取得患者信赖,已成为摆在护理人员面前的重要课题。护理人员只有不断规范护理行为,加强护患沟通,提供与社会进步、患者需求相适应的护理服务,才能有利于护患和谐的构建。

一、影响护患关系的主要因素

患者求医问药,医者悬壶济世,从本质上说,双方的目的是一致的,利益是共同的,没有根本的利害冲突。但是由于护患双方所处的角度不同,所扮演的角色不同,个人道德修养存有差异,以及受社会大环境的影响,致使当前护患关系中还存在一些问题,分析这些问题产生的主要原因,有助于我们全面客观地认识这些现象,为解决问题奠定基础。影响护患关系的主要因素来自以下四个方面。

(一) 护理人员方面的因素

1. 护理人员在认知方面存在缺陷　目前,绝大多数护理人员是在生物医学模式下教育培养出来的,对"生物-心理-社会医学模式"知之甚少,还停留在生物医学模式的水平,固守传统思想,把患者看做一个纯生物的人甚至生物机器,而看不到或不重视情感、思想意识等精神心理因素的影响,不重视与患者心理、思想、语言、情感的交流,不重视消除患者心理情感、行为的障碍,护理工作缺乏整体性和艺术性,造成护患之间的隔膜,甚至产生矛盾。有的护理人员职业观念存在偏差,看不到护理工作为人类自身健康服务的崇高性和服务性特点,颠倒了护患之间服务与被服务的本质关系,存在着恩赐观念、雇佣观念,对待病人脸板、话硬、心冷,使患者产生不满意情绪,影响了护患关系。

2. 护理人员在职业道德方面存在缺陷　个别护理人员护德境界和水平低下,把个人利益放在第一位,自私自利,先私后公,不顾及患者和社会、集体利益。对患者缺乏同情感,对工作不负责任,服务态度生硬,护理马虎草率,甚至把护理技术作为谋取私利的手段,露骨地或暗示性地向患者及家属索取礼物或酬谢。虽然患者及家属也可能满足了他的要求,但内心会产生不满和不安,势必影响到护患关系,极易造成破裂。

3. 护理人员在护理技术方面存在缺陷　护理人员如果缺乏扎实的专业知识和精湛熟练的操作技能,会给患者造成不必要的痛苦和麻烦,引起患者的怀疑和不安,影响护理效果,并造成护患关系的紧张和恶化,甚至使患者拒绝护理服务。

4. 护理人员在个性心理方面存在缺陷　主要是指护理人员不良的心理素质,体现在职业理想、进取精神、意志毅力、爱憎态度、自制力、观察力、语言表达力、性格等方面,其中职业理想更为重要。如果抱着为谋生和混吃饭的想法,不热爱护理工作,必然工作责任心不强,对患者的疾苦不够关心,工作中怕担风险,不能主动地倾听患者感受和意见,不乐意和病人进行思想感情的交流,那必然与患者关系疏远,得不到病员的信赖,使护患关系出现不协调、不和谐的冷漠状态。另外,护理人员性格对护患关系也有明显的影响。有人随机抽样调查了100名患者,结果表明:易冲动,适应能力差,好自作主张,易受暗示或受情绪左右的护理人员,患者不欢迎。具有虚伪、自私、冷酷等令人讨厌的个性特征的护理人员也常常与患者发生冲突。有的护理人员进入角色状态时,把家庭或其他不愉快问题带到护理工作中去,思想不集中,情绪不稳定,造成差错事故,引发护患纠纷。

5. 其他方面的因素　诸如护理人员的年龄形象、气质、作风、表达能力等方面,也是影响护患关系的重要因素,同样应该引起护理人员的高度重视和注意。

(二) 患者方面的因素

1. 心理因素　①不满足心理:有的患者提出一些不切实际的过高护理要求无法得到满足,就会产生不愉快的心理。如患者要求用特效药或做特殊检查,无法满足;或小病大养,病愈不出院,开假诊断证明等。这些都会影响正常护患关系的建立。②不信任心理:有的患者心胸狭隘好猜疑,易产生对护理人员的不信任态度,成为搞好护患关系的障碍。有的患者比较任性,对遵守医嘱,服从护理的依从性差,不按时按量服药,不如实向护理人员反映病情或隐私,影响医疗的正常进行和治疗效果。

2. 道德因素　患者道德修养境界的高低，对护患关系有重要影响。少数患者道德修养和水平低下，就医行为不文明，不遵守医院规章制度，不尊重护理人员的人格和劳动，把护理人员置于"仆人"的地位，认为"我出钱看病，你就要听我使唤"，稍不如意，就说脏话、粗话，或无理取闹。有的患者为达到某种目的说谎造假，或以种种借口向护理人员施加压力；有的患者任意浪费药品，损坏公共财物，行为越轨，这些都会严重影响护患关系。

3. 对医疗护理期望值过高　有的患者对护理效果期望值过高，认为应该处处合我心意，如有些护理措施存在某些副作用本来是正常的，但患者也会感到不满意。有的危重或疑难病例，虽然积极救治，精心护理，最后仍然无效，患者及家属也不能给予理解甚至无端指责，这也是引发护患矛盾的重要因素。

（三）管理方面的因素

1. 办院思想错位　医院是为人民的身心健康服务的，一切管理措施都应以提高医疗质量、恢复病人的健康为目的。而现在，有的医院办院指导思想错位，尤其在处理经济效益和社会效益的关系时，过多地强调经济效益，忽视甚至不讲社会效益。如任意提高收费标准，或变相提高，自行增加收费项目，做不必要的检查，小病大治，轻病重治，延长患者住院时间等等，以增加医院收入，给患者增加了不必要的经济负担。

2. 管理水平低下　主要表现在管理的机制不健全，制度不完善，方法不科学以及人员素质不高等方面。管理水平低是医疗事故、医源性疾病、药源性疾病时有发生的重要原因，有的医院挂号、交费要排队等候很长时间；有的医院病历、化验单管理混乱，甚至丢失等等。

3. 服务环境不良　患者到医院看病不是仅靠吃药打针就能解决问题，医院要创造一个有利于患者身心全面康复的舒适环境，才能提高服务水平和医疗质量。如医院医疗设备和生活设施不能满足需要，或数量不够，或质量不高，医院环境杂、乱、差，病室不讲卫生，或医院秩序混乱、噪声太大，医务人员脸难看、态度硬、语言脏等。

（四）社会方面因素

1. 医疗保健供需矛盾突出　当前，我国医疗卫生事业的发展还远远不能满足广大人民群众的医疗需要，主要表现在卫生资源不足，分配使用不合理，资金不足，设备差，病床少；医护人员数量不够，整体素质不高，因而存在"三长"（挂号时间长、候诊时间长、交费取药时间长）"三难"（看病难、住院难、看好医生难），这些问题往往容易引起患者的不满情绪。不少医院护理人员数量不足，处于超负荷工作状态中，社会分配不公、脑体倒挂等现实情况，加上生活、工作条件差而心境不佳，护患之间极易发生矛盾，损害护患感情。

2. 卫生法规不够健全　卫生法规的制定是为了保障人民健康，它对医疗卫生机构、医务人员、患者和社会人群都具有制约作用。我国先后制定和颁布了许多卫生法规，为保障人民健康，维护医疗卫生秩序和护患双方的合法权益起到了积极作用。但卫生立法仍显缓慢，卫生法规尚不健全，人们医疗法制观念淡薄，致使护患纠纷时有发生。

3. 旧意识、旧观念余毒的影响　护患中有少数人，由于受旧意识观念和社会不正之风的影响，热衷于找熟人、拉关系、走后门。临床上，常常遇到有一定社会地位的人，希望医务人员给予特殊照顾，少数医务人员也想尽办法弄清患者的身份地位，以便拉关系，办私事，互相利用，这些都会给护患关系带来不同程度的不良影响。

二、护患关系的伦理调整

（一）调节护患关系的道德原则

1. 必须坚持社会公益原则　护患双方都应懂得，社会主义的医疗卫生事业是体现一定福利政策的公益性事业,必须坚持社会主义方向,把社会效益放在首位,并正确处理社会效益和经济效益的关系。要把国家利益、集体利益和个人利益有机地结合起来,当个人利益与集体利益、国家利益发生矛盾时,应当无条件地服从社会公益。

2. 必须坚持护患平等,相互尊重的原则 护患双方都要尊重对方的权利,履行各自的义务。护理人员要同情、体谅、关怀正处于病痛折磨中的患者,严格遵守护理道德规范,文明护理,患者也应当充分尊重护理人员的辛勤劳动,积极参与并配合护理工作,从而使躯体早日康复。

3. 必须坚持尊重科学,实事求是的原则 护患双方都必须尊重护理科学的客观规律。护理人员应严格按护理科学的方法和手段来开展护理工作;患者也应该采取充分信任护士的态度,实事求是地陈述病情、病史,积极配合护理人员的护理服务。

(二)建立和谐的护患关系

护患关系是一种具有双向作用的以医疗护理为基础而结成的特殊人际关系。在我国,从总体上讲,良好的护患关系正在形成。但同时我们也应当清醒地看到,在大力发展社会主义市场经济,建立社会主义市场经济体制的过程中,人们的道德价值观发生了深刻的变化,护患关系出现了一些不尽如人意的地方。因此,为了适应医学模式的转变和我国经济生活的深刻变化,有必要重视和重塑社会主义新型的护患关系。

在护患双方的交往过程中,护理人员处于主导地位,因而,应当对建立和谐护患关系负有更重要的道德责任,应当更具有道德自觉性和主动性,发挥主导作用。

1. 护患交往中对护理人员的道德要求

(1)慎言守密,行为端正:语言沟通是信息交流的重要形式,也是护患沟通信息、交流情感的重要工具。护理人员要认识患者、认识疾病、了解疾病有关的情况都必须借助于语言。首先,护理人员要懂得使用语言的技巧,在交往中用语应有礼貌性、通俗性、安慰性、治疗性、保护性,以消除患者的畏惧不安心理,为建立良好护患关系打下基础。切不可用语生硬,使用粗话和刺激语言。其次,保守医疗秘密也是一个护理人员所必备的专业素质。希波克拉底誓言中有"凡我所见所闻,无论有无业务关系,我认为应守密者,我愿保守秘密"之说,《日内瓦宣言》中写到"患者吐露一切秘密,我一定严加信守,决不泄露",足以说明守密在护患关系中的重要作用。当然,医疗保密不仅指保守患者隐私和秘密,即为患者保密,而且也指在一些特定情况下不向患者泄露真实病情等不适合患者知道的信息,即对患者保密。

为患者保密:包括因护理的需要患者向护理人员透露的个人生活、生理、心理等方面的隐私和诊疗中已了解的有关患者疾病性质、诊治、预后等方面的信息。为了让护理人员全面掌握病情,患者通常会将有关个人秘密告诉护理人员;而护理人员了解患者的这些隐私其目的是为了对病情作出正确的诊断,以便更好地进行护理工作,及时解除患者的痛苦,使其早日恢复健康。除此以外再不应有别的什么目的。在临床上,有少数护理人员出于医疗以外的动机,在病史采集、询问和检查中完全脱离疾病诊疗的需要,有意探知患者的私事或把有关信息有意无意泄露给他人,这都是极不可取的。为患者保密的具体内容包括:第一,患者不愿向外透露的诊疗信息,如一些特殊疾病(性病、妇科病、精神病等);第二,患者不愿向外泄露的生理缺陷,如两性畸形患者等;第三,患者不愿向外泄露的病史,如性病史;第四,患者不愿外界知道的与治疗无关的一切个人隐私。

对患者保密:给患者以希望是护理人员的神圣职责,特别是对那些预后不良的患者、临终患者且心理素质较差者而言,在获知自己疾病的真实情况后很可能影响治疗、促使疾病恶化或加速死亡。正是从保护患者的目的出发,医学界长期以来对这类患有预后不良疾病的患者采取一定程度的隐瞒真实病情的做法。当然,护理人员对于患者的病情,必须向家属和单位如实介绍,以免发生不必要的医疗纠纷。值得指出的是医学界对这种做法也存在着争议。

在护理过程中,要求护理人员不仅注意语言的应用,而且还要做到举止言谈温文尔雅,仪表整洁大方。医者的一举一动、一个表情、一个眼神都会给病人以信息刺激,都会引起患者的情绪反应。因此,在与病人交往中护理人员要举止得当、态度温和、仪表端庄,在患者伤残、病痛、死亡面前持严肃态度。切忌衣帽不整、精神萎靡、无精打采、漫不经心、喧闹嬉笑的作风和态度,避免给患者带来不良刺激和不必要的心理负担。护理人员应当抱有纯洁的道德动机,不能融进任何私心杂念,在行为举止上必须表现出庄重可信的作风。这不仅是医院精神文明建设的需要,也是取得患者信任,调动患者主观能动性,减轻思想顾虑,增强战胜疾病的信心,积极配合治疗,早日恢复健康的需要,是良好的护患关系的具体体现。

(2)增强责任心,加强道德修养:护理人员作为生命、健康的守护神,担负着救死扶伤的重要使命,应该具有良好的护理道德,具有热爱生命的崇高感情,充分认识自己对社会、对患者应尽的责任和应承担的义务。在护理实践中,护理人员一方面要千方百计为患者治好病,对患者负责,另一方面对社会也负有一定的责任。护理人员要运用医学手段保障人民的身心健康,对患者高度负责任,把患者的健康放在首位,把救死扶伤视为自己神圣的职责,千方百计去救治患者,处处体现出自己崇高的护德良心。如果一个护理人员具备高度的责任心,就会自觉地做到真正热爱患者,甚至不惜任何代价去抢救病人,争取最佳治疗效果。而在保证患者康复的条件下,还应该尽可能地照顾到患者的家庭,社会等方面的利益,尽量减轻他们的经济负担,把对患者负责和对社会负责统一起来。

(3)熟练护理技能,为患者提供优质服务:在护理实践中,对护理人员的护理技能同样有着很高的要求,对于护患关系有着重要影响。患者患病后,迫切需要得到较高水平和较好条件的医疗护理,患者在接受各种护理技术处置时,又希望尽量避免痛苦,并力求安全。只有服务态度好,护理技术高,才能获得患者的满意和信任。因此,不断提高护士的护德和护理技术水平,是防范护患矛盾和建立新型护患关系的关键。在当代,为处理好护患关系,作为一个合格的护理人员,要重视知识更新,学习伦理学、心理学、社会学、行为科学等人文科学,使自己的知识结构逐步趋于合理,并注意能力的培养,如观察能力、记忆能力、表达能力、想象能力、思维能力和操作能力等。

(4)一视同仁,平等合作:自古以来,"普同一等,一视同仁"被颂扬为医学的美德。护患平等关系,是处理好护患关系中的一条重要的道德原则。护理人员与患者应该建立起相互尊重、平等相待的关系,这也是我国社会主义新型人际关系的体现。尽管在现实生活中,因社会经济状况不同,物质有限,医疗设备与技术力量有限而影响到护患之间的平等。但在社会主义制度下,应该在护患之间的种种差别中寻求平等。社会主义制度下人与人之间在法律上是一律平等的,它要求护患之间要彼此尊重,平等待人。特别是护理人员在服务工作中处于主导地位,必须时刻想到患者的安危痛苦,以病人的利益为重,不论患者的职位高低、权力大小、金钱多寡、容貌美丑、男女老幼、关系亲疏、种族国别,都要尊重关心,尽力防治。而极少数护理人员对患者不能一视同仁的现象,至今仍然存在。对亲者满腔热情,对疏者冷若冰霜;对有权者毕恭毕敬,对无权者爱理不理;于己有利者则殷勤照顾,于己无利者则敷衍塞责。对于这种不正之风,广大护理人员深恶痛绝,应给予严厉的谴责。我们现在提倡护理人员平等对待患者就要努力做到"四个一样",即:患者地位高与低一个样;认识的人与不认识的人一个样;城市患者与农村患者一个样;能为自己提供方便与不能为自己提供方便的患者一个样。真正实现"尊重患者人格,维护患者权利"的社会主义医德风范。

合作的护患关系是以平等的护患关系为前提的,没有平等的关系也就没有合作的关系。合作型护患关系的道德依据,一是从道德观念出发,不是把患者看成机器或护理人员随意处理的对象。而是有主观能动性的病人,调动患者的积极性,就可能较好地配合护理人员进行护理工作。二是患者不是一般的生物体,而是有感情、有尊严,需要同情和尊重的人。争取患者的合作是护患关系平等的表现,平等的护患关系,也必然表现为合作的护患关系。护理人员也不能把患者看成是消极的认识客体,患者本身就是认识的主体,许多病症首先通过患者的认识才转达给护理人员。争取患者的合作,是护理道德的要求,也是临床认识论的要求。

（5）不断加强医院的护理管理工作，防止差错事故的发生：对100例护理人员差错事故进行分析，按发生的主要环节分类：不认真执行各种查对制度27例，不严格执行医嘱14例，药品管理混乱12例，不认真执行技术操作规程19例，不严于职守8例，巡视不周、观察病情不细4例，拒收重病号2例，对病员严重不负责任9例，其他5例。这充分说明加强制度建设，在护理人员和患者中进行法制观念教育的重要性。卫生部的条例规定，医院中的各种医疗制度、操作常规，从某种意义上说，也是一种法规，必须养成自觉遵守的习惯。要逐步达到护理管理制度化，岗位要求规范化，护理工作程序化，各项操作规程化，专科护理常规化，物品设备完善化，护理质量标准化，使护理工作的一切活动都有相应的制度标准来规范约束，减少随机性和盲目性。达到有序、安全、及时、准确、高效，使患者满意，护士高兴，促进良好护患关系的建立。同时，还应加强自我约束机制，建立有效的监督体系，采用定期召开患者座谈会，向患者及家属发放征求意见卡等方法，健全严格认真的考评制度，合理奖惩，及时发现问题，进行整改，从而达到建立和谐的护患关系的目的。

2. 护患交往中对患者的道德要求

（1）尊重护理人员的人格和劳动：护患之间虽然存在服务与被服务的关系，但在人格上是平等的，绝对不允许把自己凌驾于护理人员之上，视护理人员为自己的仆人，任意挑剔、刁难，甚至谩骂、殴打护理人员。同时，患者应当积极主动配合治疗，支持护理人员正确的护理行动，有异议可通过正当方式进行反映及解决，决不可采取粗暴手段去干扰护理人员的操作。另外，由于我国医疗卫生服务供需矛盾仍然存在，许多护理人员常年处于"超负荷运转"的状况，病人应体谅他们的困难，尊重他们的辛勤劳动。

（2）遵守院纪院规，积极配合护理工作：医院的院纪院规是为诊治病人创造良好工作环境和病人康复环境而制定的。病者及亲属应当充分理解并遵守院纪院规，不能无端违反规定，搞特殊化。患者应自觉服从治疗、遵守医嘱，不要超越病情需要去要求做那些并非十分必要的检查，吃那些与治疗疾病无关或者关系不大的药物。特别是公费医疗的患者，更应注意这一点。同时，护理效果好坏并不完全取决于护理人员的努力，同时还取决于患者及家属的积极参与和配合。因此，护患必须紧密配合、共同努力以促进疾病早日康复。

（3）以科学事实为依据，正确的看待医疗护理效果：随着医学科学的发展，护理技术水平的提高，患者往往对医疗护理效果抱有很高的期望，觉得应当处处合我心意。当实际的医疗效果无法满足自己需要的时候，护患关系就会变得紧张。因此，患者应当以科学事实为依据，正确的看待医疗护理效果。认识到有的危重或疑难病例，虽然医护人员积极救治，精心护理，但最后仍然可能无效。对于这种情况，患者家属应当予以理解，而不能无端指责护理人员。

案例：

永远的白衣战士——追记广东省中医院护士长叶欣

科室里似乎仍回荡着她那爽朗的笑声，患者似乎仍记得她那永远穿梭忙碌的身影和那春风般的关切与抚慰。然而，在万物复苏的阳春三月，47岁的叶欣——广东省中医院二沙分院急诊科护士长却永远地走了。她倒在了与非典型肺炎昼夜拼搏的战场上。

2003年春节前后，一种病因未明的非典型肺炎开始在广州一些地区流行。2月上旬刚过，广东省中医院二沙急诊科就开始收治确诊或疑似"非典"的患者，最多时一天5人。随着"非典"患者的急剧增多，二沙急诊科护士力量出现了明显的不足。叶欣身先士卒，从2月8日便开始加班，忙的时候，甚至拒绝接听家人的来电。

在对非典型肺炎患者的救治中，一个"非典"重症患者的抢救往往伴随多名医护人员的倒下。面对肆虐的非典型肺炎，危险和死亡那么真切地走向医务人员。"这里危险，让我来吧！"叶欣和二沙急诊科主任张忠德默默地作出一个真情无悔的选择——尽量包揽对急危重"非典"患者的检查、抢救、治疗、护理工作,有时甚至把同事关在门外,声色俱厉,毫无协商的可能。他们深知,也许有一天自己可能倒下,但能够不让或少让自己的同事受感染,他们心甘情愿!

2月24日,对于叶欣来说是一个紧张而又寻常的日子。上午,一位怀疑肠梗阻的急腹症患者前来急诊,需要紧急手术,同时患者的某些症状引起了医务人员的高度注意。随着检查结果的反馈,怀疑终于被证实:是非典型肺炎!紧接着患者的病情急转直下,一切严重的症状都出现了,这是一位"毒"性极大的重症患者!叶护士长与专家组的成员迅速展开了抢救工作。时间一分一秒过去,患者终于从死亡线上被拉了回来。可"非典"病毒就在这个时候闯进了已经在一线连续奋战了好多天的叶欣的身体。

3月4日中午经确诊,叶欣染上了非典型性肺炎,她不得不住进了她为之工作了27年的省中医院总部。为了救治叶欣,医院在最短时间内成立了治疗小组,抽调一名主任负责全程治疗方案的实施。可是,病魔无情。多少人的努力和呼唤,都没能挽留住叶欣匆匆离去的脚步!就在她最后所抢救的、也是传染给她"非典"的那位患者健康出院后不到一个星期,2003年3月25日凌晨1:30,叶欣永远离开了她所热爱的岗位、战友和亲人!3月29日下午,广州殡仪馆青松厅,省中医院全体员工在这里为她做最后的送别。花圈如海,泪水如雨。遗像中,留给人们的是永恒的微笑。

一位熟悉叶欣的医学专家说:"叶欣是一本书,每一页都燃烧着生命的激情和热烈的追求。"叶欣常常对护士们说:"患者得了传染病已经够不幸了,但社会的歧视给他们心理造成的伤害也许比病痛更难受!作为护士,我们一方面要解决他们身体的痛苦,更要给他们爱的力量,生活的力量。"在叶欣的办公桌上,留下了一本本厚厚的工作记录,那是用废弃的化验单背面写的工作记录。点点滴滴,记载着她在这场没有硝烟的战斗中拼搏的足迹,凝聚着她一生对护士职业永恒的热爱与追求。

——来源:叶欣纪念馆 2006-05-12 10:06:33

复 习 题

【A 型题】

1. 哪项不是护士的基本职责: （ ）
   A. 增进健康　　　B. 预防疾病　　　C. 避免死亡　　　D. 减轻痛苦

2. 从法律上看,护患关系是一种: （ ）
   A. 主丛关系　　　　　　　　　　　B. 平等关系
   C. 商品关系　　　　　　　　　　　D. 服务与被服务的关系

3. 狭义的护患关系是指哪项与患者个体之间的关系: （ ）
   A. 护士个体　　　　　　　　　　　B. 医生个体
   C. 医院行政人员　　　　　　　　　D. 护士及其周围护理人员为一方的群体

4. 护理实践中人际关系最主要的内容是: （ ）
   A. 医护关系　　　　　　　　　　　B. 医患关系
   C. 护患关系　　　　　　　　　　　D. 护理人员与医技人员的关系

5. 下列观点正确的是: （ ）
   A. 护士对医嘱应无条件服从　　　　B. 护士应及时、准确、无误的执行医嘱
   C. 护士为医生的附属物　　　　　　D. 护士不必承担对医嘱的监督责任

6. 护患关系的实质是: （ ）
   A. 护理人员应该满足病人的需要

B．患者应该听从护理人员的要求

C．护患关系是帮助系统与被帮助系统的关系

D．护理人员是护患关系后果的主要责任承担者

7. 在现在护患关系模式中，我们大力提倡的是： （ ）

A．指导-合作型 　　B．主动-被动型 　　C．共同参与型 　　D．利益关系型

8. 下列不属于患者义务的是： （ ）

A．保护健康和恢复健康 　　　　　　　　B．自觉遵守医院规章制度

C．支持医学科研 　　　　　　　　　　　D．免除一定的社会责任

【X 型题】

1. 护患技术关系的基本模式为： （ ）

A．主动-被动型 　　　　　　　　　　　B．指导-合作型

C．利益关系型 　　　　　　　　　　　D．共同参与型

2. 下列属于患者权利的有： （ ）

A．平等的医疗护理权利 　　　　　　　　B．要求保守秘密的权利

C．监督医疗护理的权利 　　　　　　　　D．免除一定的社会责任的权利

3. 护理人员在为患者服务时拥有的权利： （ ）

A．被尊重的权利 　　　　　　　　　　　B．护理诊断权

C．特殊干涉权 　　　　　　　　　　　D．病人完全服从权

4. 影响护患关系的主要因素包括： （ ）

A．护理人员方面 　　　　　　　　　　　B．患者方面

C．社会方面 　　　　　　　　　　　　D．管理方面

5. 调节护患关系的道德原则有： （ ）

A．社会公益原则 　　　　　　　　　　　B．护患平等原则

C．实事求是的原则 　　　　　　　　　　D．尊重科学的原则

6. 在护患交往中，护理人员应当做到： （ ）

A．加强道德修养 　　　　　　　　　　　B．熟练护理技能

C．行为端正 　　　　　　　　　　　　D．为患者保守秘密

7. 护患关系的非技术方面包括： （ ）

A．伦理关系 　　B．利益关系 　　C．价值关系 　　D．法律关系

【填空题】

1. 护患关系的内容可以归纳为技术性和_____两个方面。

2. 护患关系的非技术方面，包括_____、_____、_____和_____。

3. 护患关系的实质是_____。

4. 在护患关系中，居于主导地位的是_____。

5. 护患关系的模式分为_____、_____和_____三种。

6. 护理伦理学中的权利和义务，是建立在护患双方共同的目标——_____的基础上。

7. 患者的_____权利源于公民的隐私权。

8. 护理道德义务指护理人员应履行的_____。

9. _____是护理人员最基本的道德义务。

10. 护理人员对患者的义务与对_____的义务是统一的。

【名词解释】

1. 护患关系   2. 护患关系的技术方面   3. 护患关系的非技术方面   4. 患者的权利
5. 护理人员的权利   6. 护理道德义务

【简答题】

1. 护患关系的非技术方面包括哪几方面的内容?
2. 简述护患关系的性质。
3. 简述护患关系的模式。
4. 简述患者权利的基本内容。
5. 简述护理人员义务的基本内容。
6. 简述影响护患关系的主要因素。
7. 简述护患交往中对护理人员的道德要求。
8. 简述护患交往中对病人的道德要求。

【论述题】

1. 试述护患关系的内容。
2. 如何建立和谐的护患关系?
3. 试述护患交往中,患者的义务包括哪些方面?

【病案分析题】

1. 患者男性,23 岁,被确诊为再生障碍性贫血而住进医院。患者被告知病情后,认为"再障"是不治之症,为此拒绝一切治疗。护理人员始终保持积极的态度,一方面反复开导,陈述利害关系。一方面精心治疗护理。终于在赢得患者主动配合的条件下,通过中西医结合治疗,使患者好转出院。

2. 患者男性,18 岁,被确诊为重症肌无力而到某医院就医。在患者并不知道自己病情的严重性和预后不良的情况下,护理人员向患者本人说明了此病的严重程度、治疗及预后的情况。患者知情后,精神负担极大,不能积极配合治疗,病情急剧恶化,一个月 3 次出现危象而住院抢救。

问题:如何理解保密原则与讲真话?

第四章
护理工作中的同事关系

导 学

内容及要求

本章包括三部分内容。

护际关系主要介绍护际关系的概念、护际关系的特点、护际关系的影响因素、处理护际关系的重要性和意义、处理护际关系的道德要求。应重点掌握护际关系的概念、护际关系的特点、处理护际关系的道德要求;熟悉影响护际关系的因素;了解处理护际关系的重要性和意义。

医护关系主要介绍护医关系的概念、护医关系的模式、护医关系中的角色期望、处理护医关系的道德要求、护医关系和谐的技巧与措施。应重点掌握护医关系的概念和模式、处理护医关系的道德要求;熟悉护医关系中的角色期望;了解护医关系和谐的技巧与措施。

护士与其他科室人员的合作关系主要介绍护士与医技科室人员的关系、护士与管理者的关系、护士与后勤人员的关系。应重点掌握护士与放化疗、检验人员关系的特点和道德要求;熟悉护士与管理者关系的特点和道德要求;了解护士与后勤人员关系的特点和道德要求。

重点、难点

重点是第一节护际关系、第二节护医关系。
难点是正确处理护际、护医之间的关系。

专科生的要求

重点掌握护际关系的概念、处理护际关系的道德要求;熟悉护际关系的特点。

重点掌握护医关系的概念、处理护医关系的道德要求;熟悉护医关系的模式;了解护医关系中的角色期望、护医关系和谐的技巧与措施。

- 护际关系
- 护医关系
- 护士与医院其他人员的关系

重点掌握护士与放化疗、检验人员关系的特点和道德要求；熟悉护士与放化疗人员关系的特点和道德要求；了解护士与管理者关系的特点和道德要求、护士与后勤人员关系的特点和道德要求。

护理人员的同事关系是指护理人员在护理工作中与本单位其他人员发生和表现出来的关系，主要包括：护际关系、护医关系及护士与其他科室人员之间的关系。

第一节　护际关系

一、护际关系的概念及特点

（一）护际关系的概念

护际关系是指护理人员与护理人员之间的关系，主要包含护士与护士长、护士与护士、护士与护工之间在护理工作中发生的相互交往与合作的关系。护理工作的核心是照料患者，优质高效的护理工作需要很多护士精湛的职业素质和彼此间的共同配合。因此，每个科室由不同层级、不同年龄的护理人员共同构成的护理团队是一个有机整体，护际之间没有地位高低，只是分工不同，互相合作，共同履行护理职责，目的是为了帮助患者早日康复，满足患者和人群的健康需求。

随着社会的进步、经济的发展，人们对生命及生命质量的认识不断提高，健康需求不断增加，对卫生保健事业的进步提出了更高的标准。医学模式的转变，医改的深化也对医疗护理工作的模式和内容提出了新的要求。医疗卫生工作是一个整体，护理工作是其中重要的组成部分。而护理工作的主要承载者护理人员的工作状态及其相互之间的协调程度直接影响着护理工作的质量与效果。因此，在认识护理人员工作特点的基础上，正确处理护际关系就成为提高护理质量，维护患者利益的重要前提和保证。

（二）护际关系的特点

1. 护理人员的工作特点　护理人员包括：护士长、护士和护工。下面分别对其工作特点进行介绍。

（1）护士长的工作特点：护士长的工作主要是管理、组织及沟通。她们的素质和能力直接体现医院护理工作的质量和水平。一个具有创新观念和较高业务能力的基层护理管理者，在基层护理工作中能发挥巨大作用。护士长作为科室、病房和护理工作的"管理者"，其工作有如下特点。

艺术化的管理：护理管理是伴有人文关怀的管理行为。护士长应具备较强的组织、管理、协调与沟通能力，富有人格魅力及较强的指挥能力和驾驭能力。护士长要具有良好的职业形象，丰富的专业才能、广博的知识、良好的自制能力和人际关系。护理管理者要打造既有战斗力又有人情味的护理队伍，仅靠手中的权力是不行的。首先，护理管理者应不断加强自身品德、才能、知识、能力等方面的修养，树立威信，增强凝聚力和号召力。护士长自身的良好形象能感染周围的护士、医生、患者及家属，激发护士尽心尽力地完成护理任务。良好的形象包括外在和内在形象。外在形象是指谦和、温柔、安静的气质、着装和工作态度，如工作中说话委婉谦和，表达得体自如，给患者安全和信任的感觉；对待护理工作一丝不苟，条理清楚，起到表率作用等。内在形象指道德素养，无私公正，严以律己，以身作则等。优秀的护理管理者要有一颗美好的心灵，心灵美才能行为美。护士长高尚的品德和严谨的工作作风时时影响着周围的护士。其次，要将人文关怀融进管理之中，重视人文关怀的巨大感染力。护士大多是女性,更为感性,思想也相对敏感,护士长应该注意到护士的特点,关心她们的困难和苦衷。排除后顾之忧的护理人员会用更多的精力钻研技术,开展工作。护士长的关心也会使其他护理人员觉得安心,营造出一个充满爱,充满人文气息的集体和环境,使整个团队相互鼓励、互相帮助,激发团队成员的努力。

良好的沟通协调:护士长除护理及其管理工作以外还包括协调护士、护工及与外界之间的人际关系。有资料显示,护士长工作中74%的时间用于交流。良好的沟通和协调人际关系的能力是一个合格护士长必须具备的素质。护士长处于医疗人际关系的中心位置,是患者、护士、医生及医院其他职能部门沟通的桥梁。工作中,他们是"润滑剂",起着沟通、"润滑"的作用。正确、有效、恰当地协调各方的关系是一个优秀护士长必备的素质,也是必要的工作能力要求。

精湛的专业技能:护士长作为科室护理技术的带头人,应该具有过硬的操作技能,能清晰梳理纷繁复杂的临床护理流程,熟悉各种仪器的操作,在技术上成为护士的榜样和标杆,起带头和表率作用。同时还应该具有专业的管理技能,具有较强的法律意识,掌握医疗法规、管理条例,如《医疗事故处理条例》、《护士条例》等,能够实行严格的规范化管理,打造纪律严明,职责明确的富有战斗力的护理团队。

(2) 护士的工作特点:护士是护理工作的最终执行者和操作者,在患者接受治疗和康复中起着重要作用。护士为患者注射、送药、测量、监护、心理护理,工作繁重琐碎,重复率高且工作量大,任何差错都可能给患者的生命带来威胁。严肃而崇高的工作责任要求护士必须认真负责,一丝不苟。在治疗过程中,患者接触最多的就是护士。护士作为医院面对患者的"第一张脸",她们的素质、技术、对患者的态度和表现是患者对医疗过程最直观的感受和评价依据,也直接代表着医院对患者的责任和承诺。这种特定的人际交往要求护士拥有深刻的道德情感,积极的心态和良好的沟通表达能力。护士在履行护理职责时还要和护士长、医生积极交流,努力配合,共同为患者的康复做出努力,要求具有整体的团队精神和协作能力。

(3) 护工的工作特点:护工的主要工作是在护士实施护理工作的基础上让患者得到更好的护理,在更舒适的环境下康复。护工的工作在于配合护士和医生做好基础护理。护理工作的完善与护工的辛勤工作是分不开的。护工的工作相对于护士和护士长而言技术要求少些,但对其工作态度和工作方式的要求更高。护工在陪护患者时必须为患者着想,努力营造舒适的治疗环境,减轻患者在检查时的紧张情绪,积极鼓励康复中的患者等等。

护士长、护士、护工三者共同构成了护理工作中最基本、最重要的元素,护理工作在三者的协调配合下有步骤、有计划、有组织地进行。三者是合作和互相补充的良性关系,没有高低贵贱之分,他们的工作目标只有一个——为护理工作的完善和进步做出自己的贡献和努力。护理工作是医疗机构最基本的工作之一,也是患者对其评价的直观指标之一。护理工作的进步标志着医疗卫生事业的进步和发展。

2. 护理人员关系的特点

(1) 护士与护士长的关系特点:护士与护士长是被领导与领导及合作的关系。护士长在做好护理工作的基础上,要了解护士的各方面情况,如护士之间的协调和配合,护工与护士间的分工合作甚至个人情绪等。护士在遇到技术问题和工作困扰时,会第一时间来寻求护士长的帮助,护士长是这个护理集体的"大家长"和核心。例如,医院护理交接班是护理工作中最基本、最重要、最核心的部分。制定交接班制度时,护士长要充分考量各方面因素,本着科学、认真、严谨的态度安排班次。护士以怎样的心态和态度来执行交接班章程,反映了其工作态度和责任心问题,也从侧面展示了护士长的领导能力。表面看护理人员交接班是一件平淡简单、程式化的流程,但却体现了护理工作的严谨性、科学性和对患者的责任心。如果护士不满意护士长的编排,那么就会在交接班期间马虎应付、不耐烦,会造成工作态度不认真等不良习气,也会影响护际关系。

（2）护士与护士的关系特点：护士与护士是相互配合和沟通的关系。护士承担大部分的护理工作，面对大量繁杂、琐屑、重复的操作，护士承担着很大的压力。护士与护士之间互相配合，多为彼此着想，能有效地提高护理工作的效率和质量。配合，不但能使工作高效进行，还能大大提高护理质量，而且会给患者以良好的心理暗示——所有的护理人员都在为他的康复做积极的努力。例如，护士与护士在交接班过程中，应对其管辖患者的病情、用药等情况充分了解。双方交接时，医疗器械等要核对无误。对病人要做到充分了解，重病患者要坚持交接班到床头，轻病患者要注意有无特殊变化。护士在工作中要努力为他人着想，自己的工作决不留给别人，处处为同事考虑。

沟通是配合的前提。沟通可以增进相互的理解，减少操作差错，提高自身的技术水平和护理质量。护理人员不应该因为个人感情原因而影响工作。不能把个人情绪带到工作中，尤其与同事发生意见不统一时，绝不能对工作敷衍了事，三言两语，不说明问题，不如实交代病情；也不能因为关系特别好忽视了交班的严肃性，采取随意的、不认真、不谨慎的态度，避免造成医疗事故。护士行业中以女性为主，要避免形成以自我为中心的风气。在日常工作中，护理人员之间要互相谦让，互相体谅，提倡当面解决矛盾，反对背后议论是非，尤其反对在患者面前诋毁其他护士，这种行为既不利于队伍团结也损害护理人员在患者及其家属心中的形象。新老护士可能会出现认识不同等代际差异，新老护士要互相学习、互相帮助，老护士要积极、耐心地培养新护士，循循善诱，因势利导。新护士更要以老护士为榜样，努力学习赶超，将新鲜的血液灌注到集体中。

（3）护士与护工的关系特点：护士和护工分别履行各自的护理职责，两者相辅相成。在护理工作，护理人员中要摒弃工作优劣和高低分层的职位歧视，平等相待，共同为患者提供最好的、最满意的服务。

（三）护际关系的影响因素

影响护际关系的因素有：认识因素、道德因素、教育因素、性格因素和其他因素（年龄、地缘、工作中的合作等）。

1. 认识因素　护际关系的不和谐有一部分原因是护理人员缺少职业荣誉感，因而工作热情不高。原因可能包括缺少对护理人员职业理想的教育，人文、社会、心理方面的培养不够，护理人员自身的专业价值和地位没有得到社会充分的认可，护理人员得到交流和继续教育的机会也相对少于医务人员等方面。

2. 道德因素　不同层次、教育背景、个人修养等因素的差异造成护理人员道德素质的不同，有时会影响团结。护士之间因为个性、能力、资历以及爱好等方面的不同，有时会形成自然结合的带有共同点的"小群体"，容易出现闲话、误解、猜测等不利于护理工作协调的情况，严重影响护理工作的整体配合和有效实施。鉴于此，护理人员的思想教育就显得尤为重要。护际关系不协调会影响护理质量，甚至出现纰漏。例如，护士上班看见与自己有矛盾的同事一起值班，情绪会变坏，彼此不理睬，板着脸，缺乏沟通，即使说话也是冷言冷语，甚至还会影响到服务态度，把不良情绪带给病人。再如，虽然各个班次都有自己的分工，但需要密切配合才能完成护理工作。新病人的处理和病人突然病情恶化时，责任护士向各班传达医嘱时，如果彼此不能很好地配合就会影响到病人的治疗和护理。交接班时，由于双方有矛盾，只是口头交接，马虎了事，一旦出现问题就会互相推诿，加深双方矛盾。

3. 教育因素　我国现有的高等护理教育更多关注学生专业技术能力的培养而忽视了人文、社会、心理、品德方面的教育，对护理学专业学生的思想和优良的道德传统观念的教育关注不够，相关工作部门对专业护理人员的思想、道德、情商等方面的教育重视不够。

4. 性格因素　护理人员个性不同。在崇尚个性的今天，每个人不同的个性也会影响相互之间的关系。从心理学的角度分析，人有活泼、安静之分，有对新鲜事物敏感、相对稳定之别。同性相惜，性格相近就容易关系密切，反之，就容易出现矛盾或不协调。当发现这些差异时，护理人员自己应该主动调整、磨练自己的性格，管理人员也应该根据每个人的性格特点尽量制定适合于每个护理人员的工作。

5. 其他因素 还有其他人文因素也会对护际关系产生影响。

年龄因素:不同年龄段的护理人员在各自年龄区域里交往的频率相对较高。因为年龄相近,其爱好、面临的问题、性格、需求都相对一致。

态度因素:护理人员由于工作的相似性使他们对问题的理解、事物的看法有共同点,因此容易产生共鸣,形成具有同样诉求的共同体。

工作需求因素:护理人员的交往关系是否持续发展,依赖于彼此的强化作用,即护理人员个体能否通过相互合作得到工作需求的满足。当双方的合作使其在工作中都有获益时,就会加强合作的意愿,建立融洽的护际关系。

地缘因素:如居住地接近、工作环境相邻等,都会因为接触频繁密切而增加彼此的了解和互助机会,从而增进彼此的关系。

二、处理护际关系的道德要求

护理人员加强自身修养,严格要求自己,对正确处理护际关系具有重要意义。

(一) 处理护际关系的重要性和意义

正确的护际关系是尊重、团结、互助的关系。护理人员在整个医疗工作中处于中心位置,建立良好的护际关系是发展护理事业的基本要素,更是搞好护理工作的前提,直接影响护理工作的质量。

处理护际关系的重要性。护理工作是整个医疗卫生工作中的重要组成部分,护际配合的好坏直接影响护理工作的实施。道德是巨大的精神力量,是调整人与人之间关系的行为规范。只有秉承优秀的道德传统,在处理错综复杂的人际关系中,有一把善良的标尺,以高尚的道德规约自己的行为,时刻以大局为重,为集体利益着想,正直坦荡地处理同事间的关系,才能不断提升自己,也同时提高护理工作的效率和水平。

(二) 处理护际关系的道德要求

1. 互相尊重,互相谅解 人与人之间最重要的是尊重,这也是做好一切工作的前提。在工作中,要尊重他人的思想、意见,尊重他人人格。在临床护理中经常会发生不尊重同事的现象:在患者面前议论其他护理人员,互相诋毁、瞧不起,互相猜忌,这是不道德的行为,不但有损自己在患者心中的形象,也破坏别人的形象。工作中,大家都有着同样的目的和心愿——全心全意为患者服务。所以,护理人员应该互敬、互爱、互相尊重,建立和谐平等的护际关系,共同为患者的治疗、康复、预防、保健而努力。

2. 互相帮助,互相学习 首先,护理人员由于职称、学历、技术经验、思想认识及教育背景、生长环境、生活环境等方面的差异,会在工作、生活中表现出各种不同,也会出现困难。如果团队能够帮助同事解决困难,消除后顾之忧,就会激发团队成员工作的热情,其他成员也会在这样的团队中找到信任和寄托,工作起来更有积极性。其次,随着人们生活水平的提高,对健康的重视程度加深,对护理工作的要求也随之提高。因此,护理人员要扩展知识结构,提高知识水平。护理人员之间要虚心学习,互相帮助,开阔胸襟和视野,努力提高自身素质,不断地用新技术,新理论,新知识指导临床的实践工作。

3. 互相支持,相互配合 护理工作是以患者的康复为最高目标,任何护理操作的不当和疏忽或者纰漏都会造成不可挽回的损失。因此护理工作要求护理人员互相支持,互相帮助,相互配合,发现问题及时解决,杜绝互相推诿,拿患者病情甚至生命当儿戏!护理人员要上下一心,同心同德,以患者满意为最高荣誉。医疗问题是关系民生的大问题,任何工作的失误都会给社会、病人以及护理人员自身带来不可估量的损失,所以责任重于泰山。护士之间要以诚相待,分工合作,分工不分家,发现别人工作中的疏漏时要积极予以补救,努力营造一个和谐、健康、向上的氛围。

4. 互相谅解,积极奉献　共同进步、互相谅解是处理护际关系的道德准则之一。在一个积极向上的集体中,充满温馨向上的氛围,久而久之就会成为一种风尚。当身边人取得成绩时,要为其骄傲,同时勉励自己积极赶上,不可嫉妒。当同事出现错误时,互相谅解并积极指出,共同分析原因,帮助同事认真改正,同时自己也要警钟常鸣。当任务繁重、紧张时,应不计较个人得失,勇于奉献。

第二节　护医关系

一、护医关系的概念与模式

(一) 护医关系的概念

护医关系是指医生和护士在医疗护理过程中建立的相互关系。护医关系是平等合作的关系,不是主从关系;是交流协作、相辅相成的关系,不是指导与被指导的关系。护理与医疗的共同目的是促进患者尽早恢复健康。护理工作在患者的康复过程中具有独立的不可替代的重要作用。在医疗过程中,护士应严格执行医嘱,一名不认真、不严格执行医嘱的护士是不合格的护士;但护士不是医生的仆人。护士不仅要执行医嘱,还要独立进行护理诊断,执行并完成护理计划,进行护理评价等专业性较强的护理任务。一名只执行医嘱而不能独立、主动、高水平地作出各种护理计划并完美地加以实施的护士,也不是当今护理学科不断发展、完善状况下的合格护士。

护医关系已经由原来的主导-从属关系逐渐转变为并列-互补关系,使医生的诊疗过程与护士的护理过程既有区别又有联系,两者既有分工又有合作。医疗和护理是一个有机整体,两者不可分割,相互依存、相互制约。护医关系只有相互配合,相互尊重,平等合作,才能建立和谐互信的良性关系,才能实现为患者服务的目的。在传统观念中,护士一直被认为是医生的助手,在地位上存在着隐形的不平等。现代护理学已经独立成一门实用学科,在知识体系和理论构架逐步完整的今天,护理学已不再是从属于医疗技术的一项技能,护理与医疗的关系是互利互助、相辅相成的关系。临床实践中,护士要密切观察病情,认真执行医嘱,主动关心病人,及时向医生反映信息,对治疗提出合理化建议。医生也要尊重护士,珍惜护士的劳动,共同探讨问题,才能达到为患者服务的最高要求。

(二) 护医关系的模式

正常的护医关系应该是"并列-互补"型的关系模式。"并列"是指医疗和护理共同构成了治疗疾病的过程,两者缺一不可,虽然医生和护士的工作目的一致,工作对象相同,但侧重点不同,运用的手段也不尽相同。"互补"是指在治疗过程中,医生和护士只有互相配合、有机组合才能共同为患者的康复做出贡献,相辅相成。

"并列-互补"型模式使工作细节突出,护士和医生共同为患者治疗工作,取消了旧模式下的治疗"延时"。护士通过与医生的学习,可以更清楚地了解患者的病情变化、生命体征、心理状态、病情变化、患者需求等。医生通过护士反馈的信息及时调整医嘱,制定诊疗计划。医生与护士间的配合更为密切,会使医生和护士在工作中更为理解对方,达到医护互补。通过与医生的交流,护士可以有充分的学习机会,从而迅速成长起来。医护工作是有机整体,积极的护医关系使医护之间能更通畅的沟通、交流。只有医生和护士共同掌握疾病信息,才能创造有利的治疗条件。

但在我国医生和护士的关系往往被简单地认为是从属关系,其原因有三:首先,社会原因。人们常受传统观念的束缚,认为护理仅仅是伺候人的简单操作,护理工作人人可做,不需要专业培训和严格训练,认为护理不过就是熟练工种。其次,管理者不够重视。医护人员比例失调,护理人员严重短缺。再次,护理教育水平不高。长期以来,护士教育水平处在中专、大专水平,导致护理学专业的学生所受的教育有局限性,知识面狭窄,基本理论不牢固,适应不了现代医疗的发展需求。随着社会的发展,人们对护理事业会有更高的要求,因此,应在高端培养护理人才,以整体提高护理人员的水平。

(三)护医关系模式和角色期望

1. 医护自身的角色要求　护士对自身的角色要求。护士自身应该具备良好的护理技能,扎实的护理基础,熟练的护理操作,正确执行医嘱,发现病情变化能够在第一时间作出正确的反应,及时对治疗提出建设性的意见和建议,给予补救;对患者进行无微不至的护理。护士要努力做到符合医生对自己的角色期待,发挥自己的主观能动性,成为医生的得力合作者。例如,在抢救休克患者时,在医生到来之前,护理人员应根据病情的轻重,及时给氧、吸痰、测血压、建立静脉通道、进行人工呼吸和胸外心脏挤压等,密切关注病情,掌握第一手资料,配合医生抢救。

医生对自身的角色要求。医生应有扎实、精湛的治疗技术,责任心强,理解护士的辛苦,维护护士的人格和尊严。在患者面前尊重护士的人格和尊严,注意维护护士的形象和威信,尊重护士的劳动。

2. 医护互相期望与配合　医生对护士的角色期待。护士应该严格而认真地执行医嘱,及时而详细地报告患者的病情变化、对疾病的态度以及有关的心理情况,对治疗的反应等信息。若医嘱执行中有什么问题,及时和医生沟通,找到圆满的解决方案。做好患者及患者家属的心理帮扶工作,以保证医疗过程的顺利进行。

护士对医生的角色期待。诊断明确、治疗得当、医嘱清晰具体,尽可能执行基本工作程序,按病房医疗护理工作时间表的规定下达医嘱,做各种临床处置。医嘱执行过程中若有问题能给予适当的帮助,在必要与可能时,对医嘱作出修改,认真听取护士有建设性的意见。

医护双方密切配合,建立和谐的护医关系是做好护理工作的重要保障因素。但在现实的护理工作中常常会发生医护不和谐的声音。护士在私底下抱怨医生不尊重护士,认为医生在工作中故意刁难,不理解他们的难处和辛苦。医生抱怨护士素质差,没教养,不会体贴患者,不以大局为重,甚至部分医生会在病人面前斥责护士,损害护士形象,造成护士不满,导致护理工作与治疗衔接不上,影响患者康复。在医疗实践中,医护人员的目标是一致的,都是要满足患者的健康需求。但由于各自专业的性质不同,医护双方关注的重点不同。医生关注的是如何正确诊断与治疗,在治疗上负主要责任;护士关注的是患者对疾病诊断和治疗的反应,如何减轻病人的不适并协助其适应患者角色,在护理上负主要责任。只有医护互相尊重,尽量实现对方的角色期待,密切合作,维护医护患三者的和谐关系,才能共同促进患者的早日康复。

二、处理护医关系的道德要求

(一)处理护医关系的道德要求

1. 互相尊重　互相尊重的前提是护士与医生的互相理解,在理解的基础上互相宽容。双方不能轻视,贬低对方,在患者面前都应该为对方树立威信,使患者在治疗过程中对医务人员产生信任感,这有助于开展治疗和患者康复。目前,我国护理人员数量极度短缺,护士配置严重不足。美国护士会发现,护士配置合理的医院能够实现相当程度的财务节约。而不合理的护士配置会导致额外支出的增加,并造成护理差错率提高。在我国,护士配置不充分的情况下,医生和护士更应该互相理解、补充,尽力满足患者的需求。医护人员都要尊重他人,正视自己。医生应该充分理解护士,体谅护士的辛苦劳动。尊敬老护士,关心新护士。同时要及时帮助护士解决医嘱执行中遇见的问题,在患者面前尊重护士的人格,维护护士的形象,不直呼其名。护士应密切关注患者的治疗反应和心理变化,在病情发生变化时及时向医生反映。

2. 把患者的利益放在首位　医护人员应视患者的健康和利益为第一需要,在治疗和护理过程中要把患者的需要和安全放在首位。一般情况下,医生下达医嘱,护士严格执行,是符合患者治疗需求和制度要求的。但当医生的医嘱下达不当时,护士可以为了维护患者的利益而拒绝执行。这种做法不但没有破坏护医关系,而且还在保护患者利益的大前提下从根本上巩固了护医关系,因为这种做法在本质上符合医护为患者服务的共同目标。

3. 互相配合　医生和护士都是为患者服务,只有分工不同,没有地位差别。医生的正确诊断和护士的精心护理是患者康复的基本保证。医护双方的关系是平等、尊重、支持、协作的,而不是主从或支配与被支配的关系。医生的主要职责是正确的诊断和作出恰当的治疗。护士的主要职责是认真规范地执行医嘱,照顾好患者的精神和躯体,做好护理。当发现医嘱有问题时应该向医生提出自己的看法,协助医生修改,这种坚持原则、实事求是的科学合作从本质上维护了护医关系的稳定与和谐。

(二)护医关系和谐的技巧与措施

1. 转变观念　护理制度的改变是从以疾病为中心的功能护理转变为以患者为中心的整体护理。因此,医生和护士应抛弃旧观念,积极接受新模式。双方应以平等的心态互相学习,强化现代医学护理理念,完善护理知识,理解新的护理模式和内容,在新医学护理模式的基础上统一思想,实现具有时代性特点、新的更高层次的护医和谐。

2. 学习提高　随着社会的发展,人们对健康的需求不断提高,对护理的要求也不再停留在原有阶段。所以要求护理人员在日常工作中不断充实自己,不断学习,培养良好的业务素质、良好的医护道德行为和习惯。医护通过工作交流能够共同提高专业素质。医护共同查房,责任护士可以详细了解病情,了解医生的治疗、检查计划,获得更多的资料和信息,有利于进一步开展对患者的护理,也有利于做好心理护理工作,提高护理质量。同时,医生的理论讲解和病情分析可以扩展护士的临床知识面,提高护士的分析判断力和临床工作能力,更有利于发现患者的护理问题,采取合理的护理措施,制定合理的护理计划,促进医、护、患三者的共同合作,实现最好的治疗护理效果。

3. 积极沟通　护医关系的建立和维护除了必要的思想基础外,更需要加强人际交流和沟通。护医关系是一种工作中同事之间互动、互信、互助的合作关系。医护双方在遵守规则的前提下,要充分理解对方,从对方角度思考。在工作中,医生和护士都会出现知识盲点、技术不成熟或意见分歧等问题,这是正常现象。护医彼此应克制情绪,沉着冷静,积极主动地进行沟通,心平气和地交流。医院管理者要通过各种途径和方法进行协调,构建和谐的护医关系,最大限度地调动双方的积极性,提高医疗护理质量。

4. 工作配合　一直以来,医护配合的医疗行动一直被认为是以医生为主的操作,忽视护士在共同操作中的主动性。随着医疗技术的发展,医护技术操作的要求提高,护士的作用日益得到重视。医护合作的技术操作中,护士首先要为医生的操作创造条件,做好准备。护士要在事先进行必要的物品准备,操作场所的清洁、消毒、患者体位的准备等。在治疗过程中,护士应积极参与,并熟悉医生操作的每一步骤,努力协助医生。护士在操作中不但为医生准备物品、执行医嘱、设法避免患者躁动,还要密切关注患者的生命体征、面色、神情等反应,发现异常情况时提醒医生注意。当与年轻的医生配合时,由于年轻医生经验少,护士应主动做好配合,并对医生作出必要提醒。医护配合中,护士的职责比较多,护士要不断总结,对物品的使用,无菌操作及步骤等严格把关。随着医学高技术的应用,护理人员在高技术操作中的合作作用越来越突出。虽然医生仍然是治疗活动的主要承担者,但却更需要护士积极地配合医生工作。只有医生和护士积极、主动协作,互相理解,医护合作的技术操作才会成功。

医护配合包括做好患者的心理健康疏导,患者情绪变化对病情恢复有很大影响,新的生物、心理、社会医学模式要求更关注病人的心理状态。帮助患者做好必要的心理准备是实施医护技术操作的心理基础。由于患者对操作会产生恐慌,护士要为患者及家属做必要的心理辅导和解释,将操作原理、过程及操作后的反应等问题作出真实详细的说明,使患者在操作中更好地与医生和护士合作,完成治疗任务。护士与患者接触的时间多,因此会第一时间发现问题,及时处理,使患者在最佳的状态下接受治疗,达到康复的效果。

对患者进行健康教育是促进健康的手段之一,也是体现人文关怀的途径之一。健康教育的实施和计划也是由医生和护士共同完成的。其内容有:了解患者及其家属的健康需求,设立健康目标,选择教育的方式,执行教育计划,介绍出院指导等。

医护人员之间的合作需要团队协作精神,医生和护理人员要互助互勉。只有医生的医术精湛高明,是孤掌难鸣的,没有护士的配合和支持也是不够的。同样只凭护士的力量,也是不能完成一系列的治疗护理任务的。医护之间要互相信任、互相帮助,互相监督,互相提醒,有问题不隐瞒,及时发现和预防,减少不幸的发生。医生和护士在为病人服务过程中,只有分工的差别而没有高低的不同。医生的正确诊断与护士的优质护理相配合是取得最佳医疗效果的保证。医护双方要充分认识到对方的作用,护士尊重医生、主动协助医生对医疗方案提出合理的意见,严格按照规定执行医嘱。医生理解护理人员,根据护理人员提供的信息及时修订治疗方案。总之,整个医疗护理过程中,护医关系的好坏直接影响到医护工作的成功配合,同时影响到病人疾病的康复和医疗服务质量评价。

第三节 护士与医院其他人员的关系

护士与医院其他人员的关系是指护士与医技科室人员、医院管理者、后勤人员在工作中的关系。

一、护士与医技科室人员的关系

药品部门、检验部门、放化疗部门等技术科室为患者的治疗提供技术支持是整个医护过程不可缺少的部分,护士在执行护理任务过程中会与很多技术科室相联系。与医技科室的医务人员建立相互信任的合作关系对于提高护理质量,维护患者利益十分重要。

(一)护士与检验人员的关系

1. 护士与检验人员工作关系的特点

(1)准确性:检验结果的准确性与可靠性对治疗护理工作十分重要,除了依靠检验科室保证外,还需要护理人员的密切配合。检验结果的准确与否除了与实验室分析有关外,还与分析前的质量控制有关,分析前的质量控制是保证检验质量的首要条件。护理人员在分析前的质量控制中起决定性作用,影响着检验结果的真实性、准确性。护理人员要充分了解对检验有影响的各种因素,准确规范地操作、采集,指导帮助患者正确留取标本,同检验人员一起提高样本质量,使检验结果真实有效。有时护士采集标本会出现采血不当导致样本溶血的问题,也经常是由于护士错将血标本打错管子、采集后未将针头取下导致溶血、抽血量不对、抽血时间不对等技术操作不准确的原因所致。不准确操作将从根本上失去检验的意义,造成严重不良后果,应该引起高度重视。

(2)及时性:检验人员同护士的工作重心不同,所以在交往中多是嘱托式的合作关系。如在检验前,医嘱的实施,对患者的特殊要求,护理人员对患者的监督等。检验中,样本的抽取时间,盛放器皿的准备,递送样本时的注意事项等都需要护理人员予以合作才能完成。且这部分工作十分重要,属于分析前质量控制范围。检验人员应该诚恳地嘱托、尊敬、感谢护理人员的合作与负责。分析前的质量控制直接影响分析的结果、检验的质量和准确性。如果临床医生、护士标本采集不得当,将导致检验结果不准确,不合乎要求;另外,如果出现样本与检验报告在递送中遗失、错位等现象,轻则会导致护士与检验人员相互埋怨,重则会引起检验错误,报告失真,进而影响检查结果,造成严重后果。

(3)衔接性:检验没有按时通过网络核查,检验报告单没能及时递送,标本运送保存不当,标本被污染等都是衔接不当的现象。检验人员应该提前对护理人员进行介绍,解释和说明,护士可以到检验科轮转,了解相关流程操作顺序,认真学习凝血管子及抽血用量等技术,注意各环节的及时沟通和衔接。

2. 调整护士与检验人员关系的道德要求　应具备极强的责任心。每一份检验报告都是一份珍贵的标本,更是一份对健康的承诺,如果在检验中出现差错就会给医生的诊断带来误差,影响医生的治疗和患者的康复。不管结果有多小的偏差都会使患者受损失。

(1) 技术质量的高要求:科技的进步带来技术的更新,如今的检验技术已经与过去不能同日而语。技术的提升,使检验质量也随之提高,对结果的评估更有把握。较高的技术水平要求检验人员在操作中要更加注重操作质量,操作的准确性。

(2) 良好的沟通:一份检验报告的生成,绝不是一个人、一个部门的工作,而是需要各个部门通力合作才能完成。各个部门的沟通就显得尤为重要,只有充分积极的沟通,及时发现问题并向其他部门传达,才能确保检验结果的质量。

(3) 严谨的作风:严谨的作风是做好一切工作的基础。检验的操作性很强,对操作流程的要求则更高,没有严谨的工作态度则不能胜任该工作。检验人员和护士在检验过程中,要高度集中精力,不能有一丝一毫的懈怠。

(二)护士与放化疗人员的关系

1. 护士与放化疗人员工作关系的特点　放化疗工作的核心是安全性。现阶段的放化疗药品不但对肿瘤有抑制作用,而且对正常细胞同样有抑制作用,护理人员和放化疗人员在进行操作时,又直接接触药品,故药品会以不同形式污染到环境和伤害放化疗人员及放化疗护士。因此,在放化疗过程中,放化疗护士的自身安全就成为目前关注的首要问题。护理人员在接触药品时,稍有疏忽就会对自身的身体带来伤害。对于放化疗人员及放化疗护士的安全保护工作是目前需要关注的重要问题。尽量减少工作人员与抗癌药品的接触,减少药品对环境的污染,是目前对放化疗人员的首要保护措施。对化疗药物的准备应该设立专门的操作室,像生物安全柜、擦拭用布、安全操作台等都应在专业人士的指导下,选择正确和适当的材料进行安装操作。确保室内通风,防止有毒气体扩散。化疗人员与专业护士应该积极配合,熟悉操作流程、要点及工作注意事项,不但要保证自身的绝对安全,也要保证放化疗护士的安全。

2. 调整护士与放化疗人员关系的道德要求

(1) 高度负责:放化疗工作中的职业损伤需要引起足够重视。放化疗过程中,护士和放化疗人员要齐心协力,从预防做起,注意操作安全,增强防护意识,互相监督,互相提醒。消除职业危害对护士和放化疗人员造成的损伤。在放化疗过程中,护士和放化疗人员应互相配合,防止药物与皮肤直接接触。药物的残渣也要及时清理,患者的呕吐物、汗液、尿液及被其污染的衣物被子等都应妥善处理,以免威胁操作人员的健康。放化疗对操作人员的危害主要体现在对骨髓的抑制,对生殖器的影响,致癌作用及过敏反应。在放化疗过程中及准备和结束后对器皿处理时,都要高度负责,落实到人,增强操作人员的安全意识和责任心。

(2) 建立严谨的制度:应该加大管理,使护士和操作人员充分认识防护的重要性,加强防护教育,提高防护意识。领导和护士长应先了解掌握防护规定,做好防护管理,加强对护士和操作人员的安全教育。在操作中,护理人员和放化疗人员要通力合作互相提醒,不能马虎。严格按照规定对药品进行管理,药品残留妥善处理,按规定操作。放化疗人员和护士的主要职责就是为患者进行放化疗治疗,操作人员在保证自身安全的同时,要特别关心患者的心情和情绪,避免患者不必要的恐慌。在放化疗过程中,护士、患者及操作人员三方都应谨慎小心,不可大意。因为放化疗的操作不但能治疗患者的疾病,还对操作人员的生命安全有重大影响。放化疗操作不同于其他的医疗行为,其操作十分危险。操作人员本身要充分认识,认真学习,互相帮助,积极合作,根据操作规范,严格遵守程序,共同完成每次操作。

二、护士与医院管理者的关系

护理管理工作是医院管理的重要组成部分。护理管理是一种行为过程,是护理管理者为了实现管理目标,采用适当的形式和特有的方法,指导、协调和支配被管理者完成既定护理目标的一种活动过程。在管理学中,管理者、被管理者和作用对象构成管理活动的三要素。科室管理者应该重视和改善护理管理,充分利用护理管理技巧,完成高质量的护理管理。护士与护理管理者的关系是管理与被管理的关系,管理者不但要充分挖掘护士的潜在动力和需求,调动护士的积极性和主动性,还要不断提升自己的专业素质和道德修养。优秀的管理者能够调动下属潜在的动力,将团队各种资源以最好的形式进行组合、配置,达到效果最大化、成绩最优化的目标。护理管理者在工作中应该转变旧观念,变换角色,换位思考,运用人文关怀的影响力,注重培养护士的综合素质,注重护理效果评估,注重人性化管理。

(一) 护士与科室管理者

1. **护士与科室管理者工作关系的特点** 护士作为科室的主要成员,应该积极营造科室的人文环境。护理人员发挥自身的积极性、自觉性、创造性,在实现护理目标的同时得到全面发展。在护理管理过程中,护士应具有主人翁意识,参与管理,增强主体意识和责任感、归属感,增强科室凝聚力。护士在工作中发现自己的缺点、错误时,应主动检讨检查,管理者则要态度宽容,就事论事,这样会使护理人员产生安全感和敬畏感。护理人员和管理人员要换位思考,相互理解,团结进步。

护理人员要积极发掘自身的主观能动性,发扬主人翁精神,同时科室管理者在工作中要以公平、公正的方式处理事情,不留悬念,避免猜忌。护理人员应注意做事的方式和语言方式及态度,以免引起同事间的矛盾,避免护理工作的质量受到影响。护理管理者要运用行为科学、领导学、管理学、人际关系学等有关理论,按照马斯洛的需求理论满足护士需要。创造护士们积极参与讨论科室发展规划、与切身利益有关的计划和决策的条件,增加透明度,使他们了解工作的重要性和紧迫性,了解未来的发展,对工作和生活都充满憧憬,让每个护理人员都觉得自己是团队中不可替代的一员,自觉地投身于工作中去。

2. **调整护士与科室管理者关系的道德要求** 护理人员要主动学习,以提高专业素质。只有护理人员整体水平提高,护理质量才会大幅度提升。护士应主动对基础护理开展学习讨论,加强基础护理基本理论的学习和基本功训练,提高面对临床护理工作中遇见突发问题的解决和处理的能力。护理人员应该经常交流新业务、新技术、新知识。利用业余时间陶冶情操,修身养性,净化心灵。

主动提高护理质量,制定科学的护理计划。高质量的护理水平都是以满足患者不断提高的护理服务要求为最高目标的。护理工作是复杂和多样的,存在较大的个体性和差异性,需要具体问题具体分析。护理人员应多从每个细节处落实,注重质量,经常到患者中进行质量反馈,并将评价结果进行分析,认真改正不足之处。

主动沟通,增强主人翁意识,自觉支持和协助科室管理者的工作。

(二) 护士与医院管理者

护士是医院护理体系的主要成员,患者对护理的直接感受直接影响对医院的整体评价。医院形象也是通过护理人员在对患者进行护理时直接体现出来的。护理人员好比机器的部件,大楼的砖石。虽然个体渺小,但作用惊人,不可小觑。医院管理人员负责医院整体运作,常常忽视最为普通但却最该重视的一个环节——护理人员的工作环境、疾苦、要求、对医院的意见等。医院管理人员应充分认识到这一点,真切关心护理人员的境况,尊重他们的劳动,为医院的整体提高增加权重。

1. **护士与医院管理者工作关系的特点** 从表面上看,护理人员与医院管理者是被领导与领导的关系,但实质上护理人员和医院管理者都是普通的医务工作者,只是各司其职的互补互助关系。只有分工不同,没有高低之分、重要之别。医院管理者要积极塑造护士在公众面前良好的天使形象,对护理人员制定有操作性的测评标准,认真考核,组织护理人员加强学习。整体提高护理人员的专业素质和水平,要注重护理人员的福利待遇,解除护理人员的后顾之忧,使他们安心工作。

医院管理者与护理人员是互相协调、互相补充的关系。只有领导远见卓识,未雨绸缪,才能在工作中有好的作为,得到同事及下属的信任和佩服,带领全院员工共同完成医疗任务。在面对公立医院深化改革的今天,医院管理者要有紧迫感和危机感,要走出去,了解员工疾苦,严于律己。要以一种时不我待、争朝夕的态度抓紧一切时间提高自己。同时,护理人员也要积极学习实践现代护理理论,主动钻研高科技知识,努力学习技术技能,扎实工作、乐于拼搏、甘于奉献。管理者与护理人员只有用科学的理论和先进的知识武装自己,博闻强识,积极实践,才能锻造自己适合岗位的要求。

2. 调整护士与医院管理者关系的道德要求

(1) 严格规范行为,在工作中提高能力:管理者的职位是提高尽责能力的基本平台,只有尽职尽责才能在岗位上发挥作用。护理人员则应意识到只有爱岗敬业、不怕困难、乐于奉献、扎实工作才能提高业务水平。护理人员要有高度的道德责任感和使命感。护理人员应积极投身到临床护理实践中去,自我加压,积累经验,使所学知识真正转化成能力。

(2) 以人为本的管理制度:医院管理者应根据护士的不同层次,合理配置人力资源,建立充满生机和活力的用人机制。随社会进步,护理人员的素质普遍提高,知识结构不断完善,业务素质、技术水平和能力不断加强。因此,要不断优化护理人员的配置,制定符合社会发展要求的新型护理人员编制标准和任职资格审查。管理者应认真研究护理学规律,借鉴国内外先进的管理技术、管理理念、管理模式、科学规范地实行护理管理。

(3) 护理人员明确岗位责任:护理是医院医疗系统中的重要部分,在护理中,因为岗位、职能的差异,应该明确不同的职能管理标准,不能一概而论、以偏概全。明细岗位责任,将护理工作落实到每名护理工作者身上,杜绝责任不清、互相推诿现象的发生。要根据病人的不同需求,安排不同资质的护理人员从事护理任务。依照护理人员的资历、能力、阅历与责任进行匹配,达到"人尽其用"。要组织安排学历较高的护士出外交流,参加专业培训,到医技科室轮转,为高学历的护理人才提供发展护理事业的机会和平台。为不同学历的护士开设继续教育课程,如有新知识、新技能、职业礼仪、健康教育、心理辅导、沟通交流、护理科研等不同层次的课程供护理人员选择,为不同层次的护理人员搭建平台,提高护理质量。

三、护士与后勤人员的关系

(一) 护士与后勤人员关系的特点

护理工作的进展需要后勤各部门的密切配合,才能充分发挥医疗资源的最大效能。如果将医院比作机器,后勤人员就是机器的补给,没有充分到位的补给,即使再好的机器也不能运转顺利。所以,后勤人员的作用十分巨大,并且明显。

1. 服务性　护理人员在工作中无时无刻都能感受到,护理工作与后勤人员的细心支持是分不开的。例如,护理器械补给、用具供应、消耗品补给等都是后勤人员第一时间送到护理人员手中。其实不论是护理人员还是后勤人员,最终的目标只有一个,就是全心全意为人民服务。

2. 临时性　护理工作的特殊性在于其服务的对象是患者,而每个患者又有差异和不确定性,当发生紧急情况时,要求后勤人员立即作出反应,以保障护理工作的顺利进行。护理工作的临时性也考验着后勤人员的应激性和机动性。

3. 多样性　后勤部门似一个阵地的总后方,事务繁杂琐屑,可能缺少规律性。护理工作又是一项面对个体的护理任务,患者需要不同的器械、护理用具等。面对如此庞大的系统,后勤人员的工作相当琐碎、繁重。

(二)调整护士与后勤人员关系的道德要求

护士与后勤人员的协调首先应该做到以病人需求为最高目标,各部门要相互配合,相互支持,一切从病人利益出发,团结友爱,互尊互敬,在和谐相处的基础上,按规章制度和程序办事,不强求他人办违规的事情。更不能过分强调自己的重要,忽视他人的需求,影响到他人的正常工作。护理工作是医疗工作的重要组成部分,护理人员在工作中涉及与后勤多部门复杂繁多的关系,处理不当就会造成关系链断裂,影响护理工作的开展。因此,要科学地运用沟通技巧,换位思考,完善人际关系,争取事半功倍的效果,高质量地完成护理任务。

案例:

护士长的困惑

张梅担任普外科护士长已经一年多了。她刚看到这个季度护理部对普外病房护理质量检查的结果,各方面的评分都出乎她的意料,她为此气得说不出话来。记得年初她就制定了一系列工作计划:今年护理书写涂改率要为零,护士输液执行签名要及时;护士要对每一位患者进行健康教育,患者认识主管护士,主管护士要对患者病情了如指掌;每一名护士的基本操作要达到90分以上等等。并且在年初的科会上也明确地告知了每一位护士。然而,护理部的检查结果却是:护理观察记录及体温单多处涂改;查10位患者,5位患者称不认识主管护士;护士对危重病患病情了解不全;抽查5名护士操作,2名成绩在85分以下。张梅护士长把这些情况告诉了副护士长及2名护理组长,并且严肃地批评了她们。而副护士长却说:"我已经对护士强调了很多次严禁涂改的问题,您不也强调过吗?关于操作,我也要求大家平时加强练习呀!我以为大家都会按要求执行的!"专业组长也说,我平时也要求我们小组的护士多去跟患者交流,做好自我介绍,但大家平时工作已经够忙了,与患者交流的时间有限嘛!再说,她们不听,我又有什么办法?"与相关人员交流后,张护士长又在科会上宣布,她说:"观察记录和体温单一定不能涂改;主管护士必须去给患者做自我介绍,每一个患者都要认识主管护士,主管护士必须了解患者病情;我们科每一个护士的基础护理操作成绩必须90分以上。我就看下一个季度的检查结果,谁不达标,就扣谁的奖金!

护际关系是护理人员在工作中面临的复杂问题之一。上述案例中护士长与护士的关系是护际关系的重要内容。本章对护理工作中面临的护际、护医、护士与其他科室人员等同事之间关系中的伦理问题进行阐释和分析。

复 习 题

【A 型题】

1. 护理人员包括: （ ）
   A. 护士长　　　　　B. 护士　　　　　C. 护工　　　　　D. 医生
2. 护际关系是指: （ ）
   A. 护士与护士　　　　　　　　　B. 护士与医生
   C. 护士与管理者　　　　　　　　D. 护士与护士长
3. 护士长应具备的素质: （ ）

A．管理和组织   B．心理素质

C．过硬专业技能   D．沟通能力

4．护理工作的道德要求：   ( )

A．互相学习、互相尊重、互相谅解   B．互相帮助、勉励

C．互相支持   D．乐于奉献

5．护士与医生的关系：   ( )

A．从属关系   B．支配关系   C．合作关系   D．领导关系

6．医护关系的处理原则：   ( )

A．多沟通   B．讲原则   C．互相尊重   D．互相包庇

7．护士与检验人员在配合中要注意哪些问题：   ( )

A．标本的质量   B．取样操作的有关规定

C．检验报告单的递送   D．采集的样本含量

8．影响护际关系的因素：   ( )

A．年龄分段   B．态度趋同

C．工作需求互补   D．其他原因

9．改善医护关系的措施：   ( )

A．尊重   B．配合   C．转变观念   D．正视自己

10．管理者要利用护理人员的哪项让护理人员在实现护理目标的同时，自身得到全面发展： ( )

A．积极性   B．自觉性   C．创造性   D．集体荣誉感

【判断题】

1．医护关系是指医生与护士的领导与被领导的关系。   ( )

2．护际关系是指护士与护士之间的关系。   ( )

3．护理中医护配合中医生的主要任务是准备和组织。   ( )

4．在患者面前，医护要相互维护对方的形象。   ( )

5．护士在于放化疗人员操作配合中首要注意的是安全问题。   ( )

6．后勤人员与护士无配合在工作中无交集。   ( )

7．医院管理者应该加大对护理人员的重视程度，不能护士其在医院医疗整体工作中的地位。

     ( )

8．新老护士在护理中要互相帮助，消除代际差异。   ( )

9．现代医护关系中"医生的嘴护士的腿"的现象已经杜绝了。   ( )

10．护士和管理者都应该注重情商培养。   ( )

【名词解释】

1．护际关系   2．护医关系

【简答题】

1．简述护际关系的概念及特点。

2．简述医护关系的特点，模式。

3．简述护士长应该具备哪些素质？

4．简述护理工作的道德要求。

5．简述医护之间的角色特点，角色期望有哪些？

6. 简述医护关系的处理原则。

【病例分析题】

从"玛丽发错药之后"案例看医院管理（美国医院的人性化管理）

玛丽是一位护士,在纽约一家医院已经工作了 3 年。有一段时间,该院患者激增,玛丽忙得脚不沾地。一天给患者发药时,她张冠李戴发错了药,幸好被及时发现,没有酿成大事故。但此事仍被上报,医院管理部门对此事展开了严厉"问责"。首先问责护理部,他们从电脑中调出最近一段时间病历记录,发现玛丽负责区域的患者增加了 30%,而护士人手却没有增加。管理者据此认为,护理部没有适时增加人手,造成玛丽工作量加大,劳累过度。人员调配失误,要马上纠正。然后又问责该院人力资源部,问玛丽家里最近是否有异常,得知她的孩子刚两岁,近日上幼儿园不适应,整夜哭闹,影响到玛丽的休息。管理者据此认为,医院人力资源部的心理专家没有对玛丽进行帮助,是人力资源部失职,立即弥补。最后问责制药厂,没有人想发错药,"发错药"可能有药物本身的原因。管理者把玛丽发错的药放在一起对比,发现这几种药的外观和颜色极相似,很容易混淆。他们马上向药厂发函,要求改变这些药的外包装或形状,尽可能减少护士对药物的误识。最后,类似"玛丽发错药"的事被汇总上报,更高的医疗管理者做出相关的调查,得出 2006 年全美护士缺编人数和超负荷工作的结论。提出护士不仅要用,还要"养",要求医院减少护士不必要的文案,让她们做最直接和专业的护理工作等。还强调,医院对"准医疗事故"或事故不要避而不谈,不怕揭短,直面意外,严格追责的目的是"向前看",不犯同样的错误,而不是为了借此惩处某人或补偿某人。

玛丽那几天就特别紧张,不知医院将如何处罚她。可先是医院心理专家找她促膝谈心,告诉她不用担心患者赔偿事宜,已由保险公司解决了。她还与玛丽夫妻探讨如何照顾孩子,并向社区申请给予她 10 小时义工帮助。玛丽下夜班后,由义工照顾孩子,保证她能有充分的休息。同时,医院批了几天假给她,让她帮助女儿适应幼儿园生活。此后,玛丽工作更加认真细致,该院的护士也没人再发生类似的错误。药厂也感谢医院反馈的信息,答应尽快做出改进。（摘自《唐人医院报》http://www.trzxb.com/yyxw-del.asp? id=6&cid=3）

1. 案例中反映的问题是什么？请结合我国医疗现状,提出改进的措施。

2. 根据案例反映的问题,结合我国的医疗资源特点,请问我国与美国的差距在哪里？这种差距如何弥补？

第五章
临床护理伦理（一）

导　学

内容及要求

本章包括四部分内容，主要介绍整体护理的特点和伦理要求、门诊护理的特点和伦理要求、急诊护理的特点和伦理要求、手术护理的特点和伦理要求。应重点掌握整体护理、门诊护理、急诊护理、手术护理的伦理要求；熟悉门诊护理、急诊护理、手术护理、整体护理的特点。

重点、难点

重点是第一节中整体护理的伦理要求；第二节中门诊护理的伦理要求。

难点是第三节中急诊护理的特点和伦理要求。

专科生要求

重点掌握整体护理、门诊护理的伦理要求；熟悉急诊护理、手术护理的伦理要求；了解门诊护理、急诊护理、手术护理、整体护理的特点。

- 整体护理伦理
- 门诊护理伦理
- 急诊护理伦理
- 手术护理伦理

临床护理是护理工作的核心，是医院整体工作的重要组成部分。临床护理工作直接关系到每个患者的医疗、健康恢复，为医疗质量提供有力保障。临床护理人员的职业精神更是直接影响临床护理工作的关键因素，应该得到充分重视。

■■ 第一节　整体护理伦理

整体护理是指以患者为中心，以现代护理观为指导，以护理程序为框架和核心，将护理临床业务和护理管理的各个环节系统化的一种护理理念和工作模式。践行整体护理，意味着我们必须解读其中的伦理内涵，承担起整体护理赋予的伦理责任。

一、整体护理的特点

1. 重视感情交流和心理关怀 强调以人为本的整体护理,重视与患者的情感交流和对患者的心理关怀关心,旨在建立人性化的护患关系,避免滥用技术、过度医疗给患者健康造成的损害。在重视现代医疗技术应用的同时,更注重患者的内心感受和临床实际效果。在完整、系统、正确地应用现代护理知识和技术服务于患者的同时,把以人为本的人性化服务真正具体地贯彻到护理的整个过程中,感受患者的心声,想患者之所想,急患者之所急。

2. 重视人的社会学属性 在临床护理工作中,患者的健康价值、护理的科学价值、道德价值及经济价值之间常会产生冲突,对护理人员提出更高的伦理要求。如在追求医疗护理经济效益的同时,应不应该为患者节省费用?怎样提高医疗服务的可及性?对于医院或医生过分追求经济效益的行为,护理人员是否应该监督和批评?这些伦理问题能否妥善解决,有赖于护理人员对价值哲学、社会资源分配、医疗最优化等原则的真正理解和熟练应用。

二、整体护理的伦理要求

1. 以人为本、尊重患者 整体护理的人本观、整体观区别于以往任何一种护理模式。它强调以患者为中心、以患者的利益和需求为中心,把患者看成是具有生理、心理、社会、文化等各种需要的整体的人,强调对患者系统、全方位的护理。整体护理工作中的人文关怀是人文精神在护理实践中的精髓,充分体现亲情和以人为本的精神是人文关怀的实质。

整体护理在关注患者的疾病,注重对疾病康复的功能护理的同时,更关注患者本人,关注患者所处的家庭和社会环境,注重患者心理需求的满足和人格、尊严的完善。可见,整体护理所需要的人文关怀精神,是一种以尊重为核心的人道伦理精神,整体护理的本质就是倡导和实践人道、人性的尊重。有意识地培养对患者的尊重意识是整体护理中每个责任护理人员应强化的必修课。利用专业的技术知识和熟练的技术操作,尽力护理患者,恢复患者的健康是护理人员对患者的最大尊重,同情关心患者、细心照料、合理运用技术等是这种尊重的具体内容。同时,要承认和理解患者的信仰、爱好、习惯,对患者合理的需求尽量满足。

2. 注重隐私、自主同意 维护患者的人格和尊严,不歧视任何患者,尤其注意对性病、艾滋病、老年和临终患者、精神患者等特殊患者的尊重,保守医疗秘密。理解尊重患者的各项权利,并切实保障这些权利的实施,是每个护理工作者的责任,主要包括患者医疗护理参与权、患者的知情权和选择决定权、患者对医疗费用合理性情况了解、患者要求保密的权利、患者拒绝治疗和护理的权利、患者决定放弃治疗或继续无效治疗的权利等。

3. 公平正义、平等待患 市场经济、高技术对护理传统做法的冲击及所引起的伦理问题、新形势下的护医关系、护患关系等则是需要临床护理人员时时予以关注和研究的内容。不因患者经济支付能力、地位、信仰的不同而在服务上有所不同,让患者主动了解和积极参与医护的有关过程,使患者拥有合理平等的医疗权利。加强对患者生命与健康、权利与需求、人格与尊严的关心与关注,公正平等地对待患者。

4. 环境幽雅、关系和谐 努力创造一种充满人情味的,以关心患者、尊重患者、以患者利益和需要为中心的人文环境。自觉重视人文情感和人道伦理意识的培养。同时,争取临床医生的参与和支持、医护双方在认识和行为上保持协调一致。整体护理模式病房环境的设计和设施布置应尽可能体现家庭式的温馨、舒适和方便,使病房患者、家属、护理人员之间形成十分融洽的家庭式的关系,护理人员还可以从患者或家属中了解到患者的真实问题和顾虑,以便于采取相应的对策和措施加以解决。

整体护理是在新的健康观基础上形成的现代医学模式的最完整的实践和应用,它的意义不仅在于转变护理模式,重要的还在于通过整体护理工作,带动和促进以人为本的整体医疗的开展,真正为患者提供全面、高质量的服务。无论护理这一学科如何发展,高科技对护理有何等深刻的影响,永远改变不了护理以人为本这一核心,永远替代不了护理人员和患者之间人与人的交流、心与心的对话。

■■第二节　门诊护理伦理

门诊是医疗工作的第一战场,是社会对医院了解的直接渠道,门诊护理工作几乎涉及接诊、分诊及诊断、治疗的全过程。门诊护理人员责任重、任务多、接触人员复杂,护理工作更离不开伦理道德的作用。

一、门诊护理的特点

1. **岗位多、工作重**　综合医院门诊护理的岗位一般设有咨询服务台、导医服务、挂号室、候诊室、分科检诊室、抽血室、输液室、手术室、保健咨询室、换药室、急救室等。门诊通常还配有中西药房、常规检验、划价收费等医技室以及住院处、观察室等。门诊护理工作主要涉及咨询服务、导医服务、挂号、抽血、注射、健康咨询、手术护理、门诊治疗、体检、急救等,同时还包括检诊室及各分区管理、卫生清洁及协调门诊与住院部各科室、门诊各部分之间的协调。随着医疗科技的发展和社会需求的增加,门诊部的设置、服务范围也在不断拓展。

2. **患者数量多,成分复杂**　大型综合医院门诊一般每天要接待千人以上来自社会各方面、不同阶层的患者,门诊患者数量与护理质量之间存在矛盾。患者及陪伴者来自社会各阶层,有年老体弱者、婴幼儿和抵抗力较低的患者;有一般急慢性疾病、感染性疾病,易造成患者和健康人之间的交叉感染,也可造成患者的再度感染。对这些情况护理人员都需要积极应对,及时处理。

3. **诊疗时间短、环节多**　门诊患者要求接诊快、检查详细、诊治明确合理。门诊的人数、病种、疾病轻重缓急程度难以预测,患者要求不一,门诊护理人员必须随时做好应急准备和临时调度的潜力和能力,以应急门诊的变化。从患者挂号、候诊、就诊,到医院提供检诊分诊、诊断、检验、放射、注射、治疗、取药等是一连串的且由多个环节组成的流程,其中任何一个环节的障碍都可给患者带来不便。科学管理,依靠护理人员的合理安排、疏导和配合。

4. **诊室多、医生多**　门诊诊室几乎涉及所有临床科室,各科室派出的门诊医生流动变换较快。门诊护理人员要做好导医服务,简化就诊手续,切实防止和克服"三长一短"现象,即挂号时间长、候诊时间长、检查处置取药时间长、诊察时间短。因此,门诊护理工作的特点是要落实到提高质量上,同时合理安排门诊科室布局,通过各种管理措施,改善设施条件、装备新设备、合理布局、利用信息网络技术等提高工作效率,增添为民服务的各种辅助器材和服务项目,克服不利因素,努力提高护理人员的职业素质,改善门诊服务质量,这是提高医院满意度和医疗质量不可忽视的一个重要方面。

二、门诊护理的伦理要求

1. **热情服务,认真负责**　门诊护理人员是患者到医院接触的第一位专业人员,服务态度是否热情,对患者的疑问解答是否耐心,都给患者留下了直接的第一印象。在任何情况下,一切为患者着想、全心全意为患者服务,绝不做有损于患者健康的事,这是护理伦理道德的基本要求。在大量的日常护理工作中,不仅护理人员与患者接触最多,而且护理人员经常在无人监督的情况下单独值班工作,这就对护理人员的思想品质、行为规范、自我修养提出了更高的要求。热情、真诚、负责、耐心是职业道德的要求,也是获得良好护患关系的基础,有助于护理工作的顺利开展。

2. 技术熟练，作风严谨　有些护理工作需在门诊进行，如注射、输液、换药、导尿、灌肠等。操作中要严格执行操作规程，确保安全、有效。工作中随时观察候诊患者病情，遇到高热、剧痛、呼吸困难、出血、休克等患者，应立即安排提前就诊或送急诊室处理；对病情较严重或年老体弱者可适当调整就诊顺序。做好门诊护理工作能节省大量时间，有效提高工作效率。

3. 尊重患者，自主选择　门诊患者流动性大，往往无法形成稳定长期的护患关系，但是不能因为这样，就忽视了对患者的尊重。尊重患者主要包括尊重患者的人格和尊严，尊重患者的自主选择权。例如，在选择专家诊还是普通诊、选择哪位医生、住院治疗还是门诊随诊或是家庭病房等问题上，要尊重患者的意见，如实告知后，由患者自主选择。因为只有患者才能真实了解自己的想法、治疗目的，选择他愿意接受的药物或治疗措施。

4. 环境优美，健康教育　优美、安静的医疗环境，对缓解患者紧张情绪、提高医疗服务效果有良好的效果。门诊工作还肩负着对候诊人群进行健康体检、预防接种、疾病普查、健康教育等一系列任务，对于改变人群生活方式、预防疾病、降低发病率等有积极的作用。用候诊时间开展健康教育，也能收到较好的教育效果，可以通过多媒体、纸质材料、宣传板等多种方式对群众进行健康生活方式、疾病注意事项教育。

▊ 第三节　急诊护理伦理

对急诊危重患者的护理是急诊救治中的重要组成部分，急诊科是急救前沿，接诊各种急、危、重、创等患者，所涉及内容繁多，情况紧急，工作量大。因此，在短暂的时间内给患者以高质量的护理，对家属以恰当的安慰，维持一个安全的就诊秩序，是提高医疗质量的保证。

一、急诊护理的特点

1. 危重患者多，发病急，变化快且复杂　急诊科多为急危重症，如不积极救治或措施不当，将危及患者生命，这就要求急诊护理人员必须具有高尚的医德情操，不论贫、富、贵、贱一视同仁，急患者所急，始终以患者为中心，争分夺秒地挽救生命。因为患者首先接触的是护理工作者，护理工作者对患者的准确分诊、及时地判断是患者救治的关键。护理人员所具备的这种专业水平和职业道德对于患者的安危起到了决定性作用，而这来源于高度的责任心，同时也凝聚了护理人员崇高的职业道德。

2. 多科室联合治疗，实践经验重要　急诊医学是一门新兴的边缘性学科，急诊科医疗工作是急诊医学的具体体现，其涉及多学科、多方面，这就要求急诊医护人员必须掌握多学科的理论知识，具有丰富的临床经验、诊疗护理技能娴熟，对内科常见症的急救护理、各种意外事故的急救技能和护理技能，了然于心。急诊护理工作直接关系到患者的生死存亡，分秒必争。要适应急救工作，护理人员必须不断的学习业务知识，掌握各种急救技能，不断的总结工作经验，才能在急救工作中有用武之地，使患者生命安全得到保证。同时，护理工作的好坏与医疗质量有着密切的联系，良好的职业道德是保证危重患者及时得到抢救及护理的必要条件。此外，作为护理人员，单凭个人的努力远远不够，必须和其他医务人员一起互相协作，才能使患者早日康复。

3. 接诊"无主患者"、低收入患者　急诊患者多数病情危重，需要紧急处理和救治，对于"无主患者"，医护人员常常感到棘手，造成担心、轻视或忽略的错综复杂的心理压力，此类患者需要护理人员专门护理和守护。这类患者如不及时救治护理，病情会恶化，甚至死亡，而缺少监护人在场的情况下会遇到很多医疗风险，这对护理人员的责任心和能力提出了更高要求。

护理人员在积极抢救的时候，会遇到低收入患者难以解决如费用等问题，患者康复后无法出院，给社会、医院及伤者带来了精神及经济负担。此问题的解决要依靠医务工作者具有对患者高度负责的道德良心，实施救死扶伤的人道主义精神，经济负担不能全部留给医院解决，需要社会、政府相关部门的通力协作,共同解决。

二、急诊护理的伦理要求

1. 尊重患者自主权、公正分配卫生资源　在现代医学不断进步的时代,临床上对急、危、重症患者的救治水平显著提高,使许多濒临死亡的患者得以挽回生命。但与此同时,因为急诊病房患者大多病情重急,护理人员经常会碰到许多伦理道德的困惑和尴尬。最常碰到的伦理问题体现在对患者的关怀照顾中,如何权衡利害得失、如何保护患者的自主权、如何公正分配护理保健资源等。在同样患重症的患者之间如何分配有限的卫生资源,是根据病情需要还是患者的支付能力来决定呢? 如果因病情需要治疗的患者而无支付能力,护理人员是考虑患者的病情呢? 还是医院或是个人的经济效益呢? 护理人员应根据公正的原则,公平地利用卫生的资源,使患者受到平等对待,获得平等的照顾和治疗,并在整个过程中得到生理和心理需要方面的支持,不能因患者的支付能力不同,而从态度上、设备使用上区别对待。

2. 完善护理行为,承担护理风险　在遇到严重复合创伤、休克、严重心律失常和呼吸、心搏骤停等无主患者时,往往面临着更多的医护风险。有的患者或其家属可能会认为,在没有医嘱的情形下护理人员的救治方式不当,从而引发纠纷。在这种情况下,急诊护理人员必须坚持把患者的利益和需要始终放在第一位的原则,患者只要有一线希望就尽力抢救,不能因个人得失怕担风险,怕负责任,更不能消极地等待医嘱下达后才投入抢救,而应在有利于患者康复的前提下,按照操作规范要求,果断地采取积极的抢救措施。在平时工作中,更应积极提高、完善护理技术,做好应对突发事件的心理准备和技术准备。

3. 实行人道主义,提高生命质量　传统医学、伦理学的观点认为,医护人员的宗旨是救死扶伤,生命是神圣的,即使患者生命处于重症状态或危重状态或没有挽回生命的可能,医护人员也不能放弃对其的救治。但现代生命质量观认为,处于极度痛苦或意识完全丧失的状态的人,其生命质量低劣,在自愿的前提下可以终止或主动放弃生命。急诊护理人员应该根据患者的经济状况、文化背景、个人价值观等进行取舍,但是最需要强调的还是尊重患者自主权的原则。

4. 知情同意、保守隐私　在对一些身患重症、危重患者实施救治的过程中,医护人员往往会面临是满足患者的知情同意权,还是按家属要求对患者病情保密的问题。护理人员是否应该向患者隐瞒实情,即"善意的欺骗",一直都存在不同的声音。对于患"不治之症"且预后不良的疾病、重危疾病和需要做大手术的患者,如果患者心理承受能力较差,告知实情反而可能引发患者的悲观、绝望心理,有时医护人员会对患者进行"善意的欺骗"。应当谨慎对待这一问题,护理人员应尊重患者自主权的原则,但同时也要考虑患者心理承受力,考虑告知实情后是否会引发患者的悲观、绝望心理等因素,结合情况,考虑如何获得患者利益最大化。

■ 第四节　手术护理伦理

随着医学模式的转变,社会对手术护理人员的要求也越来越高,在具有良好的医疗作风、热情的服务态度、精湛的业务技术等崇高职业道德的同时,更要重视现代伦理精神的培养和应用。

一、手术护理的特点

1. 病种多、患者来源广　由于患者来自社会的各阶层,年龄参差不齐,性格脾气、受教育程度、文化素质、自我涵养、思想意志等也各不相同。这些决定了患者心理活动的复杂性,直接影响着患者对疾病的态度和对护理人员要求的不平衡。有些患者心理负担重,家属行为偏激,甚至有人无理取闹。对待不同情况,更需要护理人员冷静对待,耐心说服,避免矛盾激化。

2. 协作性强、反应敏捷　手术的成功进行需要护理人员与医生、麻醉师及其他技术人员的良好协作,手术护理人员起着承上启下、组织协调的重要作用,良好的沟通能力和合作精神是开展工作的有利助手。手术过程中既要严格把关,又要做好准备迎接各种突发事件,而锻炼敏捷的反应、清晰的思路,为排除各种疑难险情提供有力保障。

3. 精神紧张、节奏紧凑　手术室护理工作紧张忙碌,精神压力大。在术前,要做好充分的术前准备,将所需器械、设备准备齐全,无菌操作。在术中精神高度集中,注意各种患者变化。在术后仔细清点、认真核对,避免遗留纱布、手术器械等,还要负责接送患者、交代注意事项等。任务繁重,工作节奏快,加班更是常事,这对护理人员提出更高的道德要求。

二、手术护理的伦理要求

1. 争分夺秒,全力以赴　手术室护理工作直接与患者的生命,以及疾病能否康复息息相关。人们常说人最宝贵的是生命,生命对于人来说只有一次,不能起死回生。因此,手术室工作应分秒必争,紧张有序。在手术过程中稍有疏忽,如将器械或纱布等遗漏在腹腔内,或在手术过程中不注意无菌操作,就会给患者带来不应有的痛苦及经济损失,甚至造成终身遗憾。为此,为了防止一切不应该发生的事故,为了把患者从死亡线上抢救过来,我们必须加强护理人员的道德教育,让她们树立热爱手术室工作,把救死扶伤、解除患者的痛苦,作为自己的光荣职责和神圣使命,全力以赴,为人民群众的健康事业奋斗终身。

2. 同情体贴,周到服务　同情是人类文明善良的本性,同时反映了一个人的道德水平和思想品质。在商品经济浪潮下,医护人员的价值观念出现了偏移,金钱至上,看钱行医,见利忘义和小病大看,重复检查,过度服务的等现象频发。这种拜金主义极大地冲击着护理人员的工作积极性。加上各医院手术室工作的超负荷运转,护理人员常常疲于完成日常工作,继而产生疲劳感、厌倦感,往往因心理压力超常而产生抵触情绪,从厌倦转向攻击。如患者进手术室时服务态度冷漠,不予理睬;对患者提出的问题,回答时答非所问或者态度生硬。这种言行不仅对手术带来麻烦,而且直接违背了最基本的医德医风。尽管有时这种言行无人知晓,但护理人员自身会受到良心的谴责,感到内疚和不安。因此,我们的护理人员要善于自我检点,加强慎独修养,不断地完善自己,切实做到想患者所想,急患者所急,帮患者所忙。

3. 身心护理,注意言行　住院患者需要手术治疗时,在情绪上、意志上、心理活动上就会发生比较明显的变化。有的表现为激动或消沉,有的恐惧或不安,有的焦虑或抑郁。作为需要手术治疗的患者,较之一般患者来讲,表现得更加强烈、更加复杂,这是人们出于对生命的关注而产生的必然反应。患者总想在各方面多得到一点照顾和关心,如果治疗过程中能够得到来自各方面(包括社会关系方面、家庭成员方面、亲朋好友方面、医生治疗方面和护理人员方面)的关心和照顾,对患者去除疾病恢复健康起着至关重要的作用。反之,患者得不到各方面的关心照顾,可能会延长恢复健康的时间,还会加重病情的发展。这就要求我们的医护人员了解掌握患者的思想变化,有针对性地做好护理工作,如手术前给予关心,同时手术结束后同样要给予安慰,这都会给患者带来良好的护理效果,对稳定患者情绪、做好手术起到积极的作用。

4. 尽心尽责、勇担责任　作为手术室的护理人员要充分认识到自己的责任感。充分认识手术室护理工作在抢救患者、实行救死扶伤中的地位和作用,手术室的护理是对临床患者护理中一个不可缺少的重要环节。每一例手术,甚至每一个细微的操作都直接关系到患者的生命安危。手术室护理人员应该视患者安全为己任,努力避免出现差错和事故。对于发生的事故,也要勇于承担责任、尽量弥补,并尽量争取将损失降到最低点。

案例:

<h2 align="center">永远的白衣战士</h2>

一枚"南丁格尔奖"奖章,7部专著,数十篇论文的发表……这些都证实着黎秀芳创造的非凡业绩。但就工作岗位而言,平凡是她的工作常态,平凡是她人生的基本色调。岗位可以平凡,人生不能平庸。黎秀芳用自己的实际行动再次证明了这个简朴的真理。"三级护理"理论、"三查七对"和"对抄勾对"制度,这些奠定了中国现代科学护理的基础、被称为我国我军护理事业里程碑式的成果,就是黎秀芳在平凡工作的第一线创造的。她把别人看来很平凡的工作作为自己终生的事业干,当教员,她像一支红烛燃烧自己,培养出5 000多名护理人才,其中成为护理专家、领导的就有上百名;担任《中华护理》等杂志的编辑,她一丝不苟,用自己的心血"为他人作嫁衣"……

护士本是一个普通的职业,黎秀芳却认为:"护理工作的伟大,在于它能帮助患者在治病中得到胜似亲人的照料;护理工作的高尚,在于护士将美好的心灵体现在护理工作的始终。"爱,成为黎秀芳心目中护理工作的最高境界。她创造的一系列护理制度和理论,充满了用爱编织的斑斓色彩。

如今,随着科技的发展,药品的功效越来越强大,医疗设备越来越先进,各种医疗规程也越来越具体。可是,再先进的药品和器械,再完善的制度,也代替不了医务人员对患者的爱心。黎秀芳多次强调,没有爱的护理是"冷冰冰的护理"。而爱,是最好的药品,适合于任何一名患者,能治疗任何一种疾病。

一位护士在看护腹泻患者时,尽管戴着口罩,但仍显出一丝厌烦之状。黎秀芳看见后语重心长地找她谈心:"在几十年的工作实践中,我有一个基本感悟,就是有爱心是护士的基本素养。"2004年,年近九旬的黎秀芳住进医院,经过10多天的全力抢救,病情才得到控制。有天晚上,护士小王见她睡着了,就悄悄在一边写护理日记。黎秀芳醒来发现后,对小王说:"患者睡着了也会有病情变化。作为特护,应该时刻注意观察患者。"有一次,护士小苗为她输液时,扎完针转身就走,黎秀芳叫住她说:"给患者输液,要观察患者的反应,问问患者的感受,不能扎上针就走。"

是的,对有的护士而言,这个职业或许只是一个谋生手段而已,但黎秀芳视护理事业为生命,一辈子把所有的爱心都用在护理事业上。因为对患者有深深的爱,她才追求把工作做到极致。她从"给患者一个安静的休息、休养环境"做起,要求打针、送药、铺床等最细微的护理项目都要规范动作。今天,我们面对"走路轻、说话轻、关门轻、操作器械轻"这些凝聚着高度职业责任感的护理规范时,首先感受到的,是一颗博大的爱心。

你看,病房通风,她要求只能在患者上卫生间或外出的时候进行;给患者输液,她要求医务人员把扎针的部位用胶布粘成蝴蝶形状,让患者忘却痛苦;推液体车时,她反复试验,要求医护人员推车时身体离车的距离不能太远,也不能太近,要保持一个优雅的推车体形,让患者看了是一种享受……

采访中,不少与黎秀芳共过事的人告诉记者,微笑,是黎秀芳最基本的表情。而她毕生从事的护理教育、护理实践,无不充盈着对事业、对生命的爱。黎秀芳用自己的微笑告诉我们,要在自己从事的工作上出类拔萃,有所建树,首先要拥有爱的境界。

有一个流行词叫幸福指数。将爱作为事业最可贵的素质、人生最高境界的人,是拥有幸福指数最高的人。黎秀芳是幸福的,因为她理解、播撒并创造了无言的大爱。

爱,是黎秀芳心目中护理工作的最高境界,也是护理伦理原则的最本质体现,践行南丁格尔的崇高志向,为更多需要帮助的患者送去仁爱之光,临床护理伦理任重而道远。

2007年10月13日《解放军报》

复习题

【A 型题】

1. 整体护理是指以患者为中心,以哪项为指导,以护理程序为框架和核心,将护理临床业务和护理管理的各个环节系统化的一种护理理念和工作模式: （　）
   A. 现代管理观　　　　B. 现代护理观　　　　C. 现代伦理观　　　　D. 现代医学观

2. 整体护理所需要的人文精神,是一种以哪项为核心的人道伦理精神: （　）
   A. 尊重　　　　　　　B. 行善　　　　　　　C. 无伤　　　　　　　D. 有利

3. 整体护理在关注患者的疾病,注重对疾病康复的功能护理的同时,更关注患病的患者,关注患者所处的家庭和社会环境,注重患者哪项的满足和人格、尊严的完善: （　）
   A. 整体需求　　　　　B. 家庭需求　　　　　C. 生理需求　　　　　D. 心理需求

4. 哪项是医疗工作的第一战场,是社会对医院了解的直接渠道: （　）
   A. 门诊　　　　　　　B. 病房　　　　　　　C. 急诊　　　　　　　D. 手术室

5. 哪项是护理伦理道德的基础: （　）
   A. 热情、真诚、负责　　　　　　　　　　B. 绝不做有损于患者健康的事
   C. 节省时间,提高工作效率　　　　　　　D. 尊重患者,自主选择

6. 哪项患者流动性大,往往无法形成稳定长期的护患关系: （　）
   A. 门诊　　　　　　　B. 急诊　　　　　　　C. 手术室　　　　　D. 病房

7. 哪项是一门新兴的边缘性学科,涉及多学科、多方面: （　）
   A. 整体医学　　　　　B. 门诊医学　　　　　C. 急诊医学　　　　　D. 手术医学

8. "无主患者"、低收入患者的收治依据: （　）
   A. 有利原则　　　　　　　　　　　　　　B. 保护性原则
   C. 市场化原则　　　　　　　　　　　　　D. 人道主义原则

9. 在重症患者生命应该是否要继续发生争议时,必须强调哪项的原则: （　）
   A. 医疗最优化原则　　　　　　　　　　　B. 生命质量原则
   C. 尊重患者的自主权　　　　　　　　　　D. 积极救治

10. 哪项护理人员起着承上启下、组织协调的重要作用,良好的沟通能力和合作精神是开展工作的有利助手: （　）
   A. 门诊　　　　　　　B. 急诊　　　　　　　C. 病房　　　　　　　D. 手术室

【X 型题】

1. 医疗护理技术的应用与哪项密切联系: （　）
   A. 生命的质量和价值　　　　　　　　　　B. 患者的权利
   C. 有限卫生资源的公正分配　　　　　　　D. 患者支付能力

2. 整体护理的哪项是区别于以往任何护理模式的最鲜明和最重要的特征: （　）
   A. 技术观　　　　　　B. 经济观　　　　　　C. 整体观　　　　　　D. 人本观

3. 门诊护理的特点有: （　）
   A. 诊疗时间短、环节多　　　　　　　　　B. 诊室多、医生多
   C. 患者数量多　　　　　　　　　　　　　D. 岗位多、工作杂

4. "三长一短"现象: （　）
   A. 挂号时间长　　　　　　　　　　　　　B. 候诊时间长

C. 检查处置取药时间长   D. 诊察时间短

5. 门诊工作还肩负着对候诊人群进行哪项等一系列任务：   (   )

     A. 健康体检   B. 预防接种   C. 疾病普查   D. 健康教育

6. 护理人员必须怎样，才能在急救工作中有用武之地，使患者生命安全得到保证：   (   )

     A. 不断的学习业务知识   B. 掌握各种急救技能

     C. 不断的总结工作经验   D. 考虑治疗费用与疗效

7. 急诊护理人员常会面临比较复杂的伦理问题，遵守的医学伦理准则包括：   (   )

     A. 有利原则   B. 无伤原则

     C. 诚实、守信、公正   D. 据患者的具体情况，综合分析

8. 手术室护理工作包括：   (   )

     A. 充分的术前准备   B. 注意患者术中变化

     C. 术后清点纱布、器械   D. 接送患者，交代注意事项

9. 手术治疗的患者常有的心理变化：   (   )

     A. 激动或消沉   B. 恐惧或不安

     C. 焦虑或抑郁   D. 冷漠或躁狂

10. 对手术患者的心理关怀有：   (   )

     A. 请不要紧张，麻醉会使你减少痛苦，你有哪些不适，请及时告诉我们

     B. 你的手术很顺利，请安心养好伤口。你的感觉很好吧

     C. 请不要害怕，通过手术马上就会恢复健康的

     D. 请你再坚持一下，手术马上就要结束了

【填空题】

1. 有意识地培养_____是整体护理中每个责任护理人员应强化的必修课。

2. _____对缓解患者紧张情绪，提高门诊医疗服务效果有良好的效果。

3. 在短暂的时间内给患者以高质量的护理，对家属_____，维持一个安全的就诊秩序，是提高医疗质量的保证。

4. 良好的职业道德是保证危重患者及时得到抢救及护理的必要条件，作为护理人员，单凭个人的努力远远不够，必须和_____一起互相协作，才能使患者早日康复。

5. 手术室护理工作直接与_____，以及疾病能否康复息息相关。

【简答题】

1. 简述整体护理的伦理要求。

2. 简述门诊护理的伦理要求。

3. 简述急诊护理的伦理要求。

4. 简述手术护理的伦理要求。

【病例分析题】

     某日上午9时，股市刚刚开盘，一位60多岁的老太太和往常一样步入证券大厅。随着股市的行情的涨落，她的情绪剧烈波动，10时左右，老人感到剧烈头痛，不多时老人突然晕倒在地，昏迷不醒。股友们急忙把她送到附近医院急诊科就诊。

     请问如何对待这位急诊患者？

第六章
临床护理伦理（二）

导 学

内容及要求

本章包括五部分内容，主要介绍儿科护理的特点和伦理要求、妇产科护理的特点和伦理要求、老年病护理的特点和伦理要求、精神科护理的特点和伦理要求、传染科护理的特点和伦理要求，应重点掌握儿科护理、妇产科护理伦理要求；熟悉老年病护理、精神科护理、传染科护理的伦理要求；了解儿科护理、妇产科护理、老年病护理、精神科护理、传染科护理的特点。

重点、难点

重点是第一节儿科护理的伦理要求；第二节妇产科护理的伦理要求。

难点是第四节精神科护理的伦理要求

专科生要求

重点掌握儿科护理、妇产科护理伦理要求；了解老年病护理、精神科护理、传染科护理的伦理要求。

- 儿科护理伦理
- 妇产科护理伦理
- 老年病护理伦理
- 精神科护理伦理
- 传染科护理伦理

第一节　儿科护理伦理

儿科的服务对象为未成年儿童，病史和症状大多无法由患者明白表达，这给护理人员工作的展开带来很大困难，同时又因为患儿身体仍在发育成长，对有些护理操作的耐受程度不如成人，也相应地增加了护理难度。运用护理伦理学知识，有助于护理人员更好地处理与患儿及家长的关系，对于顺利开展护理工作，完成护理任务起着不可或缺的作用。

一、儿科护理的特点

1. 家长代替患儿行使权利　就医过程中具有完全民事行为能力的患者都有知情同意、自主选择等权利，但儿科的患者是未成年的孩子，没有完全的自主行为能力和判断力，他们还处于父母的合法监护下,一般来说都是听从大人的意见,这就导致了在临床护理工作中,患儿的知情权、自主权常常被忽略。与患儿自主权和知情权被忽视相对应的是,患儿家长对医疗服务要求高、维权意识强,要求得到更完善、高素质的护理服务,甚至会拒绝实习护理人员为其提供护理服务。护患关系在儿科更加紧张,处理不当极易引发护患冲突。

2. **临床操作不顾及患儿感受**　由于家长和医护人员的惯性思维,认为患儿还是孩子,谈不上羞耻辱感、不懂得害羞,常常在众人面前询问病史,进行查体、导尿、备皮等医疗活动,忽视了患儿的隐私权。此外,常常是没有提前告知患儿就开始进行临床护理工作,对一些哭闹不肯合作的患儿,更是多采取家长、医护人员强迫执行的方式,没有顾及患儿的感受和心理承受能力,容易导致患儿对护理人员的不信任、仇视等不良心理,对于护理工作的顺利完成留下了很多阻碍。

3. **健康教育任务重**　护理工作要同时指导家长对患儿的饮食要求、服药的注意事项,根据气温变化增减衣服等内容。康复的患儿应合理饮食,并发放各种疾病家庭护理小册子,完善护理内容,保证护理工作的贯穿性。这些都将极大地提高护理质量,也会得到患儿家长的赞誉。

健康教育本身就是以人为本护理模式的重要组成部分,儿科护理中的健康教育需要注重细节,讲求方式。可以制定儿童健康教育活动计划表,介绍疾病防治、饮食要求、用药指导、体育锻炼等知识;还可以进行集体沟通,对某一季节发病率高的疾病可对患儿家长进行集体沟通、宣教和检查指导;或者办一些儿童健康教育的宣传栏,以儿童喜欢的卡通、漫画为主,生动活泼,乐于接受。

二、儿科护理的伦理要求

1. **勤于学习技艺,提高实践技能**　护理人员应该树立起崇尚医德,勤于学习技艺的精神。由于儿科护理工作的复杂性,要求儿科护理人员技术娴熟,操作准确,为患儿提供全面照顾和支持,使患儿尽快康复。实践经验不足、操作技术缺陷的问题对新护理人员来说在所难免。这就要求护理人员入科前对儿科有一个基本的了解与准备,对专科操作技能如头皮针注射反复练习,达到熟练掌握的程度;入科后则要谦虚谨慎,珍惜动手机会,最终达到"一针见血"的功力,以得到家属及患儿的认可和信任。一个努力钻研、工作认真负责的年轻护理人员,会得到患者家属及患儿的认可,而推动临床护理工作的进步和发展。

2. **与家长沟通得法、共同努力实施服务**　患儿就医时往往哭闹不止,拒绝打针吃药,家长也可能会言词过激,情绪急躁,甚至带有攻击性行为等,护理人员应举止大方、不卑不亢,对患儿及家长耐心、详细做好解释工作。灵活运用语言技巧,冷静、理智、耐心解释,应用医学知识给予安慰,建立和谐的护患关系。更要提高护理技术,快、准、稳,达到治疗护理目的,进而提高护理质量。

3. **尊重患儿的自主权、知情权**　临床中护理人员往往重视与患儿家属的交流沟通,忽视了患儿的权利。实际上,患儿也具有自主选择权,患儿家长有决定权,当患儿表示反对时,护理人员应耐心沟通。沟通无效、不得不强制执行时,护理人员也应向患儿解释这样做的必要性,并表示歉意,避免强制性执行操作在患儿心理上留下阴影。在紧急情况下,及时告知家属拒绝操作可能对生命和健康产生的危害。所有操作,都应该在征得患儿及其家长的同意后方可进行护理处置。

4. **注意保守隐私、了解患儿心理**　在儿科护理工作中,要关注儿童的隐私保护,保守患儿的隐私是尊重原则的最直接的表现。护理人员要从自身做起,树立自觉维护患儿隐私的意识,在操作中注意避免暴露与操作无关的部位,必要时在病床周围拉上围帘,使其成为独立的单元,并且让患儿家长陪同,使患儿产生安全感。

5. **态度和蔼亲切、言行细致体贴**　儿科护理要注意举止文雅、亲切,面带笑容,声音轻柔,在言行上体现爱心、耐心、细心,给患儿带来良好的信任感,建立良好的沟通方式,以便于护理工作的顺利进行。

解除患儿的病痛是护理的首要责任,当儿童患病时,家属都格外焦虑、恐慌,对护理人员也提出了较高的要求。如静脉穿刺操作,在操作前应做好沟通,根据患儿性格特点,给予鼓励性语言、糖果、玩具等,减少患儿穿刺时的紧张害怕等心理因素;穿刺后,要对患儿给予表扬肯定,并进行交流,为下次的护理操作打好基础。这些细致入微的言行举动,对患儿接受护理,早日康复都起到了很好的作用。

6. 环境优美充满童趣、工作讲究方法不粗暴 优雅的环境、充满童趣的空间,会让患儿有稳定的情绪、愉快的心情,对接受医疗护理也会起到很大的助益。如将各病室都涂不同颜色,使用粉色的床单和被罩,墙壁悬挂卡通图片,室内摆放玩具,准备电动车及各年龄的书籍等。护理人员着粉色大衣,通过讲故事、唱儿歌等方式消除患儿对医院的恐惧心理。了解儿童心理,工作讲究方法不粗暴,强调亲情服务、温馨服务,提高护理工作效率及护理质量,使患儿在轻松愉快的心情下度过医疗护理时光,获得满意的治疗效果。

■■ 第二节　妇产科护理伦理

一、妇产科护理的特点

1. 护理工作重、操作复杂 妇产科护理的服务对象包括妇科患者和产妇,工作内容繁杂而又辛苦,既要完成正常患者的临床护理任务,又要考虑女性生殖系统的健康恢复,对各种护理措施既要考虑治疗效果,又要重视不良反应,而且还要考虑到对胎儿和婴儿的影响,预料到可能发生的各种严重意外,积极做好应对策略。妇产科护理工作繁重、操作复杂的特点更加凸显。

2. 健康教育任务重 对患病的妇女和产妇,既要重视疾病诊治和护理,也要重视生理性的护理。在日常护理工作中,护理人员较医生更有机会对妇女开展保健咨询、健康教育工作,帮助妇女正确认识、对待自身的生理性和病理性问题,对正常妇女、孕妇、患病妇女做好咨询和各期保健,教导她们在月经期、更年期、老年期如何不诱发疾病,降低正常孕妇在妊娠期发生合并症的几率,并教育她们早期发现不良情况及时就医,以便得到及时恰当的诊治和护理。妇产科工作关系到优生优育、计划生育等许多国家法律和有关政策,对人流堕胎、绝育、辅助生殖等技术应用更需要在具体规范指导下进行,做好健康教育,有利于患者个人、家庭、国家的未来,有利于子孙后代、社会发展。

3. 特殊心理特点 护理人员要善于发现妇产科患者的心理变化,注意妇产科患者特有心理特点。很多妇产科患者,如未婚先孕、不孕症、性功能障碍、性传播疾病等患者都不愿让他人知道病情,不同的患者会有各种不同心理,如自卑心理、恐惧心理、抑郁心理等,注意及时发现、正确对待是护理工作的一部分,更是对护理人员的高层次要求。

二、妇产科护理的伦理要求

1. 态度严谨、技术优良 要求系统掌握妇产科疾病的特点,急、危、重症的特点及妇产科患者的心理特点,努力学习、丰富自己的专业知识,熟练临床的操作技能,工作态度严谨认真、求真务实。具体包括:生产过程的观察,记录要详细、及时、准确;接生时尽量保护会阴完整;手术时配合熟练、术后严格查对器械,按规范严格操作;护理人员应意识到对患者、对社会的责任,认真对待每一名患者,做好妇女和孕产妇保健,保障母婴安全。

2. 尊重患者、保守隐私 尊重患者的人格,不歧视,尊重患者的知情权和自主选择权,尽心负责,竭诚为患者服务。对于患者的要求,尽量满足,了解患者心理,真诚对待患者。在与患者交流时应单独访谈,对患者的个人经历不做评价,慎言守密,给患者充分的信任和安全感。在病房检查和治疗操作时,避开异性和人群,动作轻柔,不过分暴露身体,实习示教要征得患者同意和理解。患者的生命健康是最宝贵的,确保母婴安全是妇产科的核心任务,杜绝透露、散布或传播患者个人信息和隐私,禁止对患者冷嘲热讽、调侃戏谑,或将患者的隐私当作笑料来谈,严格避免因护理人员言行不谨慎给患者及其家庭带来的痛苦和不幸。

3. **亲切友善、循循善诱**　掌握不同患者的心理特点,在女性不同生理时期,都会出现一系列特殊的心理变化,如青春期少女初潮、未成年怀孕、非婚生育、不孕患者、更年期症状等不同的生理或病理改变,都会在女性心理产生诸如羞怯、恐惧、无措、试图隐瞒等各种感情变化,在对待临床护理工作时也会表现出敏感、猜疑、自卑、抗拒等不同行为。护理人员在工作中,要针对患者的不同心理特点耐心细致服务,避免伤害性言辞,交流与沟通时态度要亲切,循循善诱,消除患者的思想顾虑,获得信赖,培养良好的护患关系,为顺利开展护理工作做好充分准备。

4. **遵守法律、保护妇女**　严格遵照我国相关法律法规,不以技谋私,不参与代孕技术、非法堕胎、胎儿器官买卖等不法行为,并切实保护妇女权益,将生育政策与个人意愿结合,寻求个人、家庭、国家的利益一致和最大化。随着社会的不断进步和医学技术的不断提高,不可避免地会产生越来越多的伦理问题,而妇产科又是一个比较特殊的科室,因此我们护理人员必须要提高自身的道德修养和素质,学习法律和伦理学知识,才能在保护自己的同时,更好地维护患者的利益。

■■ 第三节　老年病护理伦理

随着社会老龄化人口的逐渐增加,老年病已成社会的高发、常见病种,其独有的特点对临床护理工作提出更多新的要求。一个文明社会,必然需要为对社会作出一生贡献的老人提供必需的有效的医疗服务,我国一向以尊老为荣,老年病护理更体现出优秀的伦理思想,老年病护理工作更充分体现出医学的伦理属性。

一、老年病护理的特点

1. **发病急、病种复杂**　老年患者大多机体功能衰退,易患高血压、冠心病、糖尿病等慢性疾病,脑出血、脑血栓、心肌梗死、肺心病、恶性肿瘤等危重疾病也易多发。且老年人大多患病时间长、种类多,经常有慢性病急性发作或突发急性病变患者,疾病特点发展迅速,反复发作,住院周期长,护理工作繁重艰巨。

2. **老年人心理特殊**　老年病患者自理能力差,易情绪化,心理上经常处于紧张不安的恐慌状态。在护理过程中,会经常重复询问同样的问题,对不良预后的接受也有所不同,有的老人拒绝接受、反复转院,有的老人寻求偏方、不配合治疗,还可能有的老人整日以泪洗面、消极悲观厌世等。同样,辛苦劳作一辈子的老人,希望得到认可和社会承认,患病之后也对家人儿女的要求不一致,这些都会直接间接影响医疗效果。对于老人的心理要善于观察,时时引导,才能更好地实施护理,从而达到最终的治疗疗效。

3. **体现社会关怀**　对老年患者护理不仅体现了临床功能,更重要的是体现了社会公德。老有所医、老有所乐、老有所学、老友所为和老有所养,是每个社会老年人期望的生活方式,也是社会文明程度的体现。对老年生活质量的重要保障之一就是护理和看护,这是比吃、穿、住、行更深一层次的需求,通过全社会的协同合作才能最终实现老年人享有平等、实用、必需的护理服务,这是对老人晚年的慰藉,更是社会应尽的关怀义务。护理人员如果没有从整个社会角度考虑,很有可能陷入抱怨、不耐烦甚至忽视、虐待老人等想法,这是万万要不得的。

二、老年病护理的伦理要求

1. **尊敬老人、待患如亲**　尊重老人的人格完整性,尊重老年患者的各项权利,"以人为本"、"待患如亲"。护理工作中注意关心体贴患者、爱护患者,在医疗护理工作的每一个环节都注意人性化关怀。老年患者由于器官功能减退出现各种疾病,大多长期或多次反复住院,备受各种疾病的折磨,很多处于身心俱疲的状态。而对自己病情的焦虑、恐惧、担忧,使他们经常处于不安全感和孤独感。护理人员应该理解和尊重老年患者,时刻关注患者的病情变化和情绪变化,对老人的要求,耐心倾听,做好解释、安慰、劝导工作,并对老人进行积极有效的心理干预,降低不利于康复的负性心理情绪,保证医疗护理的顺利进行。

2. 观察细致、认真负责　老年人由于心理、生理功能的特殊性,往往反应性降低,自觉症状轻,即使病情危重,临床症状、体征也常常不典型,容易掩盖很多的疾病。如果不及时发现,老年人病情发展迅速,很容易延误病情。因此,老年病的护理人员需要在日常工作中细心观察,具备敏锐的观察力和判断力,在执行操作时科学认真、高度负责,对老年患者的细微变化了然于心,注意老人疼痛阈值高等病理、生理特点,在工作中专心、审慎、周密、善于观察,及早发现症状,避免因粗心、忽视而给老年患者带来的痛苦、遗憾。

3. 持之以恒、耐心周到　老年患者由于行动不便或长期卧床休息治疗,使他们着急、疑惑甚至信心不足,医务人员要以高度的责任心关注他们,持之以恒,针对患者的心理给予开导,以深切的同情心和持之以恒的耐心悉心治疗和护理,对患者的身体、心理护理不急躁、不厌烦,主动接近、耐心询问、安慰鼓励,耐心细致地为患者护理。争取获得老人的信任和尊重,形成亲切友好、稳定合作的护患关系,有利于老年患者的健康恢复和机体功能康复,这也是护理工作顺利开展的保证。

4. 热爱事业、无私奉献　热爱护理事业,尤其是热爱老年病护理事业,用高度的义务感、责任感,积极主动为老人服务,虚心学习,不断进步,掌握精湛的临床护理技术,注重老人心理特点,为老年病事业奉献爱心。努力创造整洁、安静、舒适的医疗环境,在护理中注意保护性原则,确保老年患者的安全。护理工作是在护患沟通中逐渐完成的,让老人知道家属和社会对他们很关心,可以放心的交托,是护理精神的精髓。护理人员的无私奉献,是老年病护理长期发展和收到良好效果的前提和保障,更是临床伦理精神的具体体现,是每个护理工作者应该时时牢记,铭记于心的。

第四节　精神科护理伦理

精神科患者由于自理能力差、认知障碍、行为不能控制等原因使护理工作面临许多困难,工作难度大,这不仅需要有熟练的护理技巧,更需要有高超的职业道德。

一、精神科护理的特点

1. 工作压力大、任务重　精神科护理可能会遇到各种精神疾病的患者,由于职业、性格、年龄、性别及病情的差异,表现出各种不同症状,更存在各种不合作的情况,如接受注射治疗时患者挣扎乱踢,入院后持续性自杀行为,面对有敌意、攻击性人格的患者,还具有潜在性危险,口头谩骂、恐吓或疑心重、忧虑抑郁倾向患者,都是经常可以遇到的情况。护理人员需要做好充分的思想准备,才能进入这一护理领域,较其他临床科室,需要护理人员具备更多的心理承受能力和高尚的护理道德情操。

2. 患者缺乏理智,重视安全防范　处于发病期的患者,经常会有自残、伤害他人等危险行为,这是患者意识不正常时的表现,应该得到理解,不能歧视;护理人员的工作同时还包括安全教育、安全检查等,精神科患者入院治疗,承载着家属的信任,护理人员不能因患者的感知觉障碍对其打骂、虐待、不耐烦,对不理智行为更要客观看待,具有职业精神。

3. 引起社会重视,关注患者群　目前人们对心理精神疾病的认识已经不再是18世纪的妖魔化,但是在一定程度上还是受到社会上的歧视和区别对待。为患者能够很好的工作生活、回归社会,护理人员同时承担社会心理普查、教育工作,鼓励患者早日就医,寻求科学途径解决心理疾病,同时通过科学教育,消减人们内心疑虑,减少社会歧视。精神科患者也只是一种患者群,拥有患者享有的各种权利,面对越来越多的患者群、易感人群,我们需要一种开明、健康的社会大环境,而这些都离不开护理工作者的辛勤努力。

二、精神科护理的伦理要求

1. 尊重包容,冷静克制　护理人员应以冷静、从容、诚恳的态度面对发生的事实,并采取适当的处理措施应对各种突发事件。如当患者有自杀意图时,护理人员可以将玻璃制品,衣架等物品收回保管,对其注意严密观察、限制行为等。尊重患者的自主权和知情权,但当患者理解能力障碍、无法作出有利于自己身体健康的决定时,可适当限制患者自身的这些权利,由法定代理人执行。

2. 有效防范,避免伤害　在做护理操作前,要与患者解释沟通,争取获得理解和同意,操作过程中保护患者,避免受到伤害。因精神科患者多表现行为失常,无法及时判断其主观感受,医护人员要密切观察,避免过失和意外给患者带来的痛苦。对可能产生的患者自残行为要有防范意识,应加强患者家属教育,保证患者健康安全。同时要避免患者互相伤害,将有危险患者隔离治疗,曾有新闻报道一精神科患者用钢匙挖去同病房患者眼球的恶性事件,造成了极大的社会影响。为维护治疗环境的安全时,可采取定期及不定期的病房安全检查。在安全检查时必须先向患者说明目的,且当事人必须在场。精神科患者的特殊角色,要求医护人员能够提供最基本的安全保障,这些都是护理人员的工作职责,防范得法需要长期的实践积累和对患者、护理工作的热爱。由于精神科患者的特殊性,其基本权利更加具体、重要。

3. 注重隐私,重诺保密　精神科患者隐私性及保密性必须随时受到尊重,不可在不相关的场所自由谈论患者资料,如走廊、电梯等。也有特殊情况,可不必为患者保密,包括患者同意情况下,为了挽救患者生命、保护患者自身的利益,或当与他人、社会利于发生冲突时,法律程序需要病情资料等。

▦ 第五节　传染科护理伦理

传染科患者除了给自身带来痛苦和不适,还可能传染给他人,具有社会危害性,护理人员工作中更有一定风险,所以传染科护理人员必须具备高尚的职业道德,才能更好地为患者服务。

一、传染科护理的特点

1. 控制传染源、切断传播途径　传染科护理工作的重要任务就是控制传染源、切断传播途径。执行严格的消毒隔离制度,对易感人群合理保护,限制传染病患者的接触范围,防止院内交叉传染。早期发现、及时确诊、隔离治疗是对患者最好的服务。传染科护理工作要求严格,对避免传染病扩散具有重要意义。

2. 注重心理护理　传染科患者心理压力大,容易产生一系列心理问题。如被歧视感、不安全感、忧虑、自卑等。不同年龄、性别、职业的患者会产生不同的心理变化,如急性期传染病患者往往都是突然发病、急症入院,缺乏心理准备而易产生逆反、躁狂心理;慢性病患者则由于恢复缓慢而时时悲观失望,抑郁沮丧等。护理工作的一部分内容就是发现各种心理问题,适时开导,使患者坚定信心,能够在疾病治愈之后顺利回归社会。

3. 社会危害性　在护理工作中,传染科的工作不仅是为了患者恢复健康,还要对他人、社会负责。对于潜在大规模发病传染病更应引起充分重视,对社会隐形感染患者要注意健康教育、宣传预防保健方法,传染科的工作不仅局限于医院,更要重视社区健康教育、安全用水、生活方式倡导等各种内容。传染科护理意义重大,对一定时期的高发传染病要做好预防、避免产生严重的社会危害。我国应对非典时的经验具有很大的教育意义,公共卫生事业建设任重而道远。

二、传染科护理的伦理要求

1. 忠于职守，具有奉献精神　在传染科护理工作中，护理人员与患者朝夕相处，接触感染的机会多。传染科工作辛苦，经常要面对急重症抢救患者，护理时既要认真细致，又要无私风险，表现出高尚的护理道德。护理工作独立性强，对患者负有维护安全的责任。任何敷衍塞责的行为和不规范的语言都会给患者造成极大的痛苦，甚至危及患者的生命。因此，护理人员应在工作实践中努力培养自己的良好工作作风和慎独精神，做到说的和做的一个样，没人在和有人在一个样。

从患者的利益出发，想患者所想，急患者所急，以患者为亲人，帮助患者减轻痛苦，在严格遵守消毒隔离规则的前提下，不怕脏和累。将自己的爱心奉献给患者。在"非典"暴发期间，众多护理人员不计个人安危、坚守工作第一线，忘我工作甚至献出宝贵生命的优秀事迹为我们塑造了一个个光辉闪耀的高大形象。传染科护理要求工作人员不在乎社会偏见，忠于职守，认真负责，不惧危险，具有坚定的奉献精神，真正体现了救死扶伤的人道主义精神。

2. 尊重患者，注重心理护理　传染科患者心理压力大，易产生各种心理问题。如乙型肝炎，在我国频发，病毒携带者更是数目庞大。因其具有传染性，且目前尚无特效疗效的药物，患者往往产生紧张、惊恐、焦虑、自卑感，有的慢性传染病患者还因反复多次住院，经济负担沉重，思想上背上了沉重的包袱。护理工作者应运用专业知识，打消患者的心理顾虑，教育患者用科学的态度对待传染病，主动接近患者，温和而热情地对待患者，做好心理护理。了解患者遇到的生活中的困难，适时开导帮助，使患者改善心态，顺利接受治疗和护理，达到尽早康复的目的。

3. 预防为主，对全社会负责　传染科护理人员只有自觉地意识到自己对患者、社会所担负的重要责任，才能尽心尽力地做好自己的本职工作。建国以来，经过多年的努力我们有效地减少了不少传染病的发病率和死亡率，传染病已经不再是威胁人民健康的主要疾病，但是近年来，有些传染病又有抬头趋势，还有许多传染病隐性感染者众多，如结核病、艾滋病等，因此传染病防治的任务要以预防为主，做好儿童的计划免疫、积极向人民群众普及传染病知识，教导人民群众健康、文明的生活方式；还要配合公共卫生人员对污水、注射器、针头等集中消毒处理，做好传染病防治，为全社会负责。

案例：

护士打错针孕妇被迫剖宫产

某夜，怀孕已经临近预产期的杨某感到有分娩迹象，丈夫万某忙将妻子送到了医院。在妇产科6号病床上安顿下来后，医院给杨某做了B超等常规检查，医生告知胎位、胎心等都正常。

次日上午9时45分，病床前走来了一名护士，"当时护士没有跟我讲什么便给我打针，我以为是医生嘱咐的也没多问，护理人员随后在我屁股上肌肉注射了一针"杨某说。针打完后她的身体产生了强烈的不适。她感觉肚子痛，额头不断地渗出汗滴。丈夫找到妇产科主任，询问是怎么一回事，以及护理人员给妻子打的是什么针。然而主任的回答吓了他一跳，对方称根本没有安排人给他的妻子打针。原来，医生在护士站口头嘱咐护士给26床刘某打针。然而，护士却把医生说的"给26床打针"，听成了"给6床打针"，结果出现了意外。

随后，主任立即组织人员把妻子送到15楼手术室，准备对妻子进行剖宫产。手术过程中，他才得知护理人员误将开给26号床产妇的缩宫素肌注给了6号床的妻子。

当天上午10时30分左右，小孩出生了，是个女儿，医生告诉他母女平安。

医院承认，在这一过程中，医生和护士都有过错，按规定，除非在手术中，医生给护理人员下医嘱必须用手写下医嘱，不能口头交代。护士在打针前也没有按规定核对所用药与病床号、患者姓名是否一致，便匆匆给患者打了针。而且，护士的注射方式也有问题，缩宫素本来应该用点滴慢慢打的，但是护理人员却用肌注的方式,快速注射给了患者,结果导致了这场不该有的剖宫产。

复 习 题

【A 型题】

1. 儿科患者的知情同意权由哪项行使: （　　）

  A. 患儿　　　　　　　B. 家属　　　　　　　C. 医护人员　　　　　D. 社区代表

2. 儿科护理工作中也应遵循"救死扶伤,防病治病"的有利原则,努力使患儿受益,关心患儿的: （　　）

  A. 心理感受　　　　　B. 生存质量　　　　　C. 主客观利益　　　　D. 医疗费用

3. 患儿家属是否满意: （　　）

  A. 是衡量护理工作的唯一标准　　　　　B. 不是衡量护理工作的唯一标准

  C. 可以表达患儿满意度　　　　　　　　D. 是护理目的的重点

4. 切实保护妇女权益,将生育政策与哪项结合,寻求个人、家庭、国家的利益一致和最大化: （　　）

  A. 个人意愿　　　　　B. 社会发展　　　　　C. 国家计划　　　　　D. 家庭期望

5. 文明社会的体现就在于: （　　）

  A. 从小抓起,健康教育　　　　　　　　B. 满足家庭传宗接代希望

  C. 不歧视精神科患者　　　　　　　　　D. 为老人提供医疗保障

6. 下列哪项,有利于老年患者的健康恢复和机体功能康复,也是护理工作顺利开展的保证: （　　）

  A. 亲切友好、稳定合作的护患关系

  B. 对老人的要求,耐心倾听,做好解释、安慰、劝导工作

  C. 在工作中专心、审慎、周密、善于观察

  D. 获得老人的信任和尊重

7. 精神科患者的特殊角色,要求医护人员能提够最基本的哪项这是护理人员的工作职责: （　　）

  A. 医疗服务　　　　　B. 安全保障　　　　　C. 心理治疗　　　　　D. 平等对待

8. 在哪项时必须先向患者说明目的,且当事人必须在场: （　　）

  A. 心理治疗　　　　　B. 临床用药　　　　　C. 电击治疗　　　　　D. 安全检查

9. 哪项护理工作的一部分内容就是,适时开导,使患者坚定信心,能够在疾病治愈之后顺利回归社会: （　　）

  A. 尊重患者知情权　　　　　　　　　　B. 保守患者隐私

  C. 发现各种心理问题　　　　　　　　　D. 注重生活质量

10. 护理人员应在工作实践中努力培养自己的良好工作作风和哪项,做到说的和做的一个样,没人在和有人在一个样: （　　）

  A. 慎独精神　　　　　B. 刻苦精神　　　　　C. 保守隐私　　　　　D. 平等意识

【X 型题】

1. 儿科护理中的健康包括: （　　）

  A. 制定儿童健康教育活动计划表

  B. 编写讲述小故事等,寓教于乐

  C. 对患儿家长进行集体沟通、宣教和检查指导

  D. 卡通、漫画形式宣传栏

2. 妇产科护理的服务对象：　　　　　　　　　　　　　　　　　　　　　　　（　　）

　　A．妇科患者　　　　　　B．产妇　　　　　　C．胎儿和婴儿　　　　D．青春期少女

3. 妇产科健康教育工作包括：　　　　　　　　　　　　　　　　　　　　　　（　　）

　　A．帮助妇女正确认识对待自身的生理性和病理性问题

　　B．降低正常孕妇在妊娠期发生合并症的几率

　　C．人流堕胎、绝育、辅助生殖等技术普及

　　D．对正常妇女、孕妇、患病妇女做好咨询和各期保健

4. 妇产科护理符合伦理原则的有：　　　　　　　　　　　　　　　　　　　　（　　）

　　A．接生时尽量保护会阴完整

　　B．手术时配合熟练、术后严格查对器械，按规范严格操作

　　C．对患者的个人经历不多做评价

　　D．做好妇女和孕产妇保健，保障母婴安全

5. 老年病患者的心理变化有：　　　　　　　　　　　　　　　　　　　　　　（　　）

　　A．紧张不安的恐慌状态　　　　　　　　B．拒绝接受，反复转院

　　C．以泪洗面，消极悲观厌世　　　　　　D．情绪化

6. 年人由于心理、生理功能的特殊性，往往：　　　　　　　　　　　　　　　（　　）

　　A．反应性降低

　　B．自觉症状轻

　　C．即使病情危重，临床症状、体征也常常不典型

　　D．容易掩盖很多的疾病

7. 护理人员同时承担：　　　　　　　　　　　　　　　　　　　　　　　　　（　　）

　　A．社会心理普查、科学教育，

　　B．鼓励患者早日就医，寻求科学途径解决心理疾病

　　C．消减人们内心疑虑

　　D．减少社会歧视

8. 不必为患者保密的情况包括：　　　　　　　　　　　　　　　　　　　　　（　　）

　　A．患者同意情况下　　　　　　　　　　B．为了挽救患者生命

　　C．当与他人、社会利益发生冲突时　　　D．法律程序需要病情资料

9. 传染科的工作不仅局限于医院，更要重视哪项等各种内容：　　　　　　　　（　　）

　　A．社区健康教育　　　　　　　　　　　B．安全用水

　　C．生活方式倡导　　　　　　　　　　　D．心理护理

10. 传染科护理人员的工作包括：　　　　　　　　　　　　　　　　　　　　　（　　）

　　A．做好儿童的计划免疫

　　B．积极向人民群众普及传染病知识

　　C．教导人民健康、文明的生活方式

　　D．配合公共卫生人员对污水、注射器、针头等集中消毒处理

【填空题】

1. 儿科护理中的健康教育需要注重_____，讲求方式。

2. 患者的生命健康是最宝贵的，_____是妇产科的核心任务。

3. 尊重老人的人格完整性，尊重老年患者的各项权利，"以人为本"、_____。

4. 较其他临床科室，精神科护理需要护理人员更多的_____和高尚的护理道德情操。

5. 传染科护理工作的重要任务就是_____。

【简答题】

1. 简述儿科护理的伦理要求。
2. 简述妇产科护理的伦理要求。
3. 简述老年病护理的伦理要求。
4. 简述精神科护理的伦理要求。
5. 简述传染科护理的伦理要求。

【病例分析题】

　　患者,女,43岁,诊断忧郁症,边缘型人格。多年来自杀数次,死亡念头一直在脑中盘旋。本次住院治疗2个月后,病情逐渐稳定。患者提出希望本周出院,但家属表示患者每次出院后,均未按时服药,经常私自藏匿丢弃药品,有时还会攻击家人,且不定时就会吞药自杀,或割腕自杀,令家人伤透脑筋。患者的父亲表示很害怕接她回家,要求护理人员将她继续留院或转院至疗养院。

　　考虑这名患者的情况,护理人员应如何做?

第七章
卫生保健与康复护理伦理

导　学

内容及要求

本章包括四部分内容。

社区护理伦理主要介绍社区护理的含义、相关概念、特点、现状、伦理问题、伦理要求。应重点掌握社区护理的含义、伦理问题、伦理要求；熟悉社区护理的特点和相关概念；了解社区护理的现状。

预防保健中的护理伦理主要介绍预防保健的内容、意义、护理伦理问题、护理伦理要求。应重点掌握预防保健中的护理伦理问题、伦理要求；熟悉预防保健的内容；了解预防保健的意义。

康复护理伦理主要介绍康复护理概念、特点、内容、伦理要求。应重点掌握康复护理伦理的概念、伦理要求；熟悉掌握康复护理的内容；了解康复护理的特点。

重点、难点

重点是第一节社区护理伦理；第二节预防保健中的护理伦理；第三节康复护理伦理。

难点是社区护理的特点、伦理问题，康复护理的内容。

专科生的要求

重点掌握社区护理的含义、伦理问题、伦理要求；熟悉掌握社区护理的特点；了解社区护理的相关概念。

重点掌握预防保健中的护理伦理要求；熟悉预防保健的伦理问题；了解预防保健的内容。

重点掌握康复护理伦理的概念、伦理要求；熟悉掌握康复护理的内容。

- 社区护理伦理
- 预防保健中的护理伦理
- 康复护理伦理
- 健康教育护理伦理

■■ 第一节　社区护理伦理

一、社区护理的特点和现状

社区护理起源于公共卫生护理,社会的发展和医学科技的进步,使社区护理在提高人群健康水平等方面的作用日趋明显。近年来随着我国社区医疗工作不断深入开展,越来越多的护理人员投身于这项事业当中,社区护理在医疗卫生工作中的地位和作用也愈加重要。

(一)社区护理的特点

社区护理指以促进和维持人群的健康为目的,以公共卫生学和专业护理学的理论为指导,提供连续性的、动态的、综合性的服务。社区护理以社区、家庭和个人为护理对象,其中妇女、儿童、老人是社区护理的重点人群。社区护理的工作职责主要是预防疾病、保护健康和促进健康。社区护理的工作范围非常广泛,包括社区保健服务、社区预防性卫生服务、社区慢性病身心疾病病人的护理及管理、社区急重病人的护理及管理、临终服务、社区健康教育、社区康复服务等方面。

1. 与社区护理相关的概念　①社区保健:社区保健是面向城乡基层,实行初级医疗卫生保健,为居民提供终身的保健服务,其重点在预防,贯彻预防为主的方针,提高居民的健康意识,增强社区群体的健康水平,是一项综合性卫生服务。②自我护理:自我护理是个人为维持生命、健康和完好状态而需要自己进行的保健活动,可以有效地提高人们的健康水平和生命质量,是社区护理工作必不可少的组成部分。

2. 社区护理的特点　①以健康为中心:社区护理工作以全民动员,社会力量及政府参与的方式,促进和保护人群健康并达到预防疾病的效果。要帮助社区居民养成良好的生活习惯,树立健康理念,保护社区居民免受有害物质及有害因素的侵袭,使慢性病处于稳定状态,预防合并症的发生和急性恶化。②服务内容的综合性:社区护理不仅关注个人的健康,而且关注社区整个人群的健康;不仅面向病人、残障人,也面向健康人;不仅要治疗和延缓疾病过程,还致力于预防疾病,增进健康;不仅着眼于生理健康,而且关注影响健康的心理、社会因素。其工作范围广,需要社区护理工作与多部门合作,向社区居民提供完整而系统的综合性服务,提高社区居民乃至整个社区的健康水平。③服务过程的连续性:社区护理对社区居民提供从出生到死亡全过程的连续性的整体护理服务,包括不同时间与空间范围的健康教育、预防保健与疾病护理。这就要求护理人员对社区居民的健康状态有全方位的了解与掌握,与社区居民之间建立起良好的人际关系。④服务对象的群体性:社区护理的基本单位是家庭和社区,工作目的是促进和提高整个社区群体共同的健康水平。收集健康状况资料,分析健康状况,评估健康状况,制定护理工作计划等都要以整个社区人群为服务对象。⑤护理工作的自主性和独立性:从事社区护理工作的护士有较高的自主性,可以运用自己所掌握的医学知识对社区群体易出现的健康问题和潜在问题进行预测,进行整体护理或到居民家中进行护理,这需要社区护士具备独立判断和解决健康问题的能力。

(二)社区护理的现状

1. 国际社区护理的发展　20 世纪 70 年代美国的露丝·依思曼首次提出"社区护理"的概念。1980 年,美国护士会将社区护理定义为一种专门和完整的实务工作,它所提供的服务是一种连续性、非片断性的服务。1998 年,国际护士会上提出了"携手共促社区保健"的主题,把社区护理工作摆到了重要的位置。随着社会的不断发展,很多国家社区护理已有专门的机构,社区护士教育也有了较为正规的模式。

2. 我国社区护理的现状　我国 1983 年开始恢复高等护理教育,并在课程中设置了护士预防保健知识和技能的训练。1996 年 5 月,中华护理学会举办了"全国首届社区护理学术会议"。1997 以来,国务院和卫生部颁布了《社区护理管理指导意见》和《发展城市社区卫生服务的指导意见》等决定和通知,加强了对社区医疗保健的重视。文件强调了社区护理在卫生服务中的重要性,规定了社区卫生服务的指导思想和工作目标,为规范、加强护理教育和社区护理实践提供了指导。

我国各地区开展社区护理的规模、形式存在地区差异。有些城市投入大,起步早,社区护理发展较快。而一些老少边穷地区,社区护理发展较慢。随着社会经济的发展,社区护理在防治疾病、预防保健工作中发挥了越来越重要的作用。目前各地区已经不同程度地开展了社区护理,设立了社区卫生服务网点,开设了家庭病床,开通社区健康服务热线电话咨询等。对社区护理人才的需求不断增加,促进了社区护理教育的发展,医学院校开设了社区护理课程,社区护士的岗位培训也已起步。社区护理正以其旺盛的生命力向着"为整个社区人群提供综合的完整的卫生保健护理服务"的目标迈进。

二、社区护理的伦理问题和要求

(一) 社区护理的伦理问题

1. **护理工作的独立性与自觉性要求** 社区护理工作不同于医院护理工作。社区护理人员经常独立工作,独自深入社区,调查收集社区居民的健康资料,进行健康评估,分析健康状况,制定健康护理方案,运用医学知识对人群健康中可能出现的问题进行预测,防病治病,进行预防接种和健康教育等。这些工作都需要护理人员独立完成,对工作过程和工作效果的评价缺乏完整的监督和评估机制,即使出现一些问题,或者制定的健康方案有不妥之处,在短时间内也难以发现。况且社区护理的空间大,对象广泛,包括整个社区的人群、家庭和个人,工作节奏不像临床工作那么紧张,容易使人缺乏紧迫感。上述特点要求护理人员具有高度的工作自觉性和责任感,自觉坚守道德准则,无论是否有外在监督,护理人员都要认真调查,做好疾病的诊断和筛查,做好全社区居民健康档案的管理;做好妇女、儿童、老人、慢性病患者等重点人群的健康保健和健康教育;主动负责地对个体和家庭及家庭的不良生活习惯进行干预;对于社区多发病和常见病及时采取防治措施;积极开展临终关怀服务和家庭病床护理。护理人员必须从思想上认识到社区护理工作的重要性,自觉遵守职业道德,认真负责地做好社区护理工作,对人民的健康事业负责。

2. **服务对象隐私问题** 由于社区护理工作内容的特殊性,比如在进行社区居民健康档案管理的过程中,护理人员不可避免地会接触到个人和家庭的隐私和秘密,包括家族史、健康问题、婚姻问题、生育问题、精神疾病、生活习惯甚至家庭关系等隐私问题,护理人员应严格保密,不能告知与治疗护理无关的人员。护理人员应妥善保管护理对象的健康档案,不得随意任人阅读,不能未经本人同意公开个人隐私。社区护理中保护服务对象隐私的问题是护理人员恪守职业道德的重要要求。

3. **坚持社会公益性和平等解决各种利益关系的问题** WHO 在 1977 年第 30 届世界卫生大会上提出了一项旨在增进人类享有卫生服务公平性的全球性社会目标——"2000 年人人享有卫生保健"。根据阿拉木图宣言,初级卫生保健是一种基本保健,它依靠切实可行、可靠而又受社会欢迎的方法和技术,是个人、家庭和社区与国家卫生系统保持接触的第一环,初级卫生保健要着眼于解决居民的主要问题,社区的重要职责就是落实初级卫生保健,坚持社会公益性原则,使社会公众都能够享有基本的卫生保健服务。在社区护理中应妥善处理好社会与社区利益、社区与居民利益、居民与居民利益,公平公正地对待它们之间的利益问题。社区护理工作的重点是医疗卫生预防,确保绝大多数社区人群的健康权益问题。护理人员要重视提高整个社区人群的身体和心理健康水平,多做带有社会公益性的工作,提高整个人群的健康水平。同时护理人员在工作中应以社会、社区利益为重,兼顾居民、家庭的利益,有重点有主次,能协调各方面的利益共同发展,公正平等的解决各种利益关系之间的问题。

(二) 社区护理的伦理要求

针对社区护理的工作特点和内容,对社区护理工作者提出了相应的伦理要求。这有助于护理工作者自觉遵守护理道德,解决护理实践中的伦理问题。

1. **热情服务,文明礼貌** 社区护理工作是为社区中的个人、家庭、群体提供健康服务,护理工作服务面广,需要深入社区中的家庭进行服务。在社区中,每一个人都是护理人员的服务对象,以人为中心,以人群的健康需求为导向,以促进和维护人群的健康为目的。因此在护理工作中,应树立"以人为本"的理念,无论服务年龄大小、社会地位高低、财产多少,护理人员都应尊重每一位服务对象,尊重其人格和权利,平等地对待每一位服务对象,文明、礼貌、热情服务。对于服务对象的隐私问题,护理人员要严格进行保密,恪守职守职业道德,处处替患者考虑,出现问题要及时沟通,热情耐心地服务。对于服务对象提出的各种问题,护理人员要耐心地给予解释,积极使用文明礼貌用词,要有一颗爱心,热情主动地解决各种问题。把社区居民看作自己的亲人,关心爱护他们,无微不至地关怀和满腔热情地服务。拥有宽广的胸怀,善解人意,能体谅他们的疾苦,同他们建立良好的人际关系。

2. **任劳任怨,乐于奉献** 针对社会公益性和平等解决各种利益关系的问题,要求护理人员任劳任怨,努力工作,协调各方面的利益,共同发展,公正平等的解决各种利益关系之间的问题。而解决这些问题需要冲破各种阻力,具有一定的难度,往往很长时间很难见效,这要求护理人员不辞辛苦,乐于奉献。社区护理工作的中心是以人为本,促进和维护社区个人、家庭和人群的健康为目的,社区护理工作范围很广泛,工作内容比较琐碎,不容易得到社会的理解和支持,这些都给护理工作带来一定的难度和压力,这就要求护理人员有任劳任怨的品质和乐于奉献的精神。护理人员应坚守岗位,不为名利,不图回报,认真踏实地做好每项工作。

3. **钻研业务,不断提高** 社区护理是一项综合性服务,它的工作内容要求护理人员具备多学科的知识,既要掌握护理科学的基本理论与操作,还要掌握预防医学、临床医学、康复医学、社会学、伦理学等知识;既能对重点人群进行身心护理,又能掌握成年人一般人进行健康保健的特点;既能指导病人进行康复锻炼,又能开展健康教育和卫生知识宣传;这些要求护理人员能够与时俱进,不断拓宽知识面,学习多方面的知识,具有刻苦钻研的精神,使自己的业务水平不断提高,以满足社区护理的需要。

4. **恪守规章,认真负责** 护理工作的自主性和独立性与谨慎要求之间的矛盾问题,要求护理工作者恪守规章,认真负责地工作。虽然护理工作具有自主性的特点且内容繁琐,但每项护理工作都有着严格、具体的操作规范。护理人员要严格要求自己,以科学、严谨、认真、负责的工作态度来处理工作中的每一件细小的事情,严格执行各项规章制度,杜绝差错事故。例如,疫苗注射要及时,不遗漏;社区护理工作监督作用弱,许多工作从准备到操作,从实施到评价,都要靠护理人员自己去把握,这就要求护理人员具有慎独精神,在无人监督的情况下,不谎报数据,不偷工减料,不遗漏工作,不随意泄露社区居民的个人隐私,不瞒报危害社区性疾病的疫情,自觉养成严谨的工作作风,认真负责地做好社区护理工作。

总之,社区护理与医院社区护理不同,社区的工作地点在社区,而医院护理的工作地点在医院、门诊和其他医疗机构。社区护理是以社区、家庭和个人为护理对象,主要护理目的是为了促进健康、预防疾病、维持健康,提高社区人群的健康水平。社区护理人员应该任劳任怨、恪守规章、认真负责地为促进人群的健康作出积极的贡献。

第二节 预防保健中的护理伦理

一、预防保健的内容和意义

随着生物医学模式向生物—心理—社会医学模式转变以及人们对健康的要求越来越高,人们的认识也从以疾病为中心转向以人的健康为中心,并提出了预防、治疗、康复与保健一体化的大医学、大预防观念。

(一)预防保健的内容

社会的发展和医学科技的进步,促使人们对卫生保健的需求日益增高,预防保健已成为整个卫生事业的重要组成部分,也是现代医学工作重点。预防保健工作通过对造成疾病流行的因素进行分析,采取积极有效的措施,治理和改善人类的生活环境,消除引起疾病发生和流行的各种因素,从而创造出巨大的社会和经济效益。预防保健主要是预防传染病、慢性非传染病、地方病、职业病,保护环境并预防因环境破坏而引起的疾病。预防保健的内容主要包括以下几个方面。

1. 深入贯彻预防为主的卫生政策,宣传大卫生观念 传统医学已由仅仅注重治疗扩大到预防,从生理方面扩大到心理,从个体扩大到群体,从院内延伸到院外,这些都促进了预防保健事业的发展。"预防为主,防治结合"是预防保健的重要观念,预防保健在提高人民健康水平方面起到巨大的作用,必须深入贯彻预防为主的卫生政策,积极地宣传大卫生观、大预防观,是预防保健工作的基本内容。1990 年,国家制定了第一个农村初级卫生保健发展十年规划,即《关于我国农村实现"2000 年人人享有卫生保健"的规划目标》。深入贯彻预防为主的卫生政策,有利于推动我国实现人人享有卫生保健的战略目标与任务。

近年来,国家培养了一大批预防保健的专业人才,越来越多的人从事预防保健工作,预防保健工作的范围也在不断扩大,这使得宣传大卫生观更加重要。大卫生观从整体审视自然环境,强调卫生系统的动态性和开放性;重视政府及全社会共同参与和科学协调管理。大卫生观改变了传统医学的观念,由预防"贫困病"到预防"富贵病",由预防生理疾病到心理疾病,由分段预防扩大到全面预防。大卫生观有利进一步强化卫生服务的内涵,强化医疗卫生人员的责任感,推动医学事业的发展。

2. 倡导健康的生活方式,突出健康教育 健康不仅仅是指没有疾病,而是在生理、心理、社会方面的完好状态。健康是人的基本权利,达到尽可能的健康水平属世界范围内的最重要的社会性目标。随着社会经济的飞速发展,传染病不再是影响人类健康的主要疾病,而很多慢性病和肿瘤则越来越成为威胁人类健康的主要疾病。例如,冠心病、糖尿病、癌症等,这些疾病主要是由不良生活方式引起的。例如,吸烟可以增加患肺癌的几率,酗酒会引起消化系统疾病。很多健康问题可以通过改变人的不良行为和生活方式加以预防。所以,倡导健康的生活方式对促进健康有着积极的作用。健康教育是通过改变个人有害健康的不良卫生行为,实行自我保健。健康教育能提升人民群众的健康知识水平,通过各种方式对人们进行卫生知识教育,培养他们的自我保健能力。通过健康教育能改善、维持和促进个体及整个社会的健康状况。

3. 重视维护公共卫生有利于推动社会发展与进步 公共卫生包括对重大疾病的预防、监控和医治,对药品、公共环境卫生的监督管制,以及相关的卫生宣传、健康教育、免疫接种等。重视维护公共卫生应从以下几个方面入手,首先应加大对公共卫生法规的执法力度,依法维护公共卫生,当有违反法规的案例出现时,必须依法严肃处理。同时还要加大对法律法规的宣传,使法制观念深入人心。其次要普及公共卫生知识,加大宣传力度,加强基础设施建设,提高人民群众的社会责任感,养成良好的生活习惯,提高环境卫生的整体水平,共同维护公共卫生。农村环境卫生是公共卫生的重要方面,要加大农村环境卫生的整治力度,改善农村环境卫生条件。公共卫生是关系到一个国家或者一个地区人民大众健康的公共事业,维护公共卫生对于延长人的寿命和促进人的身心健康有着重大意义,有利于推动社会发展与进步。

4. 搞好免疫工作,控制人群疾病发生 20 世纪 90 年代全国传染病发生率比 70 年代下降了95%;各类传染病的总死亡率由 25.44/10 万下降到 15.64/10 万以下,传染病的死因也从 50 年代的第二位下降到第八位。这些成绩的取得与我国长期以来重视免疫工作是分不开的,经过近几十年的努力,我国卫生防疫体系开始逐步完善,有效地防止了传染病种的侵入和流传。但是面对未来,我国的卫生防疫任务依然很艰巨,很多新发病的出现给卫生防疫工作带来了许多新的问题,这就需要我们进一步完善卫生防疫体系,建立一个全面高效的防疫信息网,大力培养卫生防疫人才,通过各方面的努力,搞好免疫工作,控制人群疾病发生。

(二)预防保健的意义

新中国成立以后,中国政府确定了面向工农兵、预防为主、团结中西医、卫生运动和群众运动相结合的卫生工作方针。县、乡、村、三级医疗卫生服务网络,农村卫生队伍和合作医疗制度,被誉为中国农村初级卫生保健的"三大支柱"。改革开放以来,中国政府为保证农村卫生和预防保健两个战略重点得到加强,从当时实际水平出发,在总结农村卫生工作经验的基础上,制定了《中国农村实现2000 年"人人享有卫生保健"的规划目标》,强调把初级卫生保健纳入经济社会发展规划。预防保健工作是初级卫生保健的重要内容,对于整个卫生事业的发展具有重要意义。

1. 预防保健工作对于提高社会生产力有重要作用 健康是人的基本权利,是人类社会经济发展的基础。人是生产力中最活跃的因素,人的健康是保证社会生产力发展的基础,没有人的健康就没有社会生产力的发展。人类很多健康问题和死亡问题是可以通过改变人类的不良生活习惯和不良生活方式而加以预防的,如心血管疾病、恶性肿瘤、糖尿病等慢性病,通过改变行为习惯来达到预防的目的。吸烟会增加患肺癌的几率,缺乏运动和饮食不当可导致肥胖症。很多疾病不仅能给人本身带来痛苦,还给家庭带来沉重的经济压力,这些都会影响社会生产力的发展。预防保健工作是维护人群的健康为目的,通过提高人群的整体健康水平,来提高社会生产力。

改革开放以来,我国在预防保健工作方面取得了重大成就。到 2006 年底全国在县级已设立医疗、妇幼、保健、疾病预防控制和卫生监督机构共 10 165 个,平均每县 6.22 个卫生机构;设立乡镇卫生院 4.0 万个,平均每乡镇有卫生院 1.12 个;设立村卫生室 60.9 万个,平均每村有卫生室 0.97 个。农村卫生状况持续改善,农民健康水平不断提高。农村改水受益人口占农村人口比例由 1990 年的75.4%上升到 1996 年的 90.8%,引用自来水人口占农村人口比例从 30.7%上升到 61.1%。孕产妇保健取得了重大进展。2002 年中国政府将 15 种可以通过接种疫苗有效预防的传染病纳入国家免疫规划。2002 年建立了国家网络直报与管理系统。

2. 预防保健工作与人类健康和社会安全密切相关 18~19 世纪,传染病是人类健康的最大威胁,世界每年死于传染病的人数不计其数。鼠疫曾在世界有三次大流行,给人类带来了严重灾难。随着生物医学的发展,发现了大多数传染病的病原体,在生物医学模式的指导下,对重大传染病采用杀菌、灭虫、抗菌药物和预防接种以及相应的社会措施,有效地控制了传染病的发病和死亡,实现了预防医学的革命。20 世界中叶以后,随着疾病谱的死亡构成发生变化,疾病的预防重点从急性传染病转向慢性传染病、老年退行性疾病,从而引发了第二次卫生革命,预防保健的地位逐步得以加强。

近十几年来,一些新的传染病开始出现,如艾滋病、莱姆病、登革热、埃博拉等,这些传染病蔓延速度快,病死率高。近年来结核病、性病、鼠疫等一度得到控制和消灭的传染病又有抬头趋势。2003年暴发的 SARS,给我国人民的生活和经济发展带来巨大影响。随着全球一体化的飞速发展,世界交流的不断加强,环境污染的加剧,人类的健康问题越来越复杂。现代生活压力的增加,影响健康的因素更加复杂,这些都使预防保健的任务十分繁重,同时预防保健工作能为人类带来巨大的社会效益和经济效益,但这种效益只有经过几年或几十年的努力才能体现出来。预防保健是我国基本医疗方针,预防保健工作的成效直接关系到广大人民群众的生活安全,关系到社会的稳定。我们必须认识到预防保健工作的长期性,用长远的眼光看问题、分析问题,避免急功近利的短期行为。

3. 预防保健工作对提高整个民族的健康素质起着巨大作用　预防保健的主要对象是健康的社会人群而不是个体的病人。通过预防保健工作的大力开展,可以降低传染病的发病率,提高平均期望寿命,改善一个国家人口的健康状况。随着社会的进步和医学技术的发展,现代预防保健从更深的层次来探讨人类活动和环境之间的密切关系,研究影响人类健康的原因和机制。良好的环境是人类赖以生存和发展的物质基础,大力宣传保护环境的知识,治理各种工业和生活污染,改善人们生活的环境。环境污染主要包括大气污染、水污染、噪声污染、工业固体废弃物污染、放射性物质及其他污染。环境中的有害物质对人群的健康有很大影响,有些危害是一个潜在的长期过程,往往需要在数年甚至更长的时间以后才能显示出其严重后果。近年来,我国政府在预防保健领域投入了大量的人力、物力和财力,主要用来预防传染病和控制地方病的流行,控制和消灭疫源,切断传播途径,保护易感人群,改善预防保健工作人员的工作条件和生活环境。预防保健工作是与社会的整体利益紧密联系在一起的,预防保健工作对提高整个民族的健康素质起着重要的作用,所以预防保健工作者要认真履行自己的社会职责,做好预防监测和实施卫生监督,防止疾病的发生。

二、预防保健中的护理伦理问题和要求

(一) 预防保健中的护理伦理问题

1. 加强职业道德培养的问题　预防保健事业关系到广大人民群众的健康和安全,因此护理工作人员应该养成谨慎的工作作风,不得有丝毫的马虎。在许多情况下,护理人员都是预防保健工作直接的执行者,比如疫情的控制和传染病的预防接种工作,也许工作中一个很小的失误,就会影响很多人的健康和生命。同时由于预防保健工作的监督机制不够完善,因此护理人员应自觉遵守职业道德,严格要求自己,尊重科学,全心全意为人民服务。在卫生防疫、传染病防治、职业防护等方面,护理人员应选择符合人民利益的护理行为动机,不偏离为社会服务的宗旨,认真履行护理职责,能够始终把人民的健康利益放在第一位,把人民的健康作为工作的目标和中心。加强护理人员的职业道德培养,同时还要使护理人员及时评估自己的护理行为,总结工作中的不足,不断完善,把护理工作作为一项很有意义的事业来完成,以从事护理工作为自豪。

2. 加强责任意识的问题　预防保健工作是倡导积极的健康观,培养正确的生活习惯,改善社会卫生状况,保护和改善人群的身心和社会活动能力,提高人群的生活质量和健康水平。影响人群健康的因素很复杂,主要包括社会因素和自然因素两大方面,具体包括水资源、人口资源、生活方式、卫生政策等。这就要求护理人员不仅要熟练掌握本专业的知识,还要了解社会人文知识,了解风俗习惯、生活方式对健康的影响。促使护理人员在工作中能综合考虑各方面的因素,全面地思考健康和各方面的关系。这些都需要进一步的培养护理人员的责任意识,护理工作需要长期进行的,护理工作人员需要坚持不懈的努力,对人民群众进行健康教育,提高人群的健康水平。

(二) 预防保健中的护理伦理要求

预防保健工作对于促进社会进步,提高国民的健康水平具有重要意义。预防保健工作内容复杂、范围广泛,同时针对加强护理人员的职业道德和责任意识问题,这些都要求护理人员不仅应具备扎实的专业知识和熟练的技能,还应具有高尚的道德品质,遵守一定的伦理要求。

1. 爱岗敬业,无私奉献　加强护理人员的职业道德要求护理人员爱岗敬业,无私奉献。预防保健工作是卫生事业的一个重要部分,它直接关系到人民群众的生命健康,关系到社会的和谐安定,是一项利国利民的伟大事业。从某种意义上讲,预防保健比临床工作更重要,随着社会的进步和医疗技术的发展,人们对于疾病的认识也从过去的以治疗为中心转向以预防保健为主要方针的认识上

来,预防保健工作越来越重要。因此,护理人员应充分认识到其工作的重要性,以从事护理工作为骄傲,爱岗敬业,认识到自己从事的工作不仅是对现代人负责,也是对未来的后代负责,护理工作直接关系到广大人民群众的健康幸福。预防保健护理工作任务重,条件艰苦,同时传染病的发生具有突发性和偶然性的特点,一旦发生则传播速度快,影响到国家和社会的稳定。一旦发现传染病的流行或者严重危害到人民生命健康的紧急情况时,就要求护理人员能以顽强的精神,不怕吃苦,努力地应战,积极奉献。护理人员在预防和消灭疾病的过程中,不可避免地要和传染病人接触,护理人员受疾病感染的可能性大,这就要求护理人员要有不怕脏、不怕累、不怕牺牲、勇于奉献的精神,在遇到困难时不退缩,在遇到挫折时不气馁,以高度的责任感和无私奉献的精神奋战在一线,为国家和社会贡献自己的一份力量。因此,护理人员应树立积极的职业观,热爱本职工作,爱岗敬业,有着高度的责任感,无私奉献,全心全意地为人民服务。

2. 耐心诚恳,坚持不懈　预防保健工作具有潜在性的特点,其社会效益是巨大的,但是在短时间内是很难看到这种效果的,需要很长的时间才能充分表现出来,很多时候人们不能理解预防保健护理人员的良苦用心,这就需要护理人员有足够的耐心,通过开展广泛的宣传教育活动,提高广大人民群众对预防保健的认识,增加预防疾病、促进健康的知识。首先要大力宣传国家的卫生工作方针、法规、政策,其次要宣传卫生知识,培养良好的生活习惯。由于预防保健工作具有超前性的特点,这就要求护理人员能够密切联系群众,积极主动深入基层,以诚恳的态度解决人民群众遇到的健康问题,耐心诚恳地给予讲解,进行相关的健康咨询指导。预防保健工作还具有长期性的特点,不是一蹴而就的,很多工作需要长时间的努力才能看见效果,这就要求护理人员能坚持不懈地进行工作,有坚定的信念和毅力,来取得广大人民群众的支持,从而形成全民参与的预防保健的社会基础。

3. 科学严谨,实事求是　加强护理人员的责任意识,要求护理人员在工作中时刻保持科学严谨、实事求是的工作态度。预防保健工作直接关系到人民的健康和生命安全,如果工作中稍有疏忽,都可能给人民的健康带来危害。因此护理人员必须尊重科学,以严谨的态度来对待工作,不能有丝毫的马虎,更不能违背科学规律。处理问题时,应进行全面的科学论证和调查研究,不能妄加评断。预防接种作为预防和控制传染病发生的重要措施之一,护理人员是这一工作的具体实施者,应严格遵守操作规章制度,严肃认真地对待其中的每一环节,仔细核查接种对象,剂量不准确、接种时间不合理等都会影响接种的效果。发现传染病人,做好消毒隔离工作,根据具体情况及时上报有关部门并立即采取有力措施。护理人员要坚持实事求是的思想路线,说实话,办实事,要严格按照《中华人民共和国传染病防治法》的有关规定,一旦发现疫情及时上报有关部门,不隐瞒,不谎报。以实事求是的态度来对待问题,秉公执法,决不能欺上瞒下,弄虚作假,科学严谨、实事求是的工作态度是加强护理人员责任意识的重要体现。

4. 团结协作,以身作则　预防保健工作的范围广泛,包括疾病的预防保健、卫生宣传、环境保护、食品卫生等,工作内容复杂,涉及社会生活的各个领域,覆盖了人类疾病与自然环境和社会环境的各个方面。因此,要做好预防保健工作单靠一方力量是不行的,需要社会各界各个部门的支持,这就要求护理人员能团结协作,充分利用一切有利于预防保健工作的条件,不计较个人得失,协调好与各部门的关系,从大局出发,摒弃小团体主义,有大局观念,有协作精神。在工作中随时主动地向有关部门和单位反映问题,征求意见,集思广益,上下同心,使预防保健工作更加完善。党和政府颁布了一系列医药卫生法规,这是预防保健工作的重要依据,这些法律法规明确规定了单位和个人的义务,反映了人民群众的根本利益。护理人员必须严格贯彻执行这些法律法规,严格按照规章办事,从自身做起,以身作则,给其他部门做好榜样,才能保证工作顺利进行。

预防保健工作对于提高人民群众的健康水平具有重要作用,护理人员应以高度的责任感和使命感投身于该项工作中,以极大的工作热情和科学严谨的工作态度为预防保健工作尽自己的一份力量。

第三节　康复护理伦理

一、康复护理的特点和内容

康复医学是一门综合的医学学科,它涉及物理医学、医学体育、心理学、护理学等多门科学,是医学的重要分支。1968 年世界卫生组织给康复医学的定义是:"经过各种综合训练,包括医学的、社会的、教育的等方面,尽最大可能使伤残者的功能恢复到最好水平。"这里强调对残疾者进行各方面的训练,提高其生活自理能力。1984 年中国康复医学研究会首届学术讨论会认为,康复医学是关于伤病者和残疾者在身体功能上、精神上和职业上进行康复的学科。世界第 14 次康复会议认为:康复是运用医学的、社会的和职业的综合手段,帮助障碍者(身体的、智力的、心理的)尽可能地发挥其功能。

(一)康复护理的特点

康复护理是指通过护理人员与康复医生及有关专业人员密切配合,在康复医学理论的指导下,根据康复对象的医疗计划,为帮助其达到功能恢复或减轻伤残并预防继发伤的目的而实施的一般和专门的护理技术。康复护理不同于临床护理,它的护理对象主要是残疾者、老年病人、慢性病者,他们都在某些方面存在一定程度的缺陷。

1. 护理工作内容广泛,需要多方面的协同　近年来,康复医学不断向纵深发展,范围不断扩大,内容更加广泛。康复护理涉及康复和护理两个方面,护理工作是要对患者进行整体护理,使其生活质量提高,最大限度地恢复其生活能力,这些都要求护理工作全面而细致。因此护理人员不仅要做必须的辅助治疗和全面的护理工作,还要对病人进行身体照料和生活指导。

在康复方面,现代康复医学要求全面康复,包含医疗康复、教育康复、职业康复和社会康复。首先医疗康复是全面康复的基础,教育康复主要对象是伤残的幼儿和青少年,而职业康复是为了使伤残者达到从事某种适当工作的能力而采取的各方面的训练和指导工作,最后社会康复是为消除环境障碍而采取的各项措施。在护理方面,护理人员需要针对不同的病种,采取不同的护理方案,由于病种繁杂,这使护理工作的内容更加丰富。在护理过程中,护理人员应加强对患者心理的护理,及时和家属沟通,听取各方面专家学者的意见,不断完善护理方案,促使患者早日恢复健康。以上可见,如果护理工作想取得事半功倍的效果,单靠护士本身努力是不够的,需要护士和医生、工程技术人员、心理工作者、教育学专家、患者家属等多方面沟通和协调。

2. 以功能护理为中心,同时加强心理护理和生活护理　由于患者存在不同程度的功能障碍,使得他们的日常生活及其他活动都要依赖他人,不仅影响自身的日常生活和工作,同时也给家庭和社会带来很大的负担,因此康复护理工作应以功能护理为中心。功能护理贯穿于康复护理的始终,功能障碍的患者需要多种康复治疗,在护理工作过程中应特别注意畸形和并发症的发生,注意体位的更换,肢体功能的维持。同时护理人员还应注意对患者实施心理和生活护理,由于康复护理的时间长、效果慢,很多患者会出现孤独、焦虑、烦躁、自卑、抑郁等心理特征,这就需要护理人员耐心地和患者沟通,帮助患者建立健康的心理状态和重新生活的信心。在康复护理的过程中,通过不断的训练,患者的生活自理能力得到不断改善,护理人员根据患者的病情给予适当的帮助,但是在这个过程中,护理人员仍然要加强对患者的生活护理,不能马虎,仍然需要对患者进行悉心的照料,给予耐心的帮助,使其循序渐进,不断提高自身生活能力,为最终的完全康复奠定坚实的基础。

3. 康复护理具有长期性和连续性的特点　康复护理的主要内容是伤残病人的肢体功能障碍,而患者的功能障碍往往存在时间较长,有些时候甚至是终身的,这就决定了护理工作的长期性。护理人员不但要注重早期康复,还要防范并发症和继发性疾病,还要关心其以后的家庭和社会护理。护理人员要及时与患者沟通,对心理问题和生活环境进行了解,与其建立良好的信任合作关系,为有效的治疗和护理提供良好的智力支持。护理人员还要对患者家属进行健康教育,争取为患者提供最佳的康复环境,创造最有利的康复条件。同时对于伤残者而言,康复是一个漫长的过程。除了住院治疗外,出院后仍然需要积极的康复治疗,包括门诊治疗、社区治疗、家庭病床治疗等,这使康复护理成为了一个连续的过程。护理人员在此过程中发挥着积极的重要作用,护理人员除了帮助患者治疗恢复其功能活动外,还要指导、训练、教育教会他们日常生活的技能,使其即使在出院以后,也能积极地进行康复治疗,提高其生活质量。

4. 康复护理以患者功能的完全康复为目的,实现整体的康复护理　康复护理的效果应从患者的运动能力、生活能力、心理状态等进行全面的评估,其中功能评估占主要地位,通过评估制定合理的全面的康复治疗方案,严格按方案进行治疗,同时应注重患者的心理治疗,增强其战胜疾病的信心,调动其康复训练的积极性,按照治疗计划,逐步达到预期目的,再次评估成绩,找出差距,再评估,直到达到患者功能的完全康复为止。如果在患病早期,就进行积极的康复治疗,可以尽早地预防并发症和后遗症,使功能损害的程度降到最低,大大提高治疗和康复的长期效益,促使患者得到全面康复。康复护理人员应该认识到康复护理的重要性,不仅要掌握扎实的医学知识,还要熟练掌握康复护理技能,将其应用到康复护理工作的每一个环节中,实现整体的康复护理。

(二)康复护理的内容

1. 观察患者伤残情况,获得患者身心功能障碍及心理、社会方面的资料　对康复护理效果评估的前提是获得患者的病史资料,在收集资料的基础上,分析资料,对患者的综合功能进行初步评定,制定合适的治疗计划,严格按照计划进行康复护理,落实各项训练,再评估结果,分析原因,总结经验和教训,修改护理方案,制定出更加完善的康复护理计划。

2. 预防并发症和继发性疾病　在康复护理过程中,护理人员要特别注意并发症和继发症的发生,注意体位的变换,良好的肢体位置,运用多种疗法如物理疗法、体育疗法等,加强功能锻炼。对于长期卧床者,护理人员要加强其呼吸功能、排泄功能、关节活动能力的训练,防止发生消化道、呼吸道、泌尿系感染,关节畸形等并发症,加强各种康复训练。对瘫痪的关节每天要做关节全范围的被动活动,保持关节不僵硬,对于截瘫的患者,在疾病的一定阶段必须加强肌肉的功能锻炼。对没有瘫痪的肢体,要通过扩胸及挺胸运动、俯卧撑等加强肌肉的锻炼。

3. 功能训练的护理　护理人员和医生以及其他专业技术人员密切配合,对患者进行功能强化训练,护理人员要熟练掌握各种有关的功能训练技术和方法,制定合理的康复计划,同时还要熟悉和掌握假肢、矫形器、自助器、步行器的性能、使用方法和适应证。康复护理人员要指导患者选择适合自己的器具,并训练患者正确使用这些器具,合理利用这些器具进行功能锻炼。

4. 日常生活护理训练和饮食指导　日常生活护理训练是康复护理的重要内容之一,护理人员在对患者进行功能训练以外要加强对其日常生活能力的训练,训练患者就餐、洗漱、更衣、排泄、移动等,在康复护理过程中,护理人员应教会患者自我照顾日常生活的技能,让他们能够自我照顾,提高生活质量。在康复护理过程中,护理人员要细致观察患者的营养状况,根据患者伤残过程中营养状况的变化情况,分析营养问题出现的原因。针对具体的康复训练计划,对所需营养进行评估,制定出合理的饮食护理计划,满足患者身体的营养需要,同时指导、训练患者进食动作和辅助餐具的使用。

5. 对患者进行心理指导　护理人员要经常和患者交流、沟通,理解他们的内心的想法,对于他们的心理矛盾,耐心诚恳地对其进行开导,分析他们心理变化的原因,及时留意患者在各种情况的情绪变化。护理人员鼓励患者参加康复治疗,帮助他们树立战胜疾病的信心,用温暖的语言,诚恳的态度来感化他们,逐渐改变他们异常的心理和行为,使他们认识到康复训练的重要性,积极配合治疗和护理工作,早日实现全面康复。

二、康复护理的伦理要求

在患者康复治疗的过程中,护理人员是主要的指导者和训练者,其地位和作用非常重要。护理工作的好坏直接影响着患者的康复进展,直接关系到患者能否达到预期的康复目标。因此,康复护理人员不仅要有扎实的康复医疗知识和熟练的操作技能,还应遵循相应的伦理要求:

(一) 同情患者,尊重患者

患者在受到创伤而造成残疾后,中断了正常的学习、工作和生活,无论在身体上还是心理上都承受着巨大的煎熬,很多人不敢正视现实。他们的心理会发生很大的变化,患者往往会出现抑郁、焦虑、烦躁等情绪反应,对于突如其来的变故不知所措。有些患者从此不能独立生活,可能会在轮椅或者床上度过一生,患者会出现孤独感和自卑感,感情非常脆弱,认为自己会成为家庭和社会的包袱,甚至出现人格障碍或者神经质。他们对生活失去信心,内心十分脆弱敏感。作为康复护理人员,应充分理解患者的内心痛苦,同情患者,尊重他们的人格权利,护理人员应该密切观察患者的言行,及时发现问题,有针对性地进行开导。切不可怠慢、鄙视患者,要用文明的语言、诚挚的态度对待患者,给以他们真诚的关心和照料。视患者为亲人,爱护尊重患者,使患者感受到温暖,减轻内心的痛苦,从而积极接受康复治疗。

(二) 任劳任怨,认真负责

康复护理工作范围广泛,内容繁多,工作辛苦繁重。护理对象大多生活难以自理,对护理人员的依赖性较强,护理人员既要对其进行功能训练,又要对其进行日常生活护理。患者由于遭受创伤而产生很多负面情绪,情感敏感而脆弱,一点小事就会引起巨大的情绪波动。对护理人员经常无端指责,不配合护理人员的工作等,这些都增加了护理工作的难度。作为护理工作者,要充分理解他们的心情,对他们予以宽容和谅解。护理人员要体贴关心患者,不怕脏,不怕累,任劳任怨,不辞辛苦,以满腔热情做好护理工作。康复患者因性别、年龄、职业、心理特点以及病种各不相同,使康复护理的内容具有复杂性,康复护理也要因人而异,这就要求护理人员要有高度的责任感,熟悉患者的具体情况,做到有的放矢。正确分析患者的伤残程度,部位和特点等,仔细认真,耐心引导。鼓励患者战胜疾病,帮助其树立重新回归社会的信心。

(三) 谨慎周密,精益求精

由于康复对象的特殊性,康复护理的时间往往较长,显效缓慢,相对于其他护理,康复护理的难度较大,工作范围较广。这就需要护理人员要有足够的耐心,尽职尽责地对待患者。在对患者进行康复训练时,要细心谨慎,不能有急躁情绪。要踏踏实实,循序渐进,不断巩固加强,避免出现因为护理人员的失误而影响患者康复或者加重残疾的事故。护理人员应该不怕脏,不怕累,能吃苦,不能对病人敷衍了事,不嫌弃患者,要谨慎周密地进行护理。当护理对象是老年人时,老年人对疼痛不敏感,痛觉阈值较高,不容易发现疾病的征象,此时更要耐心细致。护理人员要密切观察患者的行为和情绪的变化,注意患者的安全,严格遵守规章制度,养成谨慎、周密的工作作风。同时护理人员还应不断提高自己的业务水平,努力进取,不断提高自己的专业技能,熟练掌握康复技能,加强康复护理知识的学习,不断总结工作经验,吸取经验教训,进一步提高自己的护理水平,做到精益求精,更好地做好康复护理工作,更好地为患者服务。

(四) 目标明确,团结协作

要想做好康复护理工作单靠护理人员的努力是远远不够的,还需要与医生和专业技术人员进行密切的配合,很多时候一个患者往往身患几种疾病,需要多个科室之间技术人员共同协作,同时也需要患者家属的积极配合。康复护理时以全面和整体的康复为目的,所有护理工作都应围绕这个目的进行。患者既是服务对象同时也是参加者,患者的配合程度往往直接影响康复的效果,因此患者的参与和配合,也是护理工作的重要环节。要想做好康复护理工作,必须加强各方面的团结协作,共同努力,为了康复目标的早日实现而努力。

总之,护理工作在康复治疗过程中起到至关重要的作用,护理人员应严格遵守伦理要求,努力做好康复护理工作,提高服务质量,更好地为患者服务。

第四节 健康教育护理伦理

世界卫生组织(WHO)将实现"健康保障"作为长期的重要战略目标,要求各国政府制定长期的健康政策,而健康教育也已成为各国健康政策中的重要内容。健康教育作为卫生保健事业的重要组成部分,已经发展到学校教育、医院健康教育、工矿企业健康教育、社区健康教育等多个领域。

一、健康教育的特点和内容

1954年,WHO在《健康教育专家委员会报告》中指出:"健康教育和一般教育一样使人们知识、态度和行为的改变。健康教育是一种连接健康知识和行为之间的教育过程。"第十三届世界健康教育大会提出:"健康教育是研究传播保健知识技能,影响个体行为,预防疾病,消除危险因素,促进健康的一门学科。"

健康教育是指医护人员有目的、有计划、有组织的向个体和群体传播卫生保健知识技术,帮助个人和群体掌握卫生保健知识,树立健康观念,自愿采纳有利于健康的行为和生活方式,以增强自我保健和提高人们健康水平的教育活动。健康教育是联系健康知识与健康实践的桥梁,是医学模式转变和现代医学发展的必然趋势。健康教育是一项以健康为中心的全民性教育活动。健康教育的核心是教育人们树立健康意识,养成良好的行为习惯和生活方式,以降低和消除影响健康的危险因素,预防疾病,最终促使健康和提高生活质量。

(一) 健康教育的特点

1. **以全民为对象** 健康教育的对象是全民,即生活中的每一个体都是健康教育的对象,健康教育是一项以提高全民健康水平为目的,通过传播健康知识和行为来帮助人们形成正确的认知,改变不良的生活习惯,养成良好的行为方式的教育活动。健康教育带有全民性质,健康教育的主体是护理人员。不良社会行为、不良的生活方式和行为习惯等会诱发很多疾病的产生,如脑血管病、心脏病、恶性肿瘤和意外死亡等。越来越多的人因为不良的生活方式和生活习惯而染上疾病,给家庭和社会带来很多问题。健康教育可以改变人们的不良生活习惯和行为方式,可以使已经养成好习惯的人继续保持。通过健康教育培养人们的健康责任感,使人民群众了解和掌握自我保健知识,改变不良的生活习惯和行为方式,提高自我保健能力。

2. **有针对性的重点** 健康教育不仅需要人们通过自学或者相互学习取得经验和技能,同时还需要人们通过各种社会实践获得经验,因此健康教育不仅涉及整个卫生体系的服务,而且还涉及农业、教育、交通等行业部门。健康教育的内容繁多,想在短时间内掌握全部健康内容需要一定的时间。如果强迫患者在短时间内掌握健康教育的全部内容会给患者带来巨大的心理压力,其效果必定事倍功半。因此护理人员切不可单纯为了追求完成计划而填鸭式地硬性灌输,护理人员应该有的放矢、有重点、有针对性地进行教育。先要搜集材料综合评估患者的健康状况,认真分析患者所处的健康水平,找出患者最迫切要解决的健康问题,了解患者最迫切想掌握的健康知识,找出重点,根据具体情况有针对性地制定健康教育计划,有主有次、有深有浅地进行健康教育,这样不仅可以解决患者目前的健康问题,同时也为以后健康教育的进行打下坚实的基础。所以,护理人员应有重点地针对性地进行健康教育,合理安排教育的内容和时间,科学地实施健康教育计划。

3. **有科学的内容** 健康教育在健康促进中起主导作用,通过唤起公众的健康意识,提供改变其行为所需的知识与技能,促进人们自觉地建立起有益健康的行为和生活方式。健康教育的目的是通过有计划、有目的的教育活动,使人们自愿采纳健康的生活方式,消除或者降低影响健康的危险因素,达到促进健康的目的。健康教育是将理论和实践融为一体,护理人员作为健康教育的实施者,为患者恢复健康、促进健康提供必需的知识和技能。护理人员要严格遵守健康教育的内容,遵守其科学性、准确性的特点,不能凭主观臆断编造内容误导患者。护理人员要加强健康教育理论的学习,扎扎实实掌握健康教育科学的内容,帮助患者早日康复。

4. 有明确的目标 健康教育是实现 2000 年人人享有健康保障的基本途径,联合国儿童基金在对发展中国家的卫生援助中也将健康教育作为一个重要的援助目标,通过健康教育帮助服务对象达到预防疾病、促进健康、维护恢复健康的目的。健康教育可以唤起人们对于促进个体和社会对预防疾病、维护健康的责任感,从而真正树立以社会为中心的健康道德观念。通过健康教育使人们认识到不良的行为不仅对自己的健康有害,同时也危害他人和社会,增强人们的自我保健能力,预防疾病的发生。

(二) 健康教育的内容

健康教育是一项以健康为中心的全民性教育活动,健康教育与每个人的健康密切相关,是贯穿于人类生命全过程的终身教育。健康教育不仅在保护和增进人类的健康方面具有重要作用,而且对于国家和社会的进步也具有重要作用。

1. 帮助人们树立正确的健康观,加强人们对预防疾病、促进健康的责任感 健康的定义是多元的、广泛的,包括生理、心理和社会三个方面。健康不仅仅指没有疾病或者疼痛,而是一种躯体上、精神上和社会上的完全良好的状态。健康是人的基本权利,是人生最宝贵的财富之一;健康是生活质量的基础,是生命存在的最佳状态。健康影响着人类的生活和社会活动,对人类的发展有着重要意义。健康教育可以提高人们对于健康的认识,使其懂得一些基础的卫生保健知识,增强自我保健和预防疾病的能力。通过健康教育使人们明白,忽视健康要付出沉重代价,转变人们的认为"自我感觉良好"就是健康的观念,树立正确的健康观。每个人都要对自己的健康负责,树立"人人为健康,健康为人人"的观念,让实现人人享有卫生保健的战略目标化为己任,加强促进健康的责任感,为社会整体健康水平的提高贡献自己的一份力量。

2. 宣传健康知识,教育人们养成健康的行为习惯和生活方式 世界卫生组织对健康有一个基本估算,指出健康有 60% 取决于自己的生活习惯,其余 40% 取决于遗传因素和自然环境等其他条件。人们的行为习惯和生活方式与健康有着紧密的联系,生活方式所导致的疾病已成为引起人们死亡的重要的因素。目前危害人类健康的很多疾病都是由于社会和心理因素中不良的社会行为、不良的生活方式、不良的行为和习惯引起。例如,心脑血管疾病、恶性肿瘤、呼吸系统疾病等。吸烟有害健康,烟雾中的有害物质有 600 多种,吸烟与不吸烟者相比患肺癌的危险性至少高 8 倍,食管癌的危险性高 6 倍,膀胱癌的危险性高 4 倍。吸烟不仅与很多疾病有关,而且造成了越来越多的社会问题。吸烟中的有害物质,不仅可以增加患癌症的机会,而且可以诱发很多慢性非传染性疾病,如慢性支气管炎、肺气肿、胃和十二指肠溃疡等。除了吸烟以外,还有很多不良生活习惯引发的疾病,如过度饮食会导致肥胖病,酗酒会增加患肝癌的几率,多盐饮食会增加患高血压的概率等。预计到 2015 年,发达国家死于生活方式疾病的人数将占总死亡人数的 75%,发展中国家将达到 60%。健康教育通过向人们宣传健康知识,使人们了解哪些行为方式是有益于健康的,哪些行为方式是危害健康的,帮助人们作出明智的决策,改变不健康的行为方式,树立积极预防疾病的卫生观念,选择有利于健康的行为,养成健康科学的行为习惯和生活方式。

3. 重点人群和职业人群的健康教育 由于社会是由不同年龄结构、不同职业的成员组成,不同年龄人群对健康知识的需求不同,不同职业对健康知识的侧重不同。因此我们开展健康教育必须针对不同人群的具体情况具体安排,健康教育中的重点人群是指妇女、儿童、老年人等,应根据他们不同的生理状况和社会角色,具体问题具体分析有区别的进行健康指导。妇女的卫生知识水平与卫生习惯,直接影响到家庭的健康状况,直接影响到下一代的身心健康。妇女健康教育要根据女性的生理和心理特点,重点选择与妇女生活、工作密切相关的卫生保健知识进行教育,主要包括妇女重要时期的保健教育、婚前教育、科学育儿知识的教育、常见疾病的防治知识、家庭卫生保健知识、美容保健知识教育等内容。儿童健康教育对儿童的发展具有深远意义,儿童健康教育是整个儿童教育体系中的第一环节,儿童健康教育对于保护儿童的成长具有重要作用。儿童的健康状况是评价预防工作的重要指标之一,所以做好儿童健康教育工作也是社会主义精神文明建设的根本措施之一。老年人的健康教育是通过有计划、有组织、有评价的教育活动,满足老年人的健康需求,提高老年人的生活质量。通过对老年人进行健康教育,培养老年人健康的生活方式,使他们养成良好的生活习惯,以减少疾病的发生,促进健康。

近年来,因职业危害因素而导致患职业病的人数不断增加,对职业人群进行健康教育,对于保护职业人群的健康有着重要意义。我国虽然已经建立一套有效的规章制度和法规,如《中华人民共和国职业病防治法》等,但由于个别企业片面追求经济效益,职业病的危害仍然比较严重。要加强对职业人群的健康教育,针对不同职业的具体情况分重点的进行教育,使他们树立积极预防的观念,加强对健康知识的学习,增强自我保健的意识。

4. **常见传染病,慢性病防治的健康教育** 根据世界卫生组织统计的数据,2002 年世界主要的致死疾病包括:呼吸道感染性疾、艾滋病、肠胃炎、结核、疟疾、麻疹、百日咳、破伤风、脑膜炎、梅毒、B 型肝炎等。近年来,很多患病率降低的传染病又有抬头趋势,并出现了很多新发现的传染病。2003 年的 SARS 给国家和社会带来了沉重灾难,使我们认识到了解传染病的病因、传播途径、预防知识及方法的重要性,健康教育是疾病预防控制机构的主要职能之一。传染病预防控制工作离不开健康教育的作用,通过健康教育使人们懂得实施预防控制措施的必要性,帮助人们了解影响传染病发生和流行的自然因素和社会因素,增强人们的健康知识和自我保护能力,这样可以有效地防止传染病的发生和流行。

慢性病是指不构成传染、具有长期积累形成疾病形态损害的疾病的总称。慢性病具有病程长、病因复杂、健康损害等特点,会造成经济、生命等方面的巨大危害。据统计,我国慢性病死亡人数占全部死亡人数的 70% 以上。冠心病、高血压、糖尿病、肿瘤、慢性阻塞性肺病是威胁健康和生命的主要慢性病。根据我国目前的现状,慢性病防治刻不容缓。通过研究表明,很多慢性病和生活方式有密切的联系,绝大部分慢性病是可预防的危险因素造成的,其中最主要的三个因素是不健康饮食、不锻炼身体和吸烟,通过改变生活方式可以有效地预防慢性病的发生。随着社会的不断发展,影响健康的因素也在不断变化,通过健康教育使人们获得健康知识,培养良好的生活方式,消除和降低影响健康的危险因素,促使人们自愿采用有利于健康的行为,有效地降低患病率和死亡率,提高生活质量。

二、对护理人员的伦理规范

护理工作者的任务之一是通过健康教育唤起人们的健康意识,促使他们改变不良的生活方式,掌握自我保健的方法和技术,提高人民的健康素质和生活质量。护理健康教育是健康教育系统中的一个分支,是护理人员针对患者或者健康人群开展健康教育活动。健康教育是护理人员义不容辞的职责,护理人员不仅要熟练掌握健康教育的理论和知识,还要严格遵守伦理规范,这样才能更好地促进人群的健康。

(一)实事求是,科学严谨

健康教育通过传播健康知识,帮助人们掌握健康知识,树立健康观念,养成正确的生活习惯和行为方式。护理工作者在进行健康教育时,要遵循实事求是、科学严谨的原则。要对人民群众的健康负责,坚持科学的态度,尊重科学知识,完善知识结构,使人们自觉地预防疾病,保护和维护身心健康。护理人员还要加强自身理论知识的学习,扩大知识面,除了学习医学知识外,还要加强学习人文和社会科学方面的知识,在进行健康教育时综合分析影响健康的心理、社会各方面因素,努力提高自身素质和能力。在进行健康教育过程中,要以科学的观点,运用新理论、新知识解释客观现象,与时俱进,不能主观臆断或者道听途说一些毫无科学依据的材料向人民群众宣传,坚决同迷信、巫医、一切伪科学的宣传作斗争。在教授保健技能时,不能随意夸大内容,要一丝不苟地讲解方法和需要注意的内容,这样才能保证教育的效果。健康教育是一项科学性很强的工作,要将医学专业知识和卫生保健知识转变为群众易于理解的知识,在注重健康教育内容的科学性、专业性的同时还要运用合适的方法进行传授。

(二) 积极热情,耐心细致

健康教育工作的内容广泛,护理服务的范围由医院扩大到社会,由病人的护理扩大到健康人的卫生保健服务,服务对象包括各个行业的个体和人群。人们的健康状况除了与经济水平、卫生保健水平有关外,还与人们掌握卫生保健知识的程度有关。因此,护理人员必须以高度的责任感自觉履行健康职责,把增进人民健康作为自己道德责任和目标。健康教育工作是一项长期的、持续的、需要反复进行的教育活动,人民群众接受所需掌握知识也要一个过程。人们卫生习惯的养成,受生活环境、生活观念等多方面很多年的影响,很多不良的生活习惯根深蒂固,要想在短时间内使其改变,难度较大。因此,护理人员在进行健康教育的过程中,要以积极热情的态度,耐心细致地不断讲解,要充分尊重人民的人格和权利,考虑到传统、社会、心理、文化、宗教、地域等多方面的因素,进行耐心、反复的教育活动。护理人员要尊重人们共同健康利益,逐步满足人们的生理、心理等健康护理的需要,要努力争取各方面的支持,调动大家维护健康的积极性,共同推进人类健康的进步。在进行健康教育过程中,要讲究方法,不要简单粗暴地进行干涉。例如,对于糖尿病患者,由于该病的发病率较高,而且并发症很多,但是通过常规治疗和饮食调节可以控制病情,护理人员要向患者耐心细致地讲解糖尿病的发病机制和发病原因,指导患者改变饮食习惯,逐渐养成合理、规律的饮食习惯,通过健康教育使患者了解健康知识,提高自我保健的能力。护理人员要坚决贯彻预防方针,坚持人人健康、人人参与的原则,大力普及卫生保健知识,通过调动人民群众的积极性,指导人们建立健康观,养成良好的生活习惯,积极地消除不健康因素,增强自我保护的能力,从而有效地促进健康。

(三) 以人为本,尊重群众

健康是人的基本权利,不分国籍、宗教、信仰、肤色、贵贱、性别、年龄等,每个人享有健康的权利都是一样的,平等的。护理人员应树立以人为本的理念,尊重所有的服务对象,一视同仁,不能厚此薄彼,培养正确的服务意识,建立良好的人际关系,使每个人的健康权利都能得到保障。很多工作需要护理人员耐心解释,甚至还要主动上门服务,这就要求护理工作者要有很强的服务意识。如预防接种工作就需要护理人员多向群众解释,积极进行健康知识的宣传教育,以提高接种率,有效地预防、控制传染病的发生。健康教育是为了帮助人们建立健康观和选择良好的生活方式,要尊重群众,充分调动广大人民群众的积极性,发动群众,发挥群众的力量,只有全民都认识到健康的重要性,关心健康,自觉维护良好的健康氛围,养成文明卫生的生活方式和健康心理,才能提高人民整体的健康水平。

(四) 努力学习,提高服务质量

健康教育内容广泛,涉及社会、心理、自然、公共卫生、环境等多方面的知识,这就要求护理工作者不仅要熟练掌握医学知识,还要扩大知识面,努力学习其他方面的专业知识,开阔眼界,不断学习新技术、新理论、新方法。现代医学技术飞速发展,电子计算机技术、纳米技术、芯片技术的运用,在预防疾病方面取得了很好的效果。护理人员应与时俱进,积极了解这些新知识,充实自己的知识库,进而更好地开展健康教育工作。在健康教育过程中,护理人员应从多方面综合分析影响健康的因素,运用自己广博的知识和精湛的技术,提高服务质量。

总之,健康教育是一项以健康为中心的全民性教育活动,通过健康教育促使人们树立健康意识,培养良好的生活习惯,预防疾病,提高生活质量。作为护理工作者,应本着科学严谨、实事求是的工作态度,积极热情、耐心细致地进行健康教育工作,努力提高人们的健康水平。

案例:

2009 年 2 月 3 日凌晨 1 点,付某有生产先兆,于是家人将她送往某市保健院待产,并于当日 18 时 22 分顺利产下一名女婴。2 月 5 日上午 9 时,值班护士将孩子抱去育婴室洗澡,之后一连串的噩梦便接踵而至。孩子在洗澡时因护士严重失职导致全身从头部至臀部被大面积烫伤,烫伤面积达 22%。严重的烫伤使得刚出生仅 39 个小时的孩子生命垂危,孩子很快被送到了承德医学院附属医院进行急救,到医院后孩子出现了身上皮肤脱落、休克等情况。经过急救,孩子过了休克期,但仍有生命危险。2 月 7 日,家人又将孩子送到了北京 304 医院继续进行治疗并于 2 月 27 日回到家。之后家人曾多次找该市保健院就孩子被烫伤后的一系列治疗以及今后的整形恢复治疗等相关问题的赔偿方面进行协商,但该保健院的负责人态度十分强硬,称他们在事发后已采取了相应的措施,现仅仅就大人的误工费愿做相应的赔偿,但孩子要等到十岁左右植皮后在做相应的赔偿。医院现在采取不理不管的态度,孩子自 2 月 27 日从北京回家后一直住在保健院自行护理,随着赔偿问题谈判的深入,医院逐渐对孩子甩手不管。现在,虽然孩子仍旧住在医院,但却并没有得到相应的医疗救治和照顾,而仅仅就是家长自己给孩子进行日常简单的擦身、换药等护理工作。医院的领导传达了医院方面的意思,叫仍需继续住院护理的孩子带回家,等到十岁左右植皮后在做相应的赔偿。"一个尚在襁褓的新生儿刚来到人世,便遭此厄运,孩子成长期得不停地进行植皮手术,高额费用谁来负责?"至今医院还没有落实到书面上。

试从伦理的角度分析,以上案例反映了护理工作中的哪些伦理问题?

复 习 题

【A 型题】

1. 以下哪位学者首次提出社区护理学的概念: 　　　　　　　　　　　　　　　　(　)
   A. 露丝·依思曼　　　B. 哈里森　　　　　C. 巴斯德　　　　　　D. 夏明翰
2. 社区护理的特点不包括以下哪项内容: 　　　　　　　　　　　　　　　　　　(　)
   A. 潜在性　　　　　　B. 综合性　　　　　C. 连续性　　　　　　D. 群体性
3. 关于社区护理的伦理问题,以下说法不正确的是:
   A. 护理工作的自主性和独立性与谨慎要求之间的矛盾
   B. 护理工作的潜在性和谨慎要求之间的矛盾
   C. 服务对象隐私问题
   D. 坚持社会公益性和平等解决各种利益关系的问题
4. 关于社区护理的目的,下面哪一项是正确的: 　　　　　　　　　　　　　　　(　)
   A. 使慢性病处于稳定状态,预防合并症的发生和急性恶化
   B. 社区慢性病身心疾病病人的护理及管理
   C. 保护社区居民免受有害物质及有害因素的侵袭
   D. 促进和维持人群的健康为目的

5. 关于社区护理的伦理要求,下面哪一项是不准确的: （　　）

A. 热情服务,文明礼貌　　　　　　B. 任劳任怨,乐于奉献

C. 钻研保健知识,不断提高　　　　D. 恪守规章,认真负责

6. 预防医学的本质是: （　　）

A. 防止疾病的发生　　　　　　　　B. 二级预防

C. 一级预防　　　　　　　　　　　D. 社会预防

7. 关于预防保健的内容,下面哪一项是不准确的: （　　）

A. 深入贯彻预防为主的卫生政策,宣传大卫生观念

B. 倡导健康的生活方式,不突出健康教育

C. 重视维护公共卫生有利于推动社会发展与进步

D. 搞好免疫工作,控制人群疾病发生

8. "人人达到最大可能的健康水平"是 WHO 提出的"2000 年人人享有卫生保健"全球健康策略的: （　　）

A. 基本思想　　　　B. 重要目的　　　　C. 基本目标　　　　D. 根本要求

9. 关于预防保健的意义,下面哪一项是不准确的: （　　）

A. 预防保健工作与促进人群健康没有密切关系

B. 预防保健工作对于提高社会生产力有重要作用

C. 预防保健工作与人类健康和社会安全密切相关

D. 预防保健工作对提高整个民族的健康素质起着巨大作用

10. 关于预防保健中的护理伦理规范,下面哪一项是不准确的: （　　）

A. 爱岗敬业,无私奉献　　　　　　B. 欺上瞒下,弄虚作假

C. 科学严谨,实事求是　　　　　　D. 团结协作,以身作则

11. 康复医学的概念,下面哪一项是不准确的: （　　）

A. 康复医学是一门综合的医学学科

B. 它涉及物理医学、医学体育、心理学、护理学等多门学科

C. 经过各种综合训练,包括医学的、社会的、教育的等方面,尽最大可能使伤残者的功能恢复到最好水平

D. 它不强调对残疾者进行各方面的训练,提高其生活自理能力

12. 关于康复护理的含义,以下哪一项是不正确的: （　　）

A. 有护理人员与康复医生及有关专业人员密切配合

B. 根据康复对象的医疗计划,为帮助其达到功能恢复或减轻伤残并预防继发伤的目的,而实施的一般和专门的护理技术

C. 康复护理与临床护理没有区别

D. 它的护理对象主要是残疾者、老年病人、慢性病者,他们都在某些方面存在一定程度的缺陷。

13. 关于康复护理的特点,下面哪一项是不准确的: （　　）

A. 护理工作内容广泛,不需要多方面的协同

B. 以功能护理为中心,同时加强心理护理和生活护理

C. 康复护理具有长期性和连续性的特点

D. 康复护理以患者功能的完全康复为目的,实现整体的康复护理

14. 关于康复护理的工作内容,下面哪一项是不准确的: （　　）

A. 观察患者伤残情况,获得患者身心功能障碍及心理、社会方面的资料

B. 预防并发症,但不预防继发性疾病

C．日常生活护理训练和饮食指导

D．功能训练的护理

15．康复护理的伦理要求，下面哪一项是不准确的：　　　　　　　　　　　（　　）

A．同情患者，尊重患者　　　　　　　　B．谨慎周密，精益求精

C．目标明确，但不需团结协作　　　　　D．任劳任怨，认真负责

16．关于健康教育的内涵，以下哪一项是不正确的：　　　　　　　　　　　（　　）

A．健康教育和一般教育不一样，不会促使人们知识、态度和行为的改变

B．健康教育是一种连接健康知识和行为之间的教育过程

C．健康教育是研究传播保健知识技能，影响个体行为，预防疾病，消除危险因素，促进健康的一门学科

D．健康教育是联系健康知识与健康实践的桥梁，是现代医学发展的必然趋势

17．2002 年世界主要的致死疾病不包括以下哪一项内容：　　　　　　　　　（　　）

A．呼吸道感染性疾　　　　　　　　　　B．艾滋病

C．结核、疟疾、麻疹　　　　　　　　　D．心肌炎

18．健康教育的特点，以下哪一项是不正确的：　　　　　　　　　　　　　（　　）

A．以全民为对象　　　　　　　　　　　B．没有针对性的重点

C．有科学的内容　　　　　　　　　　　D．有明确的目标

19．关于健康教育的内容，以下哪一项是不正确的：　　　　　　　　　　　（　　）

A．帮助人们树立正确的健康观，加强人们对预防疾病、促进健康的责任感

B．宣传健康知识，教育人们养成健康的行为习惯和生活方式

C．没有重点人群和职业人群的健康教育

D．常见传染病，慢性病防治的健康教育

20．健康教育的护理伦理规范，以下哪一项是不正确的：　　　　　　　　　（　　）

A．实事求是，科学严谨　　　　　　　　B．积极热情，耐心细致

C．以人为本，尊重群众　　　　　　　　D．努力学习，但目的不是为了服务质量

【判断题】

1．社区护理目的是为了促进健康、预防疾病、维持健康，提高社区人群的健康水平。　（　　）

2．预防保健主要是预防传染病、慢性非传染病、地方病、职业病，保护环境并预防因环境破坏而引起的疾病。　（　　）

3．由于康复对象的特殊性，康复护理的时间往往较长，但显效不慢，相对于其他护理，康复护理的难度较大，工作范围较广。　（　　）

4．健康教育的对象是全民，即生活中的每一个体都是健康教育的对象。　（　　）

【填空题】

1．社区护理指以促进和维护_____为目的，以公共卫生学和专业护理学的理论为指导，提供_____的服务。

2．随着生物医学模式向_____模式转变以及人们对健康的要求越来越高，人们的认识也从以_____为中心转向_____为中心，并提出了预防、治疗、康复与保健一体化的大医学、大预防观念。

3．康复护理是指通过护理人员与康复医生及有关专业人员密切配合，在_____的指导下，根据康复对象的医疗计划，为帮助其达到_____或_____的目的，而实施的一般和专门的护理

技术。

4. 健康教育是指医护人员_____、有计划、_____的向个体和群体传播卫生保健知识技术,帮助个人和群体掌握卫生保健知识,树立_____,自愿采纳有利于健康的行为和生活方式,以增强_____和提高人们_____的教育活动。

【简答题】

1. 简述社区护理的特点和现状。

2. 简述预防保健工作的意义。

3. 简述康复护理的特点和内容。

4. 简述健康教育的内涵和特点。

【论述题】

1. 请结合实际,论述社区护理的伦理问题和要求。

2. 请结合实际,论述预防保健工作中的护理伦理规范。

3. 在康复工作中,护理人员应遵守哪些伦理要求。

4. 在健康教育工作中,护理人员应遵守哪些伦理规范。

【病例分析题】

廖某今年74岁,本月初,廖因股骨头坏死住进医院;上周二,廖接受手术,排尿采用插尿管。"25日,医生给他输了约5瓶液,当天下午取掉尿管。晚上12时左右,他感觉排尿困难,家属就去护士站叫护士。护士说'不管我们的事,屙不出尿去找泌尿科'。后又找了3次,都没来病房。"昨日,廖的侄儿说,凌晨3时许,他们在护士站再也找不到任何护士,"叔叔非常痛苦地憋尿,直到早晨7时,医生前来检查才排出尿。整整7个小时,连腹股沟都胀平了。"廖的侄儿说,目前廖因憋尿落下后遗症——小腹一碰就疼得呻吟,进食也困难。针对此事,医院办公室杨主任介绍,夜间,不论患者或家属是否有事找护士,护士都应定时前往病房巡查,护士自零时至晨7时都没去病房巡查,这种行为"肯定错误",医院将按相关规定对其作教育,并经济处罚。

请分析以上案例反映了护理工作中的哪些伦理问题?

第八章
护理科研伦理

导　学

内容及要求

本章包括四部分内容。

护理科研主要介绍护理科研的相关概念、护理科研的基本内容、护理科研的伦理意义、我国护理科研的现状。应熟悉护理科研的相关概念，了解护理科研的基本内容、我国护理科研的现状。

护理科研伦理主要介绍护理科研的伦理意义、护理科研伦理的发展、护理科研的基本伦理要求。应重点掌握护理科研的伦理意义；护理科研的基本伦理要求；熟悉护理科研伦理原则的应用；了解护理科研伦理的发展。

医学人体试验中的伦理主要介绍医学人体试验的意义、医学人体试验的类型、医学人体试验的历史教训、医学人体试验的伦理规约。应重点掌握医学人体试验的类型及其伦理价值、人体试验的基本原则；熟悉医学人体试验的意义、重要的伦理文献；了解医学人体试验的历史教训。

医学伦理审查委员会主要介绍医学伦理审查委员会产生的背景与发展、医学伦理审查委员会的特点与作用、医学伦理审查委员会建设。应重点掌握加强伦理审查委员会建设；熟悉伦理审查委员会的特点、医院伦理审查委员会的作用；了解医学伦理审查委员会产生的背景、国际上医学伦理审查委员会的发展、我国医学伦理审查委员会的发展、伦理审查委员会建设的借鉴与启示。

重点、难点

重点是护理科研的基本伦理要求、医学人体试验的伦理规约、加强伦理审查委员会建设。

难点是护理科研的伦理意义、医学人体试验的伦理规约。

- 护理科研
- 护理科研伦理
- 医学人体试验中的伦理
- 医学伦理审查委员会

专科生的要求

熟悉护理科研的相关概念;了解护理科研的基本内容。

重点掌握护理科研的基本伦理要求;熟悉护理科研的伦理意义;了解护理科研伦理的发展。

重点掌握人体试验的基本原则;熟悉医学人体试验的类型及其伦理价值、重要的伦理文献;了解医学人体试验的意义、医学人体试验的历史教训。

重点掌握加强伦理审查委员会建设;熟悉医院伦理审查委员会的作用;了解伦理审查委员会的特点、伦理审查委员会建设的借鉴与启示。

护理科研是用科学的方法探索、回答和解决护理领域的问题,直接或间接地指导护理实践的过程。护理学作为一门以实践为基础的综合性学科,要取得发展就要从理论、专业技术到实践不断地进行科学研究。随着社会的发展,护理科学研究作为护理学的一个重要组成部分,越来越受到重视并取得一定的成果,对护理学的发展起着推动作用。本章就有关护理科研及其伦理意义、赫尔辛基宣言与科研伦理原则等做初步阐述。

第一节 护理科研

一、护理科研的相关概念

护理科研是运用科学方法,对护理学领域的未知事物进行反复的探索、系统的观察、有目的的收集资料、严谨的科学分析的一种认知活动。简单地说,护理科研是用科学的方法探索、回答和解决护理领域的未知问题,直接或间接地指导护理实践的过程。

护理科研的意义主要体现在三个方面:第一,扩展和完善本学科知识体系,促进学科的建设与发展;第二,培养护理人员的科研意识以及发现和解决问题的能力,从而提高护理质量;第三,指导护理实践。

护理科研的目的是回答护理实践中出现的问题;探索护理领域中客观事物的本质与内在规律;在原有的护理理论基础上进行创新,完善人类对护理学的认识水平,发展和推动护理学的发展。

护理科研的特点体现在三个方面:受试者的特殊性、研究结果的社会公益性和临床观察对护理科研实践的重要性。

二、护理科研的基本内容

(一) 护理学基础理论的研究

护理科研要从护理学的任务与范围出发,以现有的自然科学、社会科学等方面的成就为基础,形成本学科的理论。护理学的基础理论主要有以下内容。

(1) 解释、说明各种护理技术、护理操作及护理要求的基础理论,加强护理规范与医学基础理论的联系,使两者有机地结合起来。

(2)加强心理护理研究,以当代心理学、社会学、行为学的成就为基础,形成心理精神护理学与社会护理学,并使之成为护理学的重要理论基础。

(3)护理学基本模式或指导思想的研究,研究国内外有关的护理观念和理论,结合传统的中医护理,提出符合我国实际的护理模式和护理理念,指导护理工作。

(4)护理组织管理学研究。现代化的医院护理工作已建立了独立的指挥系统。此外,还应研究护理如何进入社会、家庭,如何参与疾病的预防,以及健康的保持与健康水平的提高等问题。

(二)基础护理与各专科护理理论及技术的研究

用当代医学新知识对各种护理规范作出理论解释,使护士不仅知其然,而且知其所以然,增加知识深度,发挥护士的创造性。在基础护理中运用物理学、生物学、生物化学等,对常见的护理难题进行研究,如预防压疮、营养支持等。在临床护理中不断总结经验教训,去粗取精,创造护理新技术、设计新器械、提出新观点等。

(三)保健中的护理工作研究

社会保健的领域十分广泛,其中包括社会保健的组织、疾病的预防、心理卫生的咨询、家庭卫生指导、各种特殊人群(如老年人、儿童、孕妇、残疾人等)的保健工作。护士在参与一系列的社会保健工作中,对各种存在或潜在的问题,都可以一一研究。

三、我国护理科研的现状

我国护理科研处于起步阶段,目前的发展有以下三大成就。第一,护理研究队伍初步形成,研究成果显见科学性。近年来,随着我国高等护理教育的发展与完善,护理人员的综合素质有了很大的提高,尤其是科研素质提高较快。1984年全国仅有几所高校招收护理本科生,到1997年有护理本科学校18所,据2000年教育部不完全统计,护理本科学校67所,护理大专院校50所。1992年北京医科大学开始招收护理硕士研究生,高等护理教育的发展培养了一批高级护理人才和护理研究人才,护理论文由以描述性和叙述性文章为主转向有严谨科研设计和统计学处理的文章,使护理研究不断深入,研究成果的可信度提高,促进了护理科研的发展。第二,护理研究范围扩大。当前临床护理研究的范围包括临床护理理论、临床护理技术、急救护理、重症监护、心理护理、护患关系、医疗新技术及新业务的配合护理等方面,临床护理问题是核心研究方向。除了临床护理研究,还有护理教育、护理管理、社区护理、护理伦理与法律等方面的研究,家庭护理研究不断深入,研究内容涉及护理专业的方方面面。第三,护理专业学术杂志增加,为护理科研成果的发表和推介提供了更大的平台。1953年创刊的《护士杂志》是我国护理科研专业学术交流开始的标志。从此,护士有了总结科研成果及发表论文的专业园地。《护士杂志》在1981年改名为《中华护理杂志》。1985年《实用护理杂志》创刊,1986年《护士进修杂志》、《护理学杂志》创刊,之后《山西护理杂志》、《天津护理》、《齐鲁护理杂志》等相继创刊。护理专业学术刊物的出现使得护理科研成果有了交流的平台,利于护理科研成果的推广和应用,同时提高了护理人员进行科研活动的积极性,为护理科研创造了良好的氛围。

虽然我国的护理研究取得了巨大进步,但还有很多不足之处影响着我国护理科研的发展。护理学研究的范围多局限于医院,未深入到社会、家庭、健康人群中,内容也以专科护理为主;有些护理领域的研究还刚刚起步,心理护理、人文护理的研究有待于进一步深入;在具体问题的研究方面不够深入,只有大的框架,缺少具体详尽的内容;护理人员缺乏科研意识和信息意识,人文科学知识不足,护理科研的理论层次不高,选题重复,研究内容创新性不足;科研成果不能及时应用于实践,一些有价值的研究成果,包括实验研究、经验总结等,在实际的临床工作中很少得到应用,等等。总之,我国护理科研的内容不够广阔和详尽,创新不足,还需进一步提高。

■■ 第二节　护理科研伦理

一、护理科研的伦理意义

护理学是一门综合性的应用科学,作为生命科学的重要组成部分,它担负着促进健康、预防疾病、恢复健康和减轻痛苦的重任。护理科研对提高护理质量,推动护理学科发展,完善学科的理论体系具有非常重要的作用。护理科研的终极目标是维护人的生命健康和尊严,保护人类的生命利益,在本质上是一个探索真理,追求至善与完美境界的过程,是求真、扬善与臻美的过程,具有深刻的伦理价值也涉及多方面的伦理问题。

(1) 科研人员与受试者之间的关系:护理科研过程中,研究者和实验对象都是具有明确主体地位的人,双方具有各自独立的意识、尊严、利益及要求。双方在一定情境下处于矛盾的对立方面。研究者是实验的主导者,控制整个实验的主动权,并享受实验结果带来的主要利益;而受试者则处于被动服从的位置,其自主权力在一定程度上受到限制,并更多地承受实验的风险。双方在地位、权利、利益分配等方面都处于不平衡的状态。如何体现双方的权利义务,特别是保护受试者的利益是护理科研伦理面临的最重要的问题之一。

(2) 科研团体内部的关系:科研人员之间的协作是护理科研的基本操作形式。由不同的研究者个人、部门和团体组成的研究集体之间,由于各自不同的立场、观点、利益和责任也会出现矛盾。如何协调研究集体内部的关系成为护理科研伦理必须关注的重要问题。

(3) 受试者的利益与学科及社会整体利益之间的关系。在某些对医学和护理学的发展甚至对全人类的健康利益具有重要意义的科学研究中,实验的风险可能给受试者的个人利益带来一定的损害。在受试者个人利益和社会整体利益之间我们应该如何取舍,这是护理科研中十分敏感的伦理问题。

(4) 护理科研成果的应用要求护理人员具有强烈的社会道德责任感和人道主义精神,确保科研成果的应用真正有利于人类,这是护理科研伦理的重要使命之一。

(5) 护理科研的操作过程要求研究者具有严格的科学性和严谨的科学作风。因为科学性是保护受试者和全人类利益的基本条件。它不仅具有科学的意义,更具有伦理意义。

综上可见,护理科学研究并不是一个单纯的科学技术过程,其中包含了人的多元利益冲突和伦理矛盾。研究者的研究动机、试验方案的设计、研究手段的应用、试验过程中对受试者利益的保护和尊重、试验结果的科学性、真实性以及应用的正当性等都和人的利益密切相关,体现出深刻的伦理内涵和鲜明的伦理价值,也与研究人员的个人道德品德密切相关。护理科研伦理对护理科研的全过程进行伦理规约,保证护理科研的正确方向,切实保护研究过程中各方面的正当利益,保证研究成果的应用真正有利于人类,具有重要的现实意义。

二、护理科研伦理的发展

现代护理大量应用先进复杂的仪器,护士需要学习新的操作技术、判断和分析数据;整体护理对护士的心理学、伦理学等人文知识也提出了更高的要求,需要护士们去探索、去总结、去研究。护理事业的发展提出了加强护理科研的现实要求。为了保证护理科研的伦理正当性,在世界医学会通过的《赫尔辛基宣言》等一系列国际伦理文献的基础上,各国护理组织也相继制定出相关文件,提出护理科研的伦理规范。1968 年美国护士协会研究委员会制定了一系列的护理科研道德规范,其中要求护理教育界应指导学生保护科研对象的人权。1985 年又发表了一份《护士临床及其他研究人员的人权指引》,内容包括:研究要征得受试者的书面同意;保护受试者的隐私;在协作发展护理研究、促进服务质量的同时,负起保障人权的责任;护士应主动监督科研对象的人权保障情况等伦理要求。1987年美国的波利特(Polit)和亨格勒(Hungler)在她们所著的《护理研究:原则与方法》一书中提出:在进行护理科研时应遵守道德原则,包括尊重受试者的知情同意权、免于伤害权、隐私权和匿名权等。

1983年,加拿大护士协会也发表了一份《护理研究运用于人类的伦理指引》,其内容有:必须具体说明研究的益处,把不成熟的研究运用于人是不合伦理的;必须向受试者保障其参与研究属于自愿,其隐私权会受到保护;对无行为能力的人应予以适当的保护;必须保护受试者不受精神、情绪、道德或身体的伤害;从研究中获得的益处应远超过潜在的危险性等。

此外,《护士伦理学国际法》《国际护士守则》《中华人民共和国护士管理办法》等文献也都直接或间接地提出了相应的护理科研的伦理要求。

三、护理科研的基本伦理要求

1. **人道主义精神** 护理科研的目的、方法、手段、结果涉及受试者的健康利益,因此护理科研必须遵循人道主义原则,保持对人的生命和尊严的高度尊重。实验项目的选择,方案设计、方法和手段应用以及成果推广等都要确保对人的生命和尊严负责。特别是在人体试验中,在任何时候都必须把保护受试者的生命健康利益作为前提条件放在首位,这是护理事业的宗旨所规定的,是人道主义精神最基本的内容。同时,护理科研人员还应该承担对社会的责任,对公众利益健康利益负责。护理科研的选题立项、研究方法的设计实施要考虑到对公众健康利益的影响,包括对当代人和后代人以及试验相关者的健康利益、对社会环境和人类生存环境的影响等。尊重生命的人道主义原则是护理科研最高的伦理原则。

2. **科学精神** 实事求是的科学精神是科学研究的基本道德原则,或者说是底线原则。客观性和真实性是科学研究的根本属性,因此,科学研究活动必须实事求是。以事实为基础,揭示其内在的固有规律,从而指导人们运用这些规律造福于人类自身。任何主观臆断,伪造和剽窃都不能真实反映客观事物的本质规律,当然也无助于人类提高自己的认识水平,甚至误导人类导致巨大的损失。科学的原则要求研究者尊重事实,诚实地观察试验过程,记录资料,科学的统计处理,作出符合实际的科学总结;成果报道要真实、审慎,不能任意夸大和杜撰,不能任意编造和篡改试验数据,更不能抄袭剽窃他人成果,确保科学研究活动的客观性和真实性,这是科学研究的生命线。

3. **敬业精神** 敬业精神表现为对事业的热爱和追求真理的勇气与献身精神。热爱护理事业是护理科研人员执著追求更高水平专业目标的强大内驱力。它能够使护理科研人员以坚强的毅力投身于艰巨的科研工作,并从中感受到探索未知的快乐。热爱是敬业精神的基础。追求真理的信念是敬业精神的核心。它源于对真理的忠诚和信仰,能够激发护理科研人员克服种种来自于科学本身的困难和来自于社会的重重压力及诱惑去实现对真理的追求。这是护理科研人员献身科学事业最强大的动力。追求真理的勇气还表现为敢于怀疑、敢于挑战权威的精神,因为真理总是在否定旧的认识和权威的过程中不断发展的。敬业精神是信念、勇气、意志和崇高境界的综合体现。

4. **团队精神** 科研活动常常需要多学科、多部门、多方面力量的通力合作,是一种团队活动,需要相互之间的配合协调。因此,团队精神成为对护理科研人员的基本道德要求。团队精神与合作意识的道德内涵是正确认识自己的科学劳动与他人科学劳动的关系,表现为群体意识。群体意识的纵向表现形式是异代人之间的承接,这是时间维度上的合作,它要求科研人员正确对待前人的劳动成果。因为每一项科研活动都建立在前人的劳动成果基础上,每一项新的研究成果都包含了前人的辛勤劳动。因此医学科研人员在完成新成果的时候应该实事求是地说明资料的来源,充分尊重前人的劳动。群体意识的横向表现形式是同代人之间的协作,这是空间维度上的合作,是群体意识的现实表现形式。它要求发挥科研团队中每一个人的作用,尊重每一个人的价值,相互支持,信守诺言;在成果表达时,实事求是地反映每一个人的劳动,正确评价每一个人的作用;不能把集体的科研成果据为己有,不沽名钓誉,利益分配要公平合理。

四、护理科研伦理原则的应用

(一)保证护理科研选题的正确方向

研究选题是科研的第一步,是工作的起点,它决定科研设计的方向和中心思想,影响受试者的选择、研究内容的确定、数据获取及统计学方法等,因此,选题是科研成败的关键。选择时需要考虑的因素很多,但首先要考虑研究课题是否符合人道主义精神,具有伦理正当性,即研究的前提必须是为了维护人的健康,必须充分尊重受试者的利益,把受试者的利益放在第一位。由于人的生命是不可逆的,人具有自主的权利和尊严,所以在护理科研选题时还应当遵循有利无伤、知情同意、保护隐私等原则,在护理科研中体现人文关怀。因此,科研选题应着眼于人的健康需要。

(1)从与人生存攸关的重大事件中选题:如地震、矿难、火灾、食物中毒等灾难发生时的紧急救护,包括急救时的规范化组织和护理管理、救治过程中的护理质量监控和人际关系特点及应对、基层医院手术室的护理配合、转运伤员的护理,以及心理护理、护理管理、急救护理教学以及灾后防疫工作等。

(2)从临床护理实践中选题:从整体上的护理流程管理、环节管理、细节管理、分级管理、护理教学方法研究,到具体的为患者提供温馨服务,解决患者的实际困难,避免护理缺陷、差错、事故,减轻患者痛苦,提高护理质量,促进康复的最佳手段等,包括对护理操作规范、相关法律制度、护患关系调整等人文方面的研究。

(3)从新技术、新理念的研发和应用中选题:循证护理、临床路径等新的护理理念和新的护理技术为护理事业带来新的发展。护理人员应积极研究探索最先进、最优化的护理技术、手段和护理模式,推动护理事业不断发展。如湿性愈合理论的提出和各种保湿敷料的研发和应用带来了护理方法和操作步骤的变革;输液泵持续输注在提高疗效的同时,降低了药物不良反应。科技的进步为护理科研提供了广阔的研究领域。

(二)保证护理科研的科学、严谨和公正

科研设计方案应具有科学性,切实保护受试者生命和健康权益。例如,设计样本要具有代表性。选择受试者要有科学的诊断标准、纳入和排除标准,尽可能地减少选择性偏倚的发生。采用随机分组的研究方法,尽量使影响因素基本相等,减少人为的干扰,在进行研究时,不能为了得到阳性结果而对试验组病人关怀备至,而对对照组病人不理不睬,造成人为的实验误差,要努力提高实验结果的准确性。规范使用护理研究测量工具,普及护理研究测量工具的使用知识,如检测调查量表的效度、信度等,提高广大护理研究者的研究水准。要保证科研资料的真实性、准确性和完整性以及研究结论和成果发表的客观性和科学性。同时,筛选受试者要体现公平性,在研究中应当随机分配实验组和对照组,使每位受试者承受风险和享受利益的机会均等,要特别注意不能使研究风险集中在弱势人群身上。这是十分重要的科研伦理要求。

(三)保证对受试者权益和人格尊严的尊重

以人作为受试者进行科研或收集资料时应使受试者知情同意。知情同意是对受试者个人尊严和自主性的尊重,也是对其个人自由选择权的保护。从事研究的人员应对受试者详细讲解研究的目的、意义、方法及可能出现的不适和潜在的危险,征得受试者的理解和同意,自愿参加实验。试验中应尊重受试者的隐私权,不能对受试者造成任何形式的伤害。发表成果时应删除能直接表明受试者身份的内容,如患者姓名、住址、病历号等,保护病人的秘密,不损害病人的声誉,或造成不良影响。

::: 第三节 医学人体试验中的伦理

一、医学人体试验的意义

人体试验(human subjects experimentation)是以人作为受试对象,用科学的方法,有控制地对受试者进行有目的的观察和研究,以判断假说的真理性的科学研究过程,它在医学研究中有着不可替代的地位。

人类与疾病作斗争的初期就是通过人的亲身尝试和体验来发现、研究各种治病方法的。中国古代典籍上《淮南子·修务训》记载:"神农氏尝百草之滋味,一日而遭七十毒。"《史记·补三皇本纪》介绍:"神农氏尝百草,始有医药。"《帝王世纪》记述:"伏羲氏……乃尝百草而只九剂,以拯夭枉。"在古希腊也有医神埃斯克雷波斯(E sculapius)在荒山野村考察动植物性质的传说。这些传说都反映了人类早期的医学活动是离不开人体试验的。近现代医学的发展,也是以人体试验为基础的。如哈维(William Harvery 1578~1657)血液循环原理的发现,琴纳(Edward Jenner 1749~1823)牛痘接种的发明等。无论是基础医学研究,还是临床医学研究,同样依赖于人体试验。从某种意义上说,没有人体试验,就不会有医学的进步。

人体试验是医学基础研究和动物试验之后,常规临床应用之前不可缺少的中间环节。因为,第一,动物实验的结果不能直接推广应用到人体。在研制一项新技术或新药物时,一般要在理论研究的基础上,进行反复多次的基础试验及动物实验等实验室研究,最后进行临床试验性研究。任何一项生物医学包括护理的新成就,不论通过怎样深入的理论研究,进行了多少次的动物试验,在应用到临床以前,都必须经过人体试验。因为人和动物毕竟有本质差异,人既具有生物属性,又具有社会属性;既有生理活动,又有心理活动。而且,人体的生命现象和疾病现象是最高级、最复杂的物质运动形式,个体之间也存在着很大的差异,与动物更有本质的不同。第二,对于不能用动物复制模型的疾病,更需要人体试验。有些疾病是人类所特有的,不能用动物来复制疾病模型,对这类疾病的研究,只能进行人体试验。如果取消人体试验,而把只是经过动物试验研究的药品和技术直接、广泛地应用于临床,那么,就等于在所有的病人身上做实验。这是对广大人民群众的健康和生命极其不负责任的,严重违背医学道德。第三,排斥人体试验会带来严重后果。排斥人体试验,让没有经过检验的药物进入临床应用,将直接危害人们的健康和生命。例如,在20世纪50年代前苏联的组织疗法在我国推广使用,有些医生用它来治疗肺炎,引起患者死亡;20世纪六七十年代的卤水疗法也曾引起严重后果;在公众中流行的鸡血疗法、甩手疗法、红茶菌疗法、气功疗法等都缺乏动物试验和人体试验的科学依据,造成不良后果。

二、医学人体试验的类型

1. **自体实验** 即研究人员利用自己的身体进行试验研究。研究者因担心试验会对他人带来不利影响,或者试图通过试验亲自感受以获取第一手资料,或者由于其他原因而在自己身上进行试验,结果准确可靠。此种试验一般都具有一定的风险,但对研究具有重要的意义,为研究所必需。自体实验体现了科研人员探索真理的崇高献身精神。

2. **自愿试验** 即受试者本人在充分知情的前提下自愿参加的试验研究。受试者可以是患者,也可以是健康人或社会志愿者。自愿是受试者自主权利的体现,是人体试验道德正当性最基本的前提,体现了对受试者尊严和人格的尊重。

3. **欺骗试验** 即通过向受试者传达假信息的方式而使受试者参加的人体试验。所谓欺骗,是动机在于传达假信息的行为,是自己以为真却让别人信其为假、或自己以为假却让别人信其为真的行为。例如,护理科研人员明知试验会有危险,但为了达到试验目的,利用患者的求生欲望,或某些人的利益追求,采用传达假信息的方式,而诱使受试者接受的某些试验。

4. 强迫试验 即违背受试者意愿而强制在其身上进行的人体试验。研究者利用自身的权利、特殊的身份地位、技术优势,应用政治、武力或拒绝治疗等其他胁迫手段,强迫受试者接受自己不愿意参加的人体试验。强迫实验不仅侵犯了受试者的人身自由,而且可能对受试者造成严重的身体和精神的伤害。

欺骗试验和强迫试验无论结果是否具有科学价值,在道德和法律上都是不允许进行的,应受到谴责和制裁。

三、医学人体试验的历史教训

在涉及人的生物医学研究的历史上,发生过多次违背伦理的人体试验恶性事件,成为医学发展史上的惨痛教训。

1. 德国纳粹的人体试验 在第二次世界大战期间,纳粹医生曾经使用大批完全健康的人(主要是犹太人,也包括吉普赛人、战俘、政治犯和其他人)进行各种惨无人道的人体试验,杀害了无数的平民百姓,而这些医生很多是当时颇有名望的医学专家。

2. 日本731部队的法西斯人体试验 日本侵略军在侵华期间,为了制造价低,杀伤力大,又不易发现的细菌武器,于1935年组建了以细菌战为目的的731部队,即石井支队。他们使用健康的中国人、俄罗斯人、朝鲜人、蒙古人和某些欧洲人进行残忍的活体人体试验,使数以百计的战俘和平民在人体试验中死亡。

为了杜绝德、日法西斯分子把人当作实验品的非人道行为,保持医学科学的圣洁性质,保护人类自身的尊严与利益,国际社会多次研究并制定了人体试验的道德准则,规范了医学人体试验的正确方向和途径。

3. 塔斯基吉(Tuskegee)梅毒研究 从1932年开始,美国公共卫生署(PHS Public Health Service)在阿拉巴马州的塔斯基吉医院,对400名黑人青年进行了一项观察梅毒不治疗情况下的病程进展状况的研究。1945年青霉素已经广泛使用,这是一种治疗梅毒既安全又有效的药物。然而1945年后,原先的梅毒研究方式并未停止,不治疗情况下的观察依然在继续,一直到1971年一家媒体的记者揭露了此事,此项试验才被迫中止,但这已对受试者造成严重的伤害。

4. 柳溪(Willow brook)肝炎研究 纽约斯特登(Staten)岛的州立柳溪医院是一家专门收治"弱智"儿童的医院,1956年该医院的一个研究所开展了一系列开发预防传染性肝炎方法的实验。弱智儿童的父母被告知除非接受试验才能把孩子送进医院,否则需要等待两年才能进去。为了了解肝炎的传播途径,试验者给这些儿童喂食人类粪便的粗提炼物,试验后期,在对病原体有了更多了解后,受试者被改喂纯病毒。结果,柳溪医院一年接受的儿童中,85%患上了肝炎。

5. 犹太人慢性病医院癌症研究 1963年纽约斯隆-凯特灵(Sloan-Kettering)癌症研究所对21位患者注射外源的肝癌细胞悬液进行研究,以观察患者身体排斥能力的下降是由于癌症引起的、还是由于这些患者的衰弱引起的。他们认为,这项研究是非治疗的,通常无需患者同意,因此,没有经过他们同意就注射癌细胞。后来,纽约州立大学董事会对此进行调查,揭露了他们弄虚作假、欺骗和违反专业精神的行为。

这些令人发指的历史教训提示医学护理界人士必须对医学人体试验进行严格的伦理制约,以切实保障受试者的权益和医学的人道性质。

四、医学人体试验的伦理规约

医学人体试验具有重大的科学意义和伦理意义,这决定了人类应该并且必须进行人体试验。而在医学人体试验中存在的伦理问题又要求我们通过伦理规范去解决这些伦理矛盾,以保证医学人体试验符合人类的利益。为此,国际社会和许多国家作出了极大的努力,加强了人体试验中的伦理规范建设和对受试者的保护,制定并通过了大量的伦理文件。

(一)重要的伦理文献

1.《纽伦堡法典》 从 1945 年 11 月 20 日至 1946 年 10 月 1 日,在纽伦堡对德国法西斯首要战犯进行了国际审判。其中包括对法西斯医生的审判,原因是他们曾经使用大批完全健康的男子,女子甚至儿童进行大量人体试验,为法西斯德国发动第二次世界大战服务。最终 23 名医学战犯中,7 人被处死刑,9 人被处无期徒刑或 10 年以上的徒刑。

纽伦堡法庭针对法西斯人体试验制定了基本道德原则,作为人体试验的行为规范,即《纽伦堡法典》。明确提出了人体试验的十条道德要求,其中包括"受试者的自愿同意绝对必要","对社会有利","立足动物实验","避免伤害","保护受试者","研究者科学合格"等原则规定。

2.《赫尔辛基宣言》《赫尔辛基宣言》是第一个由世界医学会制定并采用的关于涉及人的生物医学研究的道德原则的文件。它是 1964 年 6 月在芬兰赫尔辛基召开的 18 届世界医学协会联合大会通过并采用的,之后的第 29 届、第 35 届、第 41 届、第 48 届和第 52 届世界医学协会联合大会又对《赫尔辛基宣言》作了修订,使之更适合当代医学科研发展的需要。

《赫尔辛基宣言》肯定了人体试验在医学研究中的必要性,确定了医学人体试验的道德准则,强调了医学人体试验必须为了医学的目的,必须以普遍的科学原理和动物实验为前提,突出了保护受试者的权益,要求遵循自主原则、知情同意原则及有利无伤原则等,明确要求对涉及人的生物医学研究进行伦理审查。《赫尔辛基宣言》是国际医学护理界进行涉及人的科学研究所应遵循的最重要、最权威的伦理文件和行为指南。

3.《伦理学和人体研究国际指南》与《人体研究国际伦理学指南》 1982 年,世界卫生组织和世界医学组织理事会联合发表了《人体生物医学研究国际指南》,主要目的是为《赫尔辛基宣言》提供一个详尽的解释,促进医学人体试验和研究伦理原则的正确运用,进一步强调对知情同意的重视。1993 年,世界卫生组织和世界医学理事会进一步作了修订,联合发表了《伦理学与人体研究国际指南》与《人体研究国际伦理学指南》,在肯定《赫尔辛基宣言》基本精神的基础上,指出对某些缺乏有效预防和治疗措施的疾病的患者,人体试验可能成为其获得收益的唯一途径,应该在知情同意的前提下予以实施。这两个文件和《赫尔辛基宣言》规定的涉及人的生物医学研究的伦理原则为国际和各国家医学组织和个人所认同。

4.《贝尔蒙报告》 1974 年 7 月 12 日,美国在国家研究法生效后,建立了国家保护生物医学和行为研究受试者委员会。该委员会的职责之一,是制定涉及人的生物医学研究的基本伦理原则及应该遵循的具体伦理准则。委员会经过 4 年的努力,于 1979 年 4 月 18 日出台了《贝蒙尔报告》。

《贝蒙尔报告》明确提出"尊重人"、"有利"、"公正"三个生命伦理学原则,要求做到:受试者知情同意,对试验进行风险/受益的评价,保证受试者的选择在程序和结果上公平。

5.《涉及人的生物医学研究伦理审查办法(试行)》(中国) 我国非常重视医学研究中的伦理问题。卫生部成立了医学伦理专家咨询委员会,对医学政策提供伦理咨询,对重大的涉及人的生物医学研究项目进行伦理审查,并于 1998 年制定了《医学研究伦理审查指导》。卫生部依据《中华人民共和国职业医师法》和《医学机构管理条例》的有关规定,于 2007 年 1 月 11 日颁布实施了《涉及人的生物医学研究伦理审查办法(试行)》。该办法规定了为保护人的生命和健康,维护人的尊严,尊重和保护受试者的合法权益,进行伦理审查的有关规定,要求成立省级和机构伦理委员会,依据生命伦理原则,遵循伦理审查程序,加强对伦理审查的监督管理。

6.《药物临床试验质量管理规范》(中国) 为保证药物临床试验过程规范,结果科学可靠,保护受试者的权益并保证其安全,国家食品药品监督管理局根据《中华人民共和国药品管理法》、《中华人民共和国药品管理法实施条例》，参照国际公认原则，于 2003 年 8 月 6 日颁布，同年 9 月 1 日起实施。该规定明确指出，以人为对象的研究必须符合世界医学大会《赫尔辛基宣言》，即公正、尊重人格、力求使受试者最大限度受益和尽可能避免伤害。尤其是在第三章对受试者的权益保障作出具体规定，提出"伦理委员会"与"知情同意书"是保障受试者权益的主要措施。

（二）人体实验的伦理原则

根据上述文件精神，归纳出医学人体实验的伦理原则，包括医学目的原则、保护受试者利益原则、受试者知情同意原则、公正性原则、伦理审查原则。

1. 医学目的原则 《赫尔辛基宣言》中指出："涉及人类受试者的医学研究的主要目的在于提高疾病的诊断、治疗和预防方法，进一步了解疾病病因及其发病机制。"由此规定了生物医学研究的目的必须是为了增进人类战胜疾病、增进健康的能力，有利于提高人类的生存质量。除此之外的任何其他目的，如狭隘的个人或小集团的目的、商业的目的、战争的目的等都是违背《赫尔辛基宣言》精神的。护理科研同样必须遵守医学目的原则，它保证了护理科研的正确方向，是体现护理科研伦理正当性最根本的伦理原则。

2. 保护受试者利益原则 这是医学人体试验的前提条件和最基本、最重要的伦理原则。《纽伦堡法典》规定：在科学家认为继续试验可能对受试者产生损害、残疾或死亡，就应该在任何阶段结束试验。《赫尔辛基宣言》指出："对人类受试者的医学研究中，应该将人类受试者的健康和利益作为首要考虑，其次才是科学和社会的利益。""医学研究必须遵循的伦理标准是，尊重所有的人们，保护他们的健康和权利。对脆弱的研究人群要给与特别的保护。""在医学研究中，医生的职责就是保护人类受试者的生命、健康、隐私和尊严。""必须尊重受试者保卫自己尊严的权利，并采取各种预防措施，尊重受试者的隐私权，做好病人资料保密，并将研究对受试者身体、精神的完整性及对其人格的影响降至最低。"等等。保护受试者利益既包括受试者的生命健康，也包括他们的人格尊严、自主权利，分享试验带来的好处的权利以及他们的经济利益。《涉及人的生物医学研究的国际伦理准则》中要求对受试者参与研究的利益与风险进行合理权衡；规定了临床试验中对照组的选择只有在"不会给受试者增加严重的、特别是不可逆伤害的风险时，才是伦理上可接受的"。特别对涉及脆弱人群的研究及其利益的保护等方面作了细致的分析和明确的规定；对受伤害的受试者获得治疗和赔偿的权利以及对受试者资料保密的措施提出了具体要求。此外，还规定了外部资助者提供医疗保健服务的伦理学义务问题，进一步细化了《赫尔辛基宣言》关于保护受试者利益原则的内容，使之更具有可操作性。

综合文献要求，保护受试者利益原则的具体内容可以概括为：

（1）保护受试者利益是研究者必须承担的义务，是进行人体试验的前提。

（2）试验的科学性是保护受试者健康利益最基本的条件和要求。因此，要保证研究者的资格，试验的科学依据、试验程序的科学设计和实施、试验的预期风险和利益的准确评估及适当处理、试验结果的准确性等。

（3）尊重受试者的人格尊严、自主权、隐私权，对受试者的资料保密。

（4）全方位地保护受试者的身体、精神及经济等各方面利益，其在研究中所受到的伤害应得到适当的治疗和赔偿；外部资助者具有提供医疗保健服务的义务。

（5）高度重视对脆弱人群的特殊保护。脆弱人群是指那些相对（或绝对）无能力保护自身利益的人。比如儿童、老年人、有精神和行为疾患的人、急诊室患者、绝症患者、贫困者、失业者、难民、流浪者、无政治权利者，以及不熟悉现代医学概念的社区成员，以及某些特殊群体中的下属人员等。这类人体试验只能针对解决上述人群自身的健康问题，并且没有可能在其他受试者中试验时才能进行；应保证他们能合理地享受研究成果；没有超过常规医疗和检查的风险；得到其法定监护人或其他适当代表的代理知情同意。

在具体的护理科研实践中要求科研人员保护、尊重受试者的利益。如果实验对医学科学发展有利,但会对受试者造成严重伤害,则应当停止试验。对人体试验动机和目的的评价必须首先考虑受试者的利益,其次才是考虑医学知识的进展和积累。制定实验方案要具有科学性。为了保证实验结论的客观性,增强实验的可信度,可采用随机分组的方法以保证实验组和对照组的齐同、可比性;使用安慰剂双盲对照可以最大限度地降低实验操作者和受试者主观因素的影响,使实验结果可靠和可信,促进医学科学的发展,最终有利于人类的健康利益。受试者的风险要控制在一定范围内,尽量减少伤害。例如,安慰剂双盲对照的受试者要严格限制在病情稳定、症状不严重,暂停治疗不致使疾病恶化或错过治疗机会的患者,危重患者、病情发展变化快的患者不能进入安慰剂对照试验。受试者要求中断或停用试验时应立即停止试验。护理科研人员采用的试验方法应该利大于弊,局部伤害应该是可逆的。

3. 受试者知情同意原则　受试者知情同意是指有行为能力的受试者个人,在充分获知并理解关于人体实验研究的必须信息后,经过认真考虑,在未受到任何胁迫、不正当影响和恐吓的情况下,自主作出的参与研究与否的决定。无行为能力者的知情同意权依照规定由其法定的代表执行。知情同意原则体现了对受试者自主权利的尊重,是人体实验中的重要原则,也是尊重原则和保护受试者利益原则的具体体现。《纽伦堡法典》、《赫尔辛基宣言》和《涉及人的生物医学研究的国际伦理准则》等文献就受试者知情的内容及方式、同意的权利及形式、知情同意的主体及其代理、知情同意过程的实施、免除知情同意的条件和程序等方面提出了具体要求。

知情同意是一个完整的概念,包含知情权和同意权。知情是同意或拒绝的前提,同意是知情的结果。有关人体试验的最早的伦理法典《纽伦堡法典》第一条就是受试者的知情同意原则,即接受试验者必须自愿同意参加,不受任何欺骗、胁迫、劝诱、恐吓或任何强迫手段的驱使,必须具有法律能力和自由选择的能力填写同意书。研究者有责任让受试者对试验的目的、内容、时间、方法、可能的伤害、对健康或个人的影响有充足的认识和了解,以便受试者自主做出决定。《赫尔辛基宣言》对知情同意做了进一步的说明:第一,必须对受试者说明有关试验的基本信息,包括:研究的性质,实验的目的、方法和预定期限;受试者被邀请的理由、自愿参加或拒绝参加,可以随时撤出研究而不受到惩罚,也不会失去本应授予的利益的权利;受试者和其他人可预见的风险及可以预期的利益;尊重受试者隐私及对受试者身份记录的保密规定;受试者对使用研究中收集的个人生物标本的决定权;研究者向受试者提供医疗服务的责任范围;对与研究有关的某些特殊类型的伤害和并发症的免费治疗、治疗的性质和期限、资金来源,以及受试者和受试者家庭得到赔偿的说明;研究方案获得伦理审查委员会批准的说明等内容。第二,在患者或其法定代理人尚未完全知情并表示同意之前,不可对其施行临床研究。第三,受试者的同意需以书面为凭。第四,在采用具有挽救生命、恢复健康或减轻痛苦作用的新的具有研究性质的治疗方法之前,应向患者解释清楚,征得患者的同意。对无行为能力的患者,必须事先取得其法定代理人的同意。

违反知情同意的人体试验常常表现为向受试者提供的信息不明确、不全面,只讲受益不谈预期风险和不良反应;仅谈受试者的义务而不谈受试者的个人权利;知情同意书中术语太多,措辞含糊,影响受试者的理解和自主判断和选择;基因信息的保密问题;弱势人群的知情同意权的保障等。坚决贯彻知情同意原则是对受试者的尊重,也是对研究人员的保护。

4. 公正性原则　公正性原则是指正确及妥当地选择和对待每位受试者,给予他们应得的利益,均分参加研究的负担和收益,不能无理由地将某些能够从研究中获益的群体和社区排除在外,或使某些群体过分承担试验的风险。

受试者的选择纵向上包括胚胎、胎儿、新生儿、儿童、青年、老年人、临终者甚至尸体;横向上包括各类不同病症的患者、正常人,或某些特殊群体的人员,如收容人员、囚犯等。应保证受试者选择的公平性。《涉及人的生物医学研究的国际伦理准则》第12条:研究受试者群体选择中负担和利益的公平分配一条具体阐明了公正性原则的内容。其一,生物医学人体试验既需要承担风险,有时也可以被看作是分配给社会的利益,特别是当受试者得不到更好的或相应的治疗方法时,展示了希望的研究性干预措施就更可能成为一种利益。在这种情况下,选择受试者应该公平分配研究的负担和利益。其二,有些人群可能在受试者征募中被过度使用,有些弱势人群几乎不可能享受试验带来的利益,却被要求承受研究的风险和负担,而其他人则享受研究的利益,这样的研究是不符合公正原则。其三,外部资助的人体试验必须确保研究所产生的科学知识能用于受试人群的利益。如果研发的产品和产生的知识不能使试验社区的人群中获得合理的利益,在该国或地区进行研究是不公正的。据此以脆弱人群作为受试者,必须保证研究目的是为了解决这些群体特有的健康问题,而没有他们的参与研究将无法进行;要保证研究的成果对他们自身有利,他们能够因参加试验而获得好处。受试者及其群体有权合理地享有研究所带来的预防和治疗的产品。总之,公正性原则要求社会的任何群体和阶层公平的承担医学研究的负担和利益。

5. 进行伦理审查的原则 伦理审查是保证人体实验符合伦理要求的必要的组织程序。最新版的《赫尔辛基宣言》中明确提出:"试验方案应提交给一个特别任命、独立于研究者、主办者、不受不适当影响的伦理审查委员会研究、评定、指导和批准。伦理审查委员会须遵守试验所在国的法规,并有权对正在进行的试验进行监控。研究者有义务将监控情况,尤其是将出现的一切严重的不良反应报告给伦理审查委员会。研究者还应向伦理审查委员会提供有关资金、主办者、研究机构、可能出现的利益冲突及对于受试者的奖励等信息,供其审查。"对试验方案进行伦理审查对于确保人体试验的正当性具有不可替代的重要作用。通过伦理审查保证人体试验的伦理性质是医学伦理实践发展的一个标志,具有重要的现实意义。

第四节　医学伦理审查委员会

一、医学伦理审查委员会产生的背景与发展

(一) 医学伦理审查委员会产生的背景

生物医学的迅速发展对医学科研和医学人体试验提出了更多更高的要求。医学发展史上特别是第二次世界大战当中及以后违背人道主义的医学人体试验损害了受试者的利益,侵犯了受试者的权利,只着眼于科学而忽视人的尊严的行为受到国际舆论的严重抨击,进一步激化了医学发展与受试者尊严与利益的矛盾,也给医学界以深刻的警示和教训,引起了社会和医学界对医学伦理问题的广泛关注和深刻思考。面对医学的科学化与人性化,科研需要与受试者利益、患者权益与受试者角色之间日益尖锐的利益矛盾以及多元利益主体间的冲突,研究和解决上述伦理问题,保证医学科学为人类造福的正确方向成为社会和医学发展的迫切需要。医院伦理审查委员会基于这样的社会和医学背景应运而生,并在保障受试者权益、确保医学发展和医学科研的正确方向等方面发挥了日益重要的作用。

(二) 国际上医学伦理审查委员会的发展

适应社会和医学发展的需要,1953 年美国出台了最早的关于临床研究程序的集体讨论指南,并在部分大学建立了委员会审查制度。1966 年美国制定了第一部关于保护人类受试者的联邦政策,要求在单位伦理审查委员会中对每个由美国卫生部资助的研究项目进行审查。1969 年美国卫生部修订了机构伦理审查委员会准则,首次提出委员会的委员不仅应该具备理解研究性质的科学能力,而且应该具备判断研究的可接受性所必需的能力,包括院所规则、相关法律、职业标准以及社区的接受程度等。1974 年 5 月美国卫生教育福利部(DHEW)再次修订了准则,并以联邦法规的形式公布(即 45CFR46),该法规于 1991 年修订,通称《共同规则》(Common Rule)。1974 年通过的《国家研究

法案》(National Research Act)要求各个研究机构必须成立 IRB 来管控所有联邦政府资助的人体议题研究。

1975 年,美国《医学伦理学杂志》讨论了伦理委员会的组成和职能。1976 年在美国首都华盛顿召开了有来自 38 个州和加拿大的医生、护士、医院管理者、社会工作者和牧师等共 200 多人参加的全国医院伦理委员会专题会议,对什么是医院伦理委员会、医院伦理委员会的性质、功能等进行了广泛深入的讨论,为美国医院伦理委员会的产生奠定了思想基础。1983 年美国医院协会颁布了《关于生物医学伦理学的医院委员会的准则》。

在国际上,2000 年版的《赫尔辛基宣言》明确要求对涉及人的生物医学试验需进行独立的伦理审查,从而在国际上确定了医学伦理审查不可或缺的地位。医学国际组织理事会(CIOMS)及 WHO 制定了《涉及人体受试者的生物医学研究的国际准则》,2000 年 WHO 制定的《生物医学研究审查伦理委员会操作指南》,这些文件具体指明了医学伦理委员会的建立、组成规则和操作程序,为医学伦理审查体系的建立和发展提供了操作指南,为促进独立、称职的医学伦理审查工作,保护受试者利益奠定了重要的基础,提供了逐步完善的操作平台。

在相关组织制定的决议和准则的基础上,国际社会对建立医院伦理委员会达成了共识,推进了医院伦理委员会建设从理论走向实践。自 1974 年美国成立了第一个医院伦理委员会以后,到 20 世纪 80 年代末,美国已经有 60% 以上的医院建立了医院伦理委员会。前美国总统组建了一个由知名科学家、生物医学伦理学家和律师等组成的总统生命伦理学顾问委员会,专门监督干细胞等生物技术研究,制定管理细节,研究各种生物医学技术对社会和伦理带来的影响。2001 年 7 月,瑞士联邦政府正式任命一个由自然科学、人文科学和法学界专家组成的国家医学伦理委员会,就生物医学研究领域发展所带来的社会、法律和伦理等问题向政府提供咨询意见。瑞典根据欧盟 2001 年颁布的指南,于 2004 年颁布了新的法规并修订了《伦理审查法案》,确立了以一个中央伦理审查机构及 6 个地方伦理审查机构构成的有机联系的整体的全国伦理审查体系。到目前为止,美国、日本、加拿大、法国、德国、荷兰等国家都成立了研究伦理审查委员会;各类国际医学组织也相继就医学伦理问题或医学伦理审查发布了多项文件或宣言,国际人类基因组织(HUGO)设置了专门的伦理、法律和社会委员会(ELSI),后改名为伦理委员会,发布了"关于遗传研究正当行为"等一系列声明。亚太地区建立了"亚太地区伦理审查委员会论坛"的伦理组织。医学伦理审查委员会在实践中的发展对促进医学科学的发展,保证医学技术的最大善用,有着极其深远的意义。

(三) 我国医学伦理审查委员会的发展

我国医院伦理委员会的建设起步稍晚于发达国家,但发展速度很快。1987 年,一些学者首次在我国公开使用了医院伦理委员会的概念,20 世纪 90 年代中华医学会医学伦理学会法规委员会原则通过了《医院伦理委员会组织规则(草案)》,并发出了《关于建立"医院伦理委员会"倡议书》,推动了我国医院伦理委员会的建立和发展。卫生部于 1998 年颁布《涉及人体的生物医学研究伦理审查办法(试行)》,国家食品药品监督管理局于 1999 年颁布、2003 年修订并实施了《药品临床试验质量管理规范(GCP)》,明确提出:"为确保临床试验中受试者的权益并为之提供公共保证,应在参加试验的临床机构内成立伦理委员会。"2007 年卫生部正式颁布《涉及人的生物医学研究伦理审查办法》,明确规定了有关人的生物医学研究必须经过伦理审查的规程。

在上述通则规范指导下,1998 年 11 月,我国卫生部宣告成立了"卫生部涉及人体的生物医学研究伦理审查委员会"(简称为"卫生部医学研究伦理委员会")。2000 年 3 月 6 日成立了"卫生部医学伦理专家委员会"。卫生部认为:"为规范医学科技行为,保护受试者和研究者的合法权益,强化法制观念,特成立'卫生部医学伦理专家委员会'。委员会的职责是负责行业科技发展中有关伦理问题的咨询和审查。"我国的人类基因组北方和南方研究中心分别成立了医学伦理委员会,开展相关的伦理、法律和社会问题研究。各医科大学附属医疗机构、国家临床药理基地、人工辅助生殖中心和精子库、器官移植中心以及部分医院和医疗卫生研究部门相继按照有关部门的要求,分别成立了具有不同职能的专业或综合的医学伦理委员会,包括卫生部和部分省市的医学伦理专家咨询委员会、国家临床药理基地伦理委员会、生物医学研究伦理审查委员会等。目前,我国的医院伦理委员会建设已经具有了一定的基础和规模,进入了实质性操作的新阶段。医学伦理审查在一些重要领域已经逐步制度化、规范化,在保证受试者权益和人民群众健康利益、保证医学科研的伦理性质、保障医学科研发展的正确方向方面发挥了越来越重要的作用。

我国现阶段的医院伦理委员会建设还存在着不足。有认识上的障碍:主观上自觉性不高,不愿意、不习惯接受伦理审查;人力上的障碍:医院伦理审查机构人才缺乏,生命伦理学理论普及不够、缺少理论指导;管理上的缺陷:缺乏卫生行政部门的推动力量,医院伦理委员会建设发展不平衡,伦理审查委员会工作制度、规范不健全,缺少管理监督系统,甚至有的伦理委员会形同虚设。这些问题有待于进一步解决。

二、医学伦理审查委员会的特点与作用

(一) 伦理审查委员会的特点

第一,独立性。国外的伦理审查委员会一般由社区或地区性卫生管理部门组建和管理;我国的伦理审查委员会一般设在医疗机构内,但它的工作应当相对独立。2003 年修订并开始执行的《药物临床试验质量管理规范》(GCP)要求"成立独立的伦理审查委员会",强调了伦理审查委员会的独立性。独立性主要体现在审查的独立性方面。伦理审查委员会的组成、工作和审查必须不受到政治、机构、专业及市场的影响,而对受试者、研究者及社群的全部利益负责,这就是独立性的实质。第二,民主性。医院伦理审查委员会的决策是一种集体性的决策程序。通过全体委员的协商和讨论,对道德冲突的各种层面及因素进行周密的权衡,求得理性论证基础上的道德共识。伦理审查委员会的民主性表现为全体委员平等的理性论证基础上的普遍赞同。由于道德共识取决于建构程序,因此需要通过程序共识保证伦理审查委员会的民主和公正。第三,地域性。主要指伦理审查委员会接受对研究项目的审查任务时受到地域或机构的限制。例如,我国的研究项目到国外进行,必须接受所在国的伦理审查委员会的审查;国外的研究项目到我国进行,需接受我国相应伦理审查委员会的审查。我国的伦理审查委员会并不需要其他国家的注册和审批。第四,时空性。主要体现在遵循的伦理和法律有时间和空间性。伦理和法律受到国家、民族、文化、宗教、道德、哲学和社会发展的影响,不同时间和空间会有差异。国家药品监督管理局颁发的《药品临床试验管理规范》中规定:伦理审查委员会的工作以《赫尔辛基宣言》为指导原则,并受我国的法律、法规的约束。伦理审查委员会遵循的法规准则随着社会的进步和文化背景不同而有所变化。第五,成员专业的多元性。伦理审查委员会的成员应由医药相关专业人员、伦理专家、法律专家及来自其他单位的人员共同组成。第六,权威性。基于医学科研的人道主义性质和特殊需要,伦理审查委员会对医学人体试验的伦理审查和批准具有严格的约束力和权威性,但在其他方面则具有咨询和建议性质。

(二) 医院伦理审查委员会的作用

1. 保障受试者的权益 在医学人体试验中,受试者处于相对弱势。他们对信息的掌握和理解,对试验风险和利益的把握都会受制于自身的角色和能力不足而不能真正保护自己的切实利益。伦理审查委员会是保护受试者权益的组织保证。通过伦理审查委员会不同专业的专家们多角度的对研究方案、研究人员、受试者知情等权益方面进行的伦理审查,保障研究方案科学、研究人员资质合格,让受试者完全知情充分,合理地权衡利弊,尽可能地避免对受试者的各种伤害,保障受试者的权益。

2. 预防试验中的伦理失误 伦理审查委员会通过普及医学伦理学知识的宣教,提高广大医务

工作者的伦理素质;通过对研究项目的伦理审查,为研究方案中的伦理问题把关,保护受试者权益,为研究者提供伦理建议,避免研究者在研究中出现伦理学偏差或失误。

3. 保护研究单位、申报单位和社会公众利益　伦理审查委员会对医学人体试验的伦理审查,保护了受试者的权益,避免了研究者的医学伦理失误,从而保护了科学和社会公众的利益,避免了不必要的经济损失,也保护了研究单位、申报单位的利益。

4. 宣传与教育　医院伦理审查委员会进行伦理审查的过程,也是宣传普及医学伦理教育、提高科研人员医学伦理素质的过程。委员会应加强自身的医学伦理学习,并对医学科研人员进行必要的医学伦理知识的培训,形成必要的学习制度,提高其伦理学素质。

三、医学伦理审查委员会建设

(一) 借鉴与启示

目前,我国的医学伦理审查委员会尚处于起步阶段,需要不断地实践和探索。借鉴国际上医学伦理审查委员会的成功经验,可以得到以下几点启示。

第一,提高认识,消除顾虑,加快建设医学伦理审查委员会的步伐。有些医院的领导和医务人员似乎对伦理审查委员会心存顾虑,以为它是专给医院和科研人员找麻烦的。实际上,医学伦理审查委员会所提供的是对受试者、研究者、申办方的全方位保护,它的目的和效果是使医学科研避免伦理偏差,更好地推动医学科学的健康发展,帮助研究人员顺利完成科研任务,而不是跟医院和研究者作对。

第二,努力挖掘传统文化,包括传统文化中优秀的医学伦理精神,形成符合中国国情的伦理原则或理念。著名生命伦理学家恩格尔哈特说:"伦理委员会帮助人们去认识自己,去明确扎根于各自土地上的道德元素。""不应该简单地、被动地、盲目地接受美国的标准。"我国的儒家、道家等传统文化思想所包含的优秀的伦理精神博大精深,对亚洲邻国甚至世界的哲学思想产生了巨大的影响,只有扎根在中国的土地上,才能建立起真正保护中国百姓的生命伦理原则。

第三,重视理论联系实践,勇于创新。医学伦理审查是基于医学研究和医疗技术进步的需要,是由于医学科研中无法回避的复杂的伦理矛盾。伦理审查委员会需要依据伦理原则对研究方案进行伦理分析和判断。进行伦理判断的两个因素:一个是原则,即理论;一个是事实,即实践。随着医疗和社会的不断进步,医学科研设计的伦理矛盾越来越尖锐。伦理审查委员会必须紧密结合医学科研实践,不断提高伦理判断能力。

第四,加强对生命伦理学专业人才的培养。生命伦理学的研究是一门新兴的跨学科的研究,自20世纪70年代兴起,逐渐形成了一定的理论框架和实践模式。目前,我国具有生命伦理学系统专业知识的人才很少,影响了伦理审查委员会进行有效的伦理审查的能力,医学院校应大力促进生命伦理学的教育和研究。

第五,增强横向联系,推动医学伦理审查委员会之间的交流。日本从1988年就开始了医学院校伦理审查委员会的网络化,各医学院校联合起来,自主成立了"医科大学伦理审查委员会联系恳谈会",2000年改名为"医科大学伦理审查委员会联系会议",作为交流信息的平台,实行会员制,用会费进行运作,开展活动。每年召开两次研讨会,由各大学巡回主办,针对当时的热门问题,介绍各大学所做的工作,相互讨论,到现在已经举办了约30次研讨会。单个医院或研究机构所碰到的事例毕竟有限,同行之间共同讨论,交换意见,一定能极大地推动医学伦理审查委员会的发展。

(二) 加强建设

根据《赫尔辛基宣言》等国际伦理文献和我国关于医学伦理审查的相关文件要求,加强伦理审查委员会的建设包括下列内容。

1. 医学伦理审查委员会的组织建设　伦理审查委员会必须独立于研究组之外,其成员应包括医生、科学家、其他专业人员如护士、律师、伦理学家、书记员以及有资格代表社区文化道德价值的外行人,以保证受试者的权利能够得到尊重。成员中应该包括男性和女性。为了保持伦理审查委员会对研究者和资助者的独立性并避免利益冲突,任何与研究项目有特别和特殊利益关系(直接或间接关系)的委员,都不应该参与评定,以避免这种利益关系扰乱其客观的判断。

2. 医学伦理审查委员会的能力建设　伦理审查的主要责任是维护受试者的权利、安全和健康,保证试验和研究的伦理正当性。伦理审查的内容主要包括科学审查和伦理审查两个方面。科学审查包括:确认所进行的医学研究符合普遍接受的科学原则,并基于对科学文献和其他有关信息的全面了解以及必要的实验室及动物实验的基础之上;还应包括对研究者的资格、实验设计中避免风险或使风险最低化的措施以及安全性监督措施的审查。科学审查的内容要求委员会必须有多学科的人员构成,以便使其能胜任对科学方面的审批要求。科学审查是保护受试者健康和安全的重要方面,具有重要的伦理意义。同时,伦理审查委员会还应对受试者的权益保障实施严格的伦理审查,包括:实验设计对受试者的风险和预期利益的权衡是否合理,知情同意的内容和程序是否充分完整,受试者选择是否公平,受试者自主参加和退出试验、隐私保密等权利和各方面利益是否得到了充分的保证等内容。伦理审查委员会应依据自身的责任要求加强相应的能力建设,特别是提高自身的伦理素养和审查能力。

3. 医学伦理审查委员会的职权　伦理审查委员会在研究项目开始前,依据伦理原则对其进行审查批准,对被批准项目的实施和进展情况进行伦理监督,但通常无权对在项目实施中违反伦理标准的研究者进行制裁。他们可以在认为必要时撤回对研究项目的批准。

伦理审查委员会可在单位、地方、地区、全国甚至国际等不同层次运行,应遵守所在国的法律和法规。

4. 伦理审查委员会监督管理体系建设　伦理审查委员会监管体系的建设是切实实现伦理审查委员会功能的重要保证,也是我国伦理审查委员会建设亟待加强的环节。目前有部分地区和机构伦理审查委员会没能正常开展工作;不同地区或机构伦理审查委员会审查标准不统一;个别伦理审查委员会工作能力和水平尚不能满足要求,责任意识不强等等。上述问题只有通过严格的监管才能加以纠正和改变。监管体系的建设包括建立监管组织系统和设定监管制度与权限。通过建立医学伦理审查委员会的注册制度;伦理委员的培训、准入、考核制度;对伦理审查委员会工作的监督检查和惩处制度等,推进医学伦理审查委员会的建设,强化伦理审查委员会的工作能力,切实提高医学伦理审查委员会的工作质量和效率。

案例 1:

患者刘某,女,43 岁。因患溃疡性结肠炎入院治疗。住院后,医生告之有一种治疗溃疡性结肠炎的新药,需要一部分患者做临床疗效试验。医生还告诉患者自愿参加,但希望溃疡性结肠炎患者都参加。刘某原来不想参加这项试验,但抱着试一试的态度便参加了。用药一个星期之后,她自觉效果不好,便中途退出了试验。医生对她的做法很不满意。为此,她很苦恼,担心医生今后不会认真给她治疗了。试对医生的做法和态度的改变作伦理分析。

伦理分析:在临床进行新药治疗观察实验是允许的,但要坚持患者自愿参加的原则。因此,医生开始的做法是合乎伦理要求的。但是,医生因刘某中途退出试验而改变了对她的态度,这是不应该的。医生的做法违背了《赫尔辛基宣言》中的规定,即"受试者有权决定是否参加某项科研试验,也有权在任何时候退出试验","患者对某项科学研究工作拒绝参加时,绝对不能使医生和患者之间的关系受到影响或妨碍"。从而引起了患者的担心,继而也会影响患者的康复进程。

案例 2:

患者武某,女,9 岁。因急性化脓性扁桃体炎收入某院儿科病房,当时高热 39.5℃,经静脉点滴青霉素后,次日体温下降,第四日体温已正常。该科某研究生为完成研究课题,需做正常儿童的神经系统电生理检查(无创性),故选此儿童为受试者。受试后次日,家属探视时发现患儿头顶部皮肤有 3 个约 2 mm 直径的圆形丘疹样红斑,了解事情经过后对医院提出异议。家属认为此做法是缺乏医德,不符合医学伦理要求的表现,而医务人员不同意家属看法,因此引起了争执。请对这场争执的是非进行伦理分析。

伦理分析:家属的意见是正确的。理由:患者及家属对人体试验有知情同意的权利,这是《赫尔辛基宣言》所确认的。即使所进行的人体试验是做无创性检查也应征得受试者本人的知情同意,何况受试者是 9 岁的儿童,是未成年人。对未成年人所实施的任何人体试验及检查都应征得其监护人的同意,否则当认为是侵犯了未成年人的正当权益。本例做法违反了人体试验知情同意的原则。

复 习 题

【A 型题】

1. 哪项不是关于人体试验的伦理学文献: ( )
   A. 《纽伦堡法典》 B. 《贝尔蒙特报告》
   C. 《赫尔辛基宣言》 D. 《东京宣言》

2. 伦理审查委员会是保护什么权益的组织保证: ( )
   A. 受试者 B. 实验人员 C. 医生 D. 患者

3. 哪项是护士进行护理科研过程中首先应该考虑的: ( )
   A. 尊重受试者的权利 B. 受试者的心理感受
   C. 是否保密 D. 满足受试者的合理要求

4. 哪项是医护工作的根本目的,也是护理科研选题的出发点: ( )
   A. 为患者谋福利 B. 取得科研成功
   C. 护理的科学性和专业的独立性 D. 科研的社会效益

5. 哪年美国护士协会研究委员会制定了一系列的护理科研道德原则: ( )
   A. 1975 年 B. 1968 年 C. 1965 年 D. 1980 年

6. 美国的波利特(Polit)和亨格勒(Hungler)1987 年在她们所著的《护理研究:原则与方法》一书中没有提出: ( )
   A. 知情同意权 B. 免于伤害权
   C. 隐私权和匿名权 D. 免于起诉权

7. 1985 年哪个国家护士协会研究委员会发表了一份《护士临床及其他研究人员的人权指引》:

   ( )

   A. 美国 B. 英国 C. 法国 D. 日本

8. 日本从何年就开始了医学院校伦理审查委员会的网络化: ( )
   A. 1988 年 B. 1985 年 C. 1990 年 D. 1979 年

9. 护理科研的特点体现在三个方面: ( )
   A. 受试者的特殊性、研究结果的社会公益性和临床观察对护理科研实践的重要性
   B. 受试者的社会公益性、研究结果的特殊性和临床观察对护理科研实践的重要性
   C. 受试者的重要性、研究结果的社会公益性和临床观察对护理科研实践的特殊性

D. 受试者的特殊性、研究结果的重要性和临床观察对护理科研实践的社会公益性

10. 哪年加拿大护士协会发表了一份《护理研究运用于人类的伦理指引》：　　　　　　（　　）
　　 A. 1983 年　　　　　 B. 1963 年　　　　　　 C. 1973 年　　　　　　 D. 1993 年

11. 哪年我国卫生部宣告成立了"卫生部涉及人体的生物医学研究伦理审查委员会"：（　　）
　　 A. 1998 年 11 月　　 B. 1988 年 11 月　　 C. 1998 年 12 月　　 D. 1988 年 12 月

12. 人体试验最早的伦理法典就是：　　　　　　　　　　　　　　　　　　　　　　（　　）
　　 A.《贝尔蒙报告》　　　　　　　　　　　　 B.《赫尔辛基宣言》
　　 C.《悉尼宣言》　　　　　　　　　　　　　 D.《纽伦堡法典》

13.《赫尔辛基宣言》确定了人体试验的道德准则,突出了自主原则、有利原则、无伤原则及：（　　）
　　 A. 尊重原则　　　　　　　　　　　　　　 B. 行善原则
　　 C. 知情同意原则　　　　　　　　　　　　 D. 保护隐私原则

14. 人体试验是医学基础研究和动物试验之后,哪项不可缺少的中间环节：　　　　　（　　）
　　 A. 常规临床应用之后　　　　　　　　　　 B. 常规临床应用之前
　　 C. 常规临床应用当中　　　　　　　　　　 D. 与常规临床应用同时进行的

15. 我国于哪年颁布实施了《涉及人的生理医学研究伦理审查办法(试行)》：　　　　（　　）
　　 A. 2007 年 3 月 1 日　　　　　　　　　　 B. 2008 年 1 月 11 日
　　 C. 2008 年 3 月 1 日　　　　　　　　　　 D. 2007 年 1 月 11 日

16. 哪国是第一个建立医院伦理审查委员会的国家：　　　　　　　　　　　　　　（　　）
　　 A. 法国　　　　　　　 B. 美国　　　　　　　 C. 英国　　　　　　　 D. 日本

17. 医院设有伦理审查委员会的信息自哪年传入我国后,有关建立医院伦理审查委员会的消息和社
会舆论 20 年来从未间断：　　　　　　　　　　　　　　　　　　　　　　　　（　　）
　　 A. 1985 年　　　　　　 B. 1965 年　　　　　　 C. 1998 年　　　　　　 D. 1987 年

18. 医院伦理审查委员会的特点有独立性、民主性、地域性、时空性、多元性以外还包括哪项：（　　）
　　 A. 权威性　　　　　　 B. 中介性　　　　　　 C. 中和性　　　　　　 D. 终结性

【判断题】

1. 人体试验往往存在着内在矛盾,表现为经济价值与科研价值的矛盾。　　　　　　（　　）
2. 人体试验是医学基础研究和动物试验之后,常规临床应用之前不可缺少的中间环节。（　　）
3. 一般情况下,进行多次的动物试验的结果可以直接推广应用到人体。　　　　　　（　　）
4. 将实验目的、预期效果、可能出现的后果及危险等告诉受试者是符合人体试验知情同意原则的。
　　　　　　　　　　　　　　　　　　　　　　　　　　　　　　　　　　　　（　　）
5. 人体试验的目的是提高医学研究者的学术地位和学术影响。　　　　　　　　　　（　　）

【填空题】

1. 护理科研是运用科学方法,对护理学领域的未知事物进行反复的探索、系统的观察、有目的的收
集资料、严谨的科学分析的一种 _____ 活动。
2. 护理科研中群体意识的纵向表现形式是 _____,这是 _____ 维度上的合作。
3. 护理科研成果的应用要求护理人员具有强烈的 _____ 和人道主义精神。
4. _____ 是护理科研最高的伦理原则。
5. _____ 是科学研究的基本道德原则,或者说是底线原则。
6. _____ 是国际医学护理界进行涉及人的科学研究所应遵循的最重要、最权威的伦理文件和行
为指南。

7. 人体试验是直接以人体作为受试对象,用科学的方法,_____对受试者进行有目的观察和研究,以判断假说真理性的科学研究过程,它在医学研究中有着不可替代的地位。

8. 进行医学人体试验,必须把_____作为前提条件放在首位。

9. 筛选受试者要体现_____性,使每位受试者承受风险和享受利益的机会均等,要特别注意不能使研究风险集中在弱势人群身上。

10. 《纽伦堡法典》的第一条是要求受试者的_____。

【简答题】

1. 护理科研的伦理意义是什么?

2. 简要说明护理科研伦理原则应用的主要内容。

3. 医学人体试验的意义是什么?

4. 《赫尔辛基宣言》的主要内容是什么?

5. 《纽伦堡法典》的主要内容是什么?

【论述题】

1. 论述护理科研的基本伦理要求。

2. 论述护理科研选题的方向。

3. 试述人体试验的历史教训。

4. 试述受试者知情同意原则。

5. 试述人体试验的基本原则。

6. 试述医院伦理审查委员会的特点。

7. 试述医院伦理审查委员会的作用。

8. 说明医学人体试验的类型及其伦理价值。

9. 说明加强伦理审查委员会建设的主要内容。

10. 列出有关人体试验的重要的医学伦理文献。

【案例分析题】

从1932年到1972年,美国研究人员随访400名贫穷的患了梅毒的非洲美国黑人,以观察他们的疾病是怎样发展的。在20世纪50年代,青霉素已经普遍使用,而且价钱并不昂贵,但是研究人员也不对他们采用青霉素治疗,而是给予安慰剂。这样做的最大好处是,能观察到不用药物梅毒会怎样发展。该项研究揭示了梅毒发病、发展、病理机制和预后的一些本质问题,为后来的梅毒治疗提供了不可多得的临床第一手材料。

请对这个试验作出伦理判断,并进行伦理分析。

第九章
护理管理伦理与护理伦理决策

导　学

内容及要求

本章包括两部分内容。

护理管理伦理主要介绍护理管理概述、护理管理中存在的问题、护理纠纷产生的原因、护理管理伦理的作用、更新护理管理理念、护理管理的伦理原则。应重点掌握护理管理概述、护理管理中存在的问题；熟悉护理纠纷产生的原因、更新护理管理理念，护理管理的伦理原则。

护理伦理决策主要介绍护理伦理决策的概念、护理伦理决策面临的伦理争议、护理伦理决策的重要意义、护理伦理决策的原则、护理伦理决策的立场、护理伦理决策的方法、培养护理伦理决策的能力。应重点掌握护理伦理决策的概念、护理伦理决策面临的伦理争议、护理伦理决策的重要意义、护理伦理决策的原则、护理伦理决策的立场、护理伦理决策的方法；熟悉培养护理伦理决策的能力。

重点、难点

重点是护理纠纷产生的原因，更新护理管理理念；护理伦理决策面临的伦理争议。

难点是护理管理的伦理原则；护理伦理决策的原则。

专科生的要求

重点掌握护理管理概述；熟悉护理纠纷产生的原因；护理管理的伦理原则。

重点掌握护理伦理决策的概念、护理伦理决策的重要意义，护理伦理决策的原则；熟悉培养护理伦理决策的能力。

- 护理管理伦理
- 护理伦理决策

　　护理管理工作是一项复杂的系统工程,环环相扣,相互制约,相互补充,是一个动态的持续过程。病症提供的大量信息资料和临床护理工作的繁琐都要求护理人员对护理工作进行认真、科学、有效的管理。护理伦理决策是从护理伦理的角度来思考问题以做出恰当的、符合护理伦理的决定,是护理伦理理论、原则和规范等在护理工作中的运用和贯彻。本章将分别就护理管理伦理与护理伦理决策进行论述。

▓ 第 一 节　护 理 管 理 伦 理

一、护理管理概述

(一) 护理管理的内涵

　　世界卫生组织护理专家委员会认为:护理管理是发挥护士的潜在能力和有关人员、辅助人员的作用以及运用设备和环境、社会活动等在提高人类健康中有系统地发挥这些作用的过程。护理管理是以提高护理质量和工作效率为主要目标的活动过程。美国护理专家吉利斯认为:护理管理过程应包括:资料收集、规划、组织、人事管理、领导与控制的功能。卓越的护理管理者若能具备规划、组织、领导、控制的能力,对人力、财力、物力、时间能做最经济有效的运用,必能达到最高效率与收到最大效果。

(二) 护理管理工作的重要作用

　　护理学的发展趋势是向着独立学科迈进,护理管理势必顺应管理的客观规律,朝着自成体系的方向发展。护理工作不像以前的传统的护理,只对患者的"病",而是针对"人",把人看成是"社会的、心理的、生理的"的人。在做护理工作时,使患者的心理、生理都处于最佳状态,以更好地配合治疗。人在患病状态下心理活动是复杂的,要使千差万别的患者顺利恢复健康,绝非简单执行医嘱就能生效的,每个患者的文化背景、家庭经济情况等各不相同,生病后产生的心理反应也各不相同,所以护理工作必须根据每一个患者的具体情况,实施有效的护理,这就需要护理人员细心的搜集患者的资料,将患者对自己所患疾病的认识、家庭经济的承受能力等因素作综合考虑,作出护理诊断,并针对护理诊断和医疗诊断作出正确的护理。因此,护理管理是独立的、讲究艺术性的一项工程,有其自身的规律性,护理人员只有在充分尊重护理管理规律的基础上,才能做好护理工作。

二、护理管理中存在的问题

　　大多数护理管理者管理意识差,缺乏管理学知识,不懂管理理论及现代医院管理技术和方法,不会用数据说话,而是用简单的行政指挥、经验管理,不能及时发现问题,出现问题无法形成连续封闭的回路,使管理循环中断,护理管理处于低水平运转。

　　护理信息是护理管理的重要因素。护士及管理者对护理信息的收集、加工、储存、转输等管理活动认识不足,缺乏统计学知识,不会对客观信息量化处理,提炼出简明直观的预测方案,运用一定的分析方法,使客观信息转化为定量信息。

　　医院领导对护理工作重视不够,医护比例失调,护士缺编。在护理人员使用上没有弹性,在整体弹性方面没有建设具有较大弹性的知识结构,知识结构仍以中专为主,缺乏心理学、伦理学、人文学科及管理学知识,应变能力差,不论是技术队伍,还是管理队伍尚未建成梯队,不能适应多变的情况。

　　不能做到管理岗位能级与人才的能级相对应。院长在选拔各级护理管理者时是简单任命,只要任命了一般是终身制。没有考核护理管理者的方法,致使相当一部分护士长知识老化,管理质量差,能级不能与其所在岗位相适应;有时用简单的群众评议方法选择或评价护士长,致使护士长怕得罪人,不敢大胆管理,不能充分发挥其职能作用。

管理中仅运用工资、奖金等经济手段,而在日常护理工作方面的工资、奖金缺乏动力作用。现在管理中思想教育减少,行政及物质的处罚增多。

信息动力是现代管理中一种重要的动力。在护理管理活动中,如系统化整体护理在我国势在必行。而有的护理管理者自己素质不高,又不积极地利用此信息激励学习新知识,并积极地创造条件搞试点促进工作,适应改革的需要,而是消极等待观望,而使本院护理工作滞后。

缺乏竞争机制。护士之间没有竞争,县医院既存在着护士缺编问题,更存在着护士功效不高的现象。护理模式落后,致使护理工作仅限于被动执行医嘱,工作方法单一;不同能力、学历、职称的护士干一样的工作,不分层次,不看水平,使得许多护士的求知欲偏低,综合分析能力和解决问题的能力不强,工作缺乏积极性、主动性和创造性。服务观念落后,出现"生、冷、硬、顶"现象,病人对护理服务不满意。

县级医院护理科研管理较落后,甚至有的医院是空白,大多数护士没有科研意识,不注意护理资料的收集和总结,护理学术交流会议流于形式。不注意观察和分析医院内外的科研动向,对于外部的科研信息无动于衷,对于内部的科研动态无人理睬,护理科研管理工作在组织形式上得不到落实。

三、护理纠纷产生的原因

随着社会的发展和人类的进步,人类卫生知识的普及和对自身健康认识的提高,社会对护理的要求越来越高,另外患者及家属的法律保护意识也明显增强,护理纠纷发生的频率不断增多,对医院声誉和护理人员的形象造成了不良影响。护理纠纷的发生,不仅与护理人员的服务质量、技术水平有密切关系,而且与患者的文化程度及患者对护理工作的期望值密切相关。护理管理者在工作中进行科学管理,培养护士的护理风险意识和抗风险能力,严格护理制度及常规落实,提高护理人员的素质修养,牢固树立以患者为中心的思想,掌握扎实的护理理论及操作能力,可防范护理纠纷,保证护理安全。

(一)服务态度不好引起护理纠纷

随着社会的发展,患者文化层次的提高,人们对服务诠释了新的概念。在患者接受诊疗期间,由于护理人员的服务态度冷淡、生硬,工作拖沓,解释缺乏耐心等,引起患者及家属的不满,引发护理纠纷。

(二)护理技术不过硬引起护理纠纷

临床护理工作中,年轻护士的实践经验欠缺,不能很好掌握护理操作技术,如输液不能一针见血、肌内注射后疼痛、更换导管牵拉致痛等都曾引发护理纠纷。

(三)违反操作规程引起护理纠纷

由于护理工作量大,为了尽快完成任务,某些护士怕麻烦,常以不良的习惯性动作进行护理操作而引起患者的不满。如因没有认真执行查对制度,违反操作规程,发错药,输错液,更换深静脉置管不规范等多次引发护理纠纷。

(四)执行医嘱不当引起护理纠纷

在工作中有些年轻医生临床经验不足,有时开出不妥医嘱,而护士往往碍于情面,可能会执行不当医嘱;有些医生喜欢下口头医嘱,若不执行,医生认为护士不够配合,若执行一旦发生事故则缺乏依据,责任全在护士;还有些护士自作主张,自行改变医嘱用药途径,擅自实施药物治疗,延误执行时间等;结果增加了发生医疗事故的概率或给患者增加了痛苦和负担。

(五)护理记录不规范引起护理纠纷

临床护理记录是全面反映患者住院期间护理工作的主要依据,主要包括住院告知书、入院评估单、体温单、医嘱单、护理病历、护理记录、危重患者记录单、抢救记录单、护理交班报告等。这些记录在法律上有着不容忽视的重要性。但有的护理人员自我保护意识不强，当工作繁忙，尤其是在急诊抢救患者时，护理人员为了争取时间，往往着重于积极采取抢救措施，而对护理记录的及时性、严肃性、全面性却不注意或不够重视，应付了事，涂改较多，甚至出现医嘱时间与护理执行时间存在差异等情况，如一旦抢救失败或没有达到预期的目标时，患者或家属对治疗、护理工作表示怀疑，会要求病历公开或查阅有关资料，不全或有涂改等记录会促使家属对各种治疗、护理措施产生更大的怀疑，甚至怀疑出现护理事故。

四、护理管理伦理的作用

护理管理的中心是对人的管理，它的关键是协调人们的关系，使组织团结一致，为提高护理质量而努力。因此，护理伦理对护理管理有极为重要的作用。

(一)护理伦理的导向作用

护理医德的实质在于珍视人的生命，尊重人们的尊严和权力，为个人、家庭、公众提供高质量的健康服务。这是护理工作质量标准、护理技术及护理职责等内容的具体体现，是所有护理人员内心衡量行为的标准。如果某个护士违背了这些规范，就会受到舆论的谴责，被群起而攻之；反之，则会受到大家的共同赞誉。这种通过善恶评价所造成的舆论和良心意识，具有较大的行业导向作用。能使每个护士都受到无形的导向力和约束力，自觉地使自己的行为向共同的道德准则调节和靠拢。同时，这种道德的力量能引导整个组织向高质量护理迈进。

(二)护理伦理在组织中的凝聚作用

一个组织必须具有凝聚力才能生存和发展，凝聚力的形成，靠法律、纪律的强制作用来调节组织成员的行为；靠道德的自律作用，使组织成员自觉地调节自己的行为，道德的自律作用是出自于人们内心的情感和信念，具有法律和纪律所起不到的作用。这种由道德所形成的心理情感可以通过人与人之间的传播和感染，在潜移默化中建立起一种和谐友好的人际关系。所以，护理伦理能够积极的改善护士之间、护士和医生之间、护士和患者之间、护士和医院之间的相互关系。共同的护理道德使护士的思想情感和行为相互协调一致，形成强大的向心力，把组织成员凝聚在一起。

(三)护理医德在组织中的激励作用

人们的行为受一定的思想观念支配，同时受心理因素的强烈影响。通过护理医德的教育建设，使所有护理人员形成明显的善恶评价标准，产生扬善抑恶，慕正厌邪的情感，形成对护理工作的一定思想和观念，坚定信心，以及为实现这种目标而产生的强大道德责任感和克服困难的顽强意识，从而激发出极大的工作热情和开拓进取的积极性、创造性。使广大护理人员牢固树立社会主义的人道主义观念，把护理事业看作是对社会、对人民应尽的职责，自觉尊重和爱护患者，严格遵守护理制度，刻苦钻研护理技能，提高护理质量。护理医德对护理工作管理的作用体现了医德在管理中的价值，它的实质就是关心人、尊重人、促进人的全面发展。目前，护理人员约占医院职工总数的三分之一，由护理人员参加的工作部门占医院工作部门的四分之三，护理队伍的素质水平直接关系到医院的服务质量，护理管理必须走科学管理的路子，在实施各项管理措施的同时，护理管理建设应提到护理工作的重要日程。通过医德的纯化，使护理人员认识到自己在社会中的地位和责任，强烈感受到自己工作的社会意义，以真正主人翁的态度埋头苦干，奉公守法，团结互助，奋发创新。

五、更新护理管理理念

(一)护士是护理管理的主体

在传统的管理中存在"重事不重人"的现象,如只关注护士把工作做出什么效果,做到什么程度,而对护士在工作过程中的心态与思维漠不关心。护士直接为病人提供服务,同时也需要管理者为护士服务。在"以人为本"的管理思想指导下,用什么样的管理手段来满足护士不断增长的个人发展需要,满足社会及病人不断增长的保健需求,是新的医疗护理模式中必须解决的问题。管理者为护理人员创造一个积极向上、团结奋进的环境,在努力培养他们专业素质与思想素质的同时,也应注意培养他们的人文素质与法律意识等。在管理手段上,以正向激励为主,遇到问题可以进行实地调查分析,不应武断处理。让问题发生者从内心深处对自己的不良行为或态度有所认识,在维护当事人自尊的同时,使之受到教育并产生深刻的灵魂触动,才能更好地达到管理目的。

(二)强化"以患者为中心"的理念

"以患者为中心"不是一句简单的口号,在护理活动中,要教育护士学会尊重患者,认识到患者首先是一个完整的人,其次才是患者。要求护理人员在护理过程中用真诚的关爱、细致的照料、和蔼的态度,为患者营造一个整洁、安全、舒适的环境,这就是对患者的尊重。患者想到的,我们能做到。患者没想到的,我们也能做到。

(三)强化效能管理的理念

所谓资源就是有投入—产出效能的经营资本,卫生人力资源是指将卫生技术人员群体作为医院经营的主要资源进行开发管理。医院的人力资源是用于医疗投入—产出的活劳动—人力资本。护理管理不能只是停留在行政管理上,要认识到人力资源的效能开发对管理所起到的巨大作用。在飞速发展的知识经济时代,管理者必须树立资源=效能管理的理念。利用现代管理的手段,使各级人员的潜能得到最大限度的发挥,并释放出巨大的管理效能。要提高管理的效能,就必须在人员质量上下功夫,人的质量是提高管理效能的根本。人力资源的效率与工作效果取决于人员素质,高素质的护士才能完成高质量的护理。

(四)强调护理工作中的重点要素

护理工作具有琐碎繁杂的特性,因而,护理管理就形成了"面面俱到"的特点,管理者总担心某一环节会因考虑不周而出现问题。这种并非错误的管理方式,却诱导管理者在一些非质量因素上下了很大工夫:繁琐的表格行文、繁杂的中间环节、繁重的质量监控,使管理者陷于其中,既感到沉重,又难以减负。效益原理告诉我们,管理的目的是为了获得分散的个人所没有的效益,用最少的投入得到最多的产出,以最小的消耗换取最大的效益。在护理流程中,凡是与行业的目标、形象无关的环节,都应毫不留情地减掉。"减"字当头,"效"也就在其中了。在对管理成效的评价中,一看护理人员的潜力与能力是否得到充分发掘与发挥;二看服务对象对护理工作是否满意。不能做只讲动机不讲效果的管理者,护理管理行为如不能给临床工作带来效益,就不如不做。

(五)强化制度管理中的人本因素

传统的用制度规范管理的方法并没有完全过时,在现在以至将来相当长的一段时间内都会应用于管理工作中。但是,作为有着远见卓识的管理者,则应清醒地认识到:在现行制度中,有些制度是为方便我们的管理者而制定的,对患者缺少直接的关照,有些制度,不是我们为患者服务,而是让患者服从医院的要求,制度中缺少"人本因素"。一味用制度去规范护理人员的言行,容易形成护士不去思考"为什么",不利于培养护士综合思辨的能力与处理复杂问题的能力。然而,构成护理质量、决定护理质量的,不是规章制度,而是执行制度的人,是人对执行制度的自觉性。护理工作高质量的内涵不仅仅要符合制度与要求，更要适应并满足病人的需求。

(六) 护士长应具备的素质

科室是医院的组成部分，科室护理质量管理是医院护理管理的基础，只有抓好基础质量，才能确保整个医院的护理质量。护士长是医院里最基层的管理着，肩负着众多角色，是联络者、代表者、传达者、计划者、处理冲突者、科室资源管理者和分配者。因此，医院护理质量的高低与护士长的素质密切相关。

1. 要具备良好的政治素质　护士长作为一个科室带头人，首先应具备高度的政治觉悟，有热爱生命的感情和无私奉献的精神，有高尚的职业道德和较好的科学素养。不管任何时候，护士长都应站在最前列去率领、引导和激励群体实现组织目标，用自己优良的品格及规范的行为改善和树立自己在护士心目中的形象，对护士产生潜移默化的感召力、说服力和影响力。

2. 要具备较高的组织管理水平　护理工作是群体性工作，只有群体优质的护理工作才能保证良好的护理质量。护理质量直接影响到医疗质量和患者安危，只有不断提高护理质量，才能真正做到全心全意为人们服务。要想提高护理质量，护士长的自身素质是很重要的部分。因此，护士长要具备实干家的精神，又要善于调动多数人的积极性和创造性，真正理解"一朵鲜花不是春，万紫千红才是春"的含义。对护理工作及时提出长远规划目标、近期计划以及为达到目标而制定的工作程序。能预测和及时发现病房可能出现的各类问题，并做到防患于未然。能对护理工作和行政事务做出切实可行的决策。沉着、果断，妥善地解决病区内存在的人际纠纷和问题，对执行情况做到心中有数，并不断学习新知识，提高管理水平。

3. 要具备丰富的业务知识　护士长不仅是职务上的带头者，更应该是业务上的精通者。具备讲授护理知识的才能，并掌握专业护理新进展，加强学习新知识并不断更新，在业务上比护士技高一筹，并能在关键时刻帮助护士解决实际工作中遇到的困难及难题。而且有明确的科研方向和具体的课题任务，带动护士队伍开展护理科研工作，最大限度地发挥护理人才的潜能，使其才尽其用。

4. 要坚持科学管理　要想搞好管理，提高护理质量，必须"严"字当头、办事公正，去掉"怕"字。只有公正才能服众，只要公正，才能得众，只要公正，才能有好影响力，工作才有生机，才能造就人才。许多护士长在护士的使用上，总是优柔寡断，原则性不强，工作上分不开责任，待遇上拉不开档次，缺乏知人善任的魄力和远见，使具有一定科研能力的人失去机会和信心。因此，护士长应让那些学有所长的护士抽出宝贵时间来探索、改革和创新，以推动护理科研的发展。

5. 以人为本，掌握沟通技巧　以人为本，即一切管理均应以调动人的积极性、做好人的工作为根本。作为基层的管理者，护士长要全面关心护士的工作、学习、生活、健康，充分调动员工的积极性与创造性，在成就企业价值的同时，充分实现护士的人生价值。善于用简练的语言表达自己的意图，善于做思想工作，抓住对方心理，即使是批评，对方也能接受，达到预期的效果；善于交往，能够与各种不同意见的人沟通思想，善于明察秋毫，辨明是非，具有敏捷的思想和准确的判断力，能及时发现问题，做出正确的决策。平时要学习医学心理学、护理心理学、护理伦理学、人文科学等边缘学科的知识，掌握各类人员心理活动特点，并在临床实践中学会运用。学习人际关系和交流技巧的有关书籍，邀请专业人员进行讲学，掌握影响人际关系的因素及有效沟通的原则。护士与任何其他人一样渴望名誉、声望，渴望独立、自由，希望得到他人的赏识和尊重。作为护士长，应善于发现他人的优点，及时给予肯定以增加其自信心和成就感。同时，应鼓励她们刻苦学习，钻研业务，以取得他人的认可。护士希望完成与自己能力相称的工作，使自己的潜能得到充分发挥。所以，护士长应知人善任，力争使每个护士都处于最能发挥其才能的职位上，使每个人各尽其能、各得其所。如果护士长把护士当作自己的朋友，则护士就会成为护士长的知己。护士长要以诚相待每位护士，经常与护士交流。对护士存在的实际困难，要给予帮助，这样才能增加科室的凝聚力。

6. 正确对待日常工作中的偏差　纠正偏差在临床护理管理中，除道理上讲的规范、制度、标准外,实际工作中还有许多不定之规,即要达到监控目标的结果,管理的过程、方式是不定式的,不能简单地用一种规范和制度去管理,需根据护士学习、掌握知识的程度、工作能力、态度、效率和患者的要求,制定灵活的可操作性的控制措施、考核标准。

在管理中发现问题不能只偏重对症处理,要参照"四不放过"的原则,即事故原因未查明不放过、责任人未处理不放过、整改措施未落实不放过、有关人员未受到教育不放过。组织相关人员进行分析,认真查找问题发生的各种原因,从而落实人员责任,制定整改措施,达到防患于未然、行之有效的控制。强调以预防为主纠正偏差,使影响护理质量的多种因素、技术及护士的思想状态始终处于受控状态,使每一项护理行为达到上下衔接、横向协调,才能发现护士护理是否到位,有针对性地采取相应措施加以纠正,定期工作讲评,有助于工作计划安排及重点检查。

7. **正确处理病房患者投诉**　在日常工作中,护士长会经常遇到患者或家属投诉,焦点大多集中在医疗收费或服务质量方面。无论是哪一方的问题,都应以积极的心态与当事人及时沟通和协调,使问题得到及时、妥善解决。护士长首先要耐心倾听,热情接待。抓紧时间调查核实,找出矛盾焦点,根据了解的情况,对照工作程序、制度、职责和质量标准,找出问题的重点。及时反馈分析事情的前因后果,有针对性地采取对策。第一,通过科主任和护士长与患者及家属沟通,讲清事情的来龙去脉,反馈调查结果,属于医护人员过错时要赔礼道歉。第二,对全科医护人员讲清事情真相,如果是管理上存在漏洞,护士长要自查、反省,勇于自我批评和承担责任;如果是个人操作不规范,则与当事人考核、奖金挂钩,以示警告。

8. **重视培训质量,提高整体水平**　护士长应重视对护士的培养,努力为她们争取或创造继续学习、深造的机会。要从工作实际出发,开展有针对性的培训,提高每位护士的工作能力,从而提高整个部门的工作能力和工作质量。首先要针对实际存在问题,制定培训目标和内容,进行管理理论知识学习,定期组织考试;带动科室护士学习专科知识,使护士们对其护理工作不仅要知其然还要知其所以然。严格把好带教关,提高专业技术水平。护士长要根据专业特点,制定详细可行的跟班带教计划,并选派工作严谨,业务素质高,思想品德优良的护师承担带教工作。采取多种形式帮助她们尽快学习专科护理理论和各项护理技术操作。并进行个别辅导训练,使其在试用期间专科理论及技术操作水平迅速得到强化和提高,为日后独立工作打下坚实基础。定期组织护理技术操作训练,开展业务学习,通过强化护理技术操作,使护士的业务技术逐步走上正规化、规范化、标准化。通过业务学习使护士对专科疾病的性质、发展、预后、治疗、护理问题、措施等知识都要掌握,才能在护理中主动向患者宣教,正确解答患者提出的问题,才能使患者满意。建立护士个人档案,全面了解考核情况。把护士的个人资料、考核情况、每次理论及技术操作考试成绩、论文发表情况等都记录于档案上,作为评选优秀护士、评奖的依据。

9. **充分调动人的积极性和创造性**　护士长对下属护士的优缺点应了如指掌,继而做到知人善任,人尽其才,才尽其用;做到科学分工、职责清楚、分工明确,一环套一环,环环相扣,防止脱节;做到有条有绪、忙而不乱。注意调动全员主动参与科室管理,人人都有责任感,并有获得成功的满足感,在全员素质提高的同时,科室护理质量自然就会得到相应的提高。

护士长在医院中虽然职位不高,但却担负着重要的管理任务。护士长的言行举止在护士身上时时产生影响,因此只有不断加强自身修养,提高自己,树立良好的自我形象,才能带领好护士这一群体搞好护理工作。

六、护理管理的伦理原则

(一) 人本原则

行为科学注重人性问题,认为管理中最重要的因素是对人的管理。人类的管理活动,不仅具有规律性和科学性,而且具有价值性和人文性。管理过程对各种要素的组织、协调和控制最终都要通过具有一定的伦理价值观的人来实现,因而离不开对人的认识和界定。人本包含着两层含义:将人视为管理的首要因素以及给被管理者提供充分施展才华的空间。护理管理既有追求效益最大化的物的目标,也有以管理促进护理人员完善和发展的人的目标;管理活动中的管理者和被管理者都应得到尊重、信任和关心,利益都应得到保障和实现。护理管理中"以人为本"就是要坚持以护理人员为中心,把他们作为医院管理的核心和最重要的资源,在满足人、理解人、尊重人的基础上,充分发挥护理人员的积极性、主动性、创造性,使他们在工作中变他律为自律,变被动为主动,不断完善个人的发展,但也要承认,包容被管理者的个性差异,允许他们犯错误以及改正错误,并在此基础上全面发展,提高工作效率,更好地服务于患者。

(二)公正原则

公正的伦理原则在管理过程中表现为管理者和被管理者双方行为的公正,其中管理者行为的公正是关键。管理者的公正就是要求管理者在对待被管理者和利益相关者时要按照诚信、平等、民主等伦理准则和有关管理制度执行,做到行为正直、品行端正、秉公办事。被管理者的公正就是要求被管理者具有正确的人生观和道德理想,树立正确的劳动态度,诚实正直、团结协作、遵守纪律等。就护理管理工作而言,管理者应尊重每一个被管理人员,制定统一的护理管理标准,护理人员都要被一视同仁,不歧视、偏袒任何人;为护理人员提供均等的发展机会,如职称晋升、外出学习以及各种福利措施的获得,应体谅他们的具体困难,关心他们的生活处境;按照人员贡献进行分配,医疗机构要为护理人员提供平等的劳动、参与管理的权利,尊重并承认护理人员对本单位不同的具体贡献,并按照贡献的程度大小进行合理分配;建立保障机制,管理者要为无法参与平等竞争或在分配过程中处于不利地位的弱者提供基本生活保障,对于护士群体女性较多的特点,也应建立相应的保障机制;完善监督机制,管理者应建立能保障公正原则得以实施的机制。在管理过程中,要允许被管理人员提出不同意见,充分调动他们参与护理管理的积极性。在实施规章制度的过程中,应该注重原则性与灵活性相结合。

(三)和谐原则

在管理哲学史上,追求和谐的管理价值理想和伦理目标,一直是中西哲学家们所强调的重要观点。管理中的和谐不仅包括每个被管理个体身心的和谐,还包括人际关系的和谐,各部门之间的和谐,以及人与环境之间的和谐。对于护理管理而言,和谐就是指所有护理单元及其相关部门非常协调,共同行动,并能根据需求调整彼此的行为,它们联系紧密,彼此作用,组成一个功能强大的工作单位,而不是各自独立的片区的集合体;护理单元的人员之间亲密和谐,护患关系融洽。护理管理中应遵循和谐原则,提高护理管理的效率,提升护理服务的质量,这将为进一步完善医疗卫生服务提供有力保障,也是贯彻落实科学发展观的具体体现,是构建社会主义和谐社会的重要内容。护理管理者应首先完善自身管理,以身作则,率先垂范,倡导护理人员爱岗敬业,恪尽职守;同时,与他们增进沟通,相互尊重,创造和谐、积极、互助的工作环境和护理文化。

■ 第二节　护理伦理决策

一、护理伦理决策的概念

对护理伦理决策的研究最早起源于管理学范畴,其基本含义是:从两个或两个以上被选方案中选择一个的过程,它突出了决策的核心,即对未来行动的谋划和决断,没有这种决断,就不存在决策;同时也强调了决策是一种从一系列被选方案中选出最佳方案的选择过程。伦理决策就是做伦理上的决定。做伦理决策涉及两个复杂的过程,即判断的过程和选择的过程。在伦理上做决定要受到个人的价值观及信念的影响,同时也受到社会文化及宗教信仰、法律规范、环境及个人当时情绪的影响。所以,决策者或参与决策者的道德水平、知识程度以及对伦理理论和原则的应用等等都会影响一个人在某一情境中所采取的道德行动的正确性。护理伦理决策即在护理病人的过程中,面对一个问题时发生的混淆不清、模棱两可,或不知采取什么行动时做出伦理上的决策,也就是从护理伦理的角度来思考问题以做出恰当的、符合护理伦理的决定,是护理伦理理论、原则和规范等在护理工作中的运用和贯彻。在临床护理中会遇到有的病人以宗教信仰为理由,拒绝为病情需要而进行的输血;有时甚至遇到需要约束 1 位意识清醒而想要自拔气管插管拒绝治疗的病人的双手,但同时也违背了病人的个人意愿,限制了病人的自由。

二、护理伦理决策面临的伦理争议

一般情况下,人们只要遵循伦理原则和规范就能轻易地做出符合伦理的正确决定,甚至凭直觉或经验就能得到适当的解决措施。但是,在护理专业的工作中,经常会遇到许多关于伦理的争议问题,面临许多伦理的困境。所谓伦理困境是指当面对一个问题时,发生混淆不清、模棱两可、没有一个令人满意的解决方案,难以作决定或不知道采取何种行动时的情境。

例如,当专业职责与个人价值观相冲突时,应该履行专业职责还是坚守个人的信念? 如当护理人员需协助医师为患者执行堕胎治疗时,虽然护理专业的职责要求对患者提供良好的照顾以满足她们的需要,但是,当护理人员其个人的信仰并不赞同堕胎时,到底她该遵从医嘱,还是坚守个人信念,拒绝为要堕胎的患者服务。

在临床护理工作中采取的某项护理措施有利有弊时,到底是做还是不做? 如护理人员约束 1 位神志清醒而想要自拔胃管的患者的双手,但同时也违背了患者的个人意愿,限制了患者的自由。

当护理专业角色与护理专业伦理的要求相冲突时,专业角色和专业伦理如何取舍? 如医生为病人使用实验性药物,但未向患者说明,虽然在护理的专业角色上应配合医嘱的执行,但在护理专业的伦理规范中,则要求对患者有告知的义务。当患者要求接受某一医护措施,但无明确规定依循。如癌症患者要求安乐死,但法律及医院政策并无明文规定可以执行。

当患者要求的医护措施无明确规定可依循时怎么办? 如化疗是目前治疗恶性肿瘤的 1 种主要手段,对一些恶性肿瘤可以取得根治性疗效或明显提高生活质量,延长生存期,但药物的毒副作用大,患者在遭受癌症折磨时还要忍受化疗带来的痛苦,使病人在心理上产生不同程度的压力,陷入紧张、悲观之中,往往不愿继续治疗,而停止化疗又会影响到病人的治疗甚至生命,等等。面对复杂的伦理问题及冲突,仅凭直觉和经验是不够的,仅仅具备伦理理论知识也是不够的,必须经过系统的理性的思考,只有进行透彻全面的伦理分析之后,才能着手去解决问题,为患者做最有益的决定,避免有害的结果。

三、护理伦理决策的重要意义

经由理性的思考而做出伦理上的决定的过程,涉及判断和选择两个过程,在这些推理的过程中,有许多因素会影响我们的决定,如个人的价值观、专业的价值观、社会的价值观、伦理理论、组织的政策及法律的规定等。未经过护理伦理决策训练、缺乏护理伦理决策能力的护理人员,是不可能妥善解决所面临的伦理问题的。因此,有必要对护理人员进行伦理决策指导,使她们知道当面临伦理困境的时候该如何思考、该思考哪些问题、怎样的决定才是恰当的,并通过伦理决策训练培养她们的伦理决策能力,使她们在面对伦理问题时能做出适当的判断并采取公正的决定,能在解决问题的同时,又兼顾病人最大的利益,为病人提供高品质的服务。此外,对有关护理伦理决策的问题进行研究和探讨,为护理伦理决策提供科学化的依据也是必要的。

随着护理实践和社会文明的发展,护理工作中的伦理决策和护士的护理伦理决策能力越来越被重视,要求也越来越高。人们越来越意识到护理能否为个人、家庭及公众提供高质量的健康服务,受很多因素的制约,很大程度上除了取决于护士的知识、技术水平,还取决于护理道德水平。美国护理学院协会在对护理本科生能力的培养方面提出:护理的有效性不仅仅在于打针、发药,而在于能够提供以知识为基础,以信息为参考,以伦理为准则,以病人为中心,以人为本,以逻辑性的临床判断及处理临床问题的行为等。由此可见,在护理实践中越来越强调伦理决策能力的重要性。国外开展了大量对护理伦理决策问题的研究,而国内到目前为止对于护理伦理决策还主要停留在介绍伦理学的基本理论和规范体系上,因此护理实践中,仍然存在护理伦理决策观念淡薄和护理人员护理伦理决策能力缺乏的现象,从而导致当前护理质量不高、护患关系紧张等。由此可见,对护生护理伦理决策能力的培养是护理教育者所面临的重要挑战。近 20 年来,随着科技的迅猛发展与社会生活的深刻变化,以及现代生命伦理学的崛起,医学领域中涌现出很多紧迫的伦理道德问题,如安乐死、器官移植、基因技术、卫生资源的合理有效配置等。在这些问题上,中华民族传统道德观念与先进医疗技术、理念发生了冲突,在医疗实践中,如果仅仅从先验的或永恒的理念出发,直接或间接地产生出所有重大的道德判断,将这些以几条基本义务和几项重要规范的形式体现出来的道德判断连接在一起,并不能解决所有伦理道德问题。在面对如此复杂的伦理困境时,需要一种伦理决策的思维和能力。

四、护理伦理决策的原则

要真正使护理伦理决策有益于患者,还需要注入人文关怀的理念,考虑到患者的整体需要。为了加强护理伦理决策的多维度研究,更好地把握和修正护理伦理决策过程中的分析风险或不确定情况,在决策过程中还要遵循一定的原则。

(一) 方向性原则

护理决策是一种有目的的活动,其方向性体现在两个方面。一是政治方向,是护理决策的总原则,也是有效进行护理决策的政治保证。二是医院护理工作的具体方向。

(二) 信息性原则

信息是护理决策准确、可靠、科学的基础,只有真实的护理信息,才能为护理决策的科学性和合理性提供依据,才能有效防止决策过程中的随意性和盲目性。

(三) 民主性原则

该原则是指在进行护理决策时充分发扬民主,调动护理人员和专家学者的积极性,依靠集体的智慧和力量进行决策。

(四) 可行性原则

护理决策必须在社会主义宪法和法律允许的范围之内进行,护理决策不仅要符合宪法和法律,还要符合本地区、本部门和本单位的法规、法令。

作为战斗在临床一线的护理人员,大量的护理伦理决策的工作首先需要将体检、评估、收集的资料进行加工提炼,经过抽象的改造,把事物的内在特征提炼、升华,进而找出事物间的内在联系,实现从感性到理性的飞跃。要使这个飞跃能真正反映客观实际情况,需具备两个条件:一是必须有足够丰富的材料和坚实的医学理论知识;二是要用辩证法。应从实际出发,实事求是,善于从错综复杂的现象中抓住特殊的本质,抓住主要矛盾的主要方面,从而作出正确合理的护理伦理决策。

五、护理伦理决策的立场

护理伦理决策的立场在这里是指道德判断时的所持的价值依据,也就是从何种角度来把握和决断所遇到的道德问题。

我们要先确定解决道德冲突的价值立场,也就是抛开道德相对主义而确定"对"与"错"的前提。

作者认为先行确立下列三组重要的问题上价值立场会有助于医务人员的道德选择得到普遍地认可和最优化的结果。

(一) 科学事实与道德义务

科学事实是关于"是怎样"的问题,道德义务是关于"应当怎样"的问题。区分"是"与"应当",是医学伦理决策首先要明确的立场。两者间的关系复杂,主要呈现下述几种情况:第一,如果科学上的"是"证明人的行动是无可选择的,那么就无所谓"应当"还是"不应当"。也就是说事实是价值判断的前提条件和范围,道德的"应当"不能超出事实的可能。具体来说就是在现有医疗手段不能达到的领域,没有道德责任。例如,绝大多数医疗手段都要伴随着一定程度的医疗性伤害,如果这种伤害是最低限度的并且不可避免,就不应纳入道德责任的范围。第二,如果科学事实允许不同行动方案的存在,那么,一种情况是科学事实上可能的行动方案却是道德上不允许的,此时事实与价值分离;一种情况是科学事实上可能的行动方案同时是道德上"应当"而为的,此时事实与价值呈现统一状态。上述观点说明了道德义务与科学事实之间呈现一种复杂的关系,医务人员既要将道德问题与科学问题区分开来,同时也要考虑到两者的深刻联系。不能以科学事实作为逃避道德责任的口实,不能只考虑事实问题而忽视了道德界限。同时,不能以道德愿望来扭曲科学事实的限定,使患者成为不合理的道德理想的受害者。

(二) 利己与利他

伦理学意义上的"利己"包含两种形式:一是"自我的利己主义",认为每一个人应当只为自己的利益而行动,也就是人们所讲的自私自利。这种利己主义是医学道德不能允许的,首先要排除。另一种是"普遍的利己主义",认为每一个人为自己的利益行动是道德行为的动因,并且在现实中人们实际是在依此行事的。我们要肯定两种利己主义在医疗实践中都是存在的,既有单纯的自私自利的行为,也有从自利出发而利他的行为,后者更为普遍。我们不可能在伦理行为中消除利己主义,这不符合人类道德生活的现实。因此,我们在对待伦理决策方案将涉及医患之间双重利益时,应当在"利己"与"利他"的问题上确定一种合理的道德理论。我们可以通过道德层次论来解决这一问题:即"无私利他"是医学职业道德的最高境界,是医务人员应当追求的。"为己利他"是可以允许的,这种境界不以损害患者利益为基础,而是实现了医患利益的双赢。"为己不利他"是不能允许的,因为这种道德立场会有损患者利益,违反了医学职业道德的底线。

(三) 动机与效果

任何一个道德行为都要涉及动机和效果。动机与效果之间有时会是一致的,有时会出现差异。现实中人们经常遇到的问题是如果以效果为标准会有可能挫伤医务人员的工作热情,而以动机为标准又会缺乏可测量性。医学伦理作为一种特殊性的职业道德,效果具有更为重要的道德价值,因为好的效果直接与患者的生命健康相关,只有好的医疗结果才能使道德动机具有实质性意义。所以,我们在进行伦理行为的价值评价时,不能单纯以动机的纯正作为不良后果的借口,而是要在伦理决策中,努力达到良好的效果,要实现患者利益总量的最大化和各项利益之间的最优化。在当代的生物-心理-社会医学模式下,社会公益也是需要考虑的重要方面。

上述对于道德立场的限定,是想在医学伦理决策开始之前,使医务人员具有一种可普遍化的道德标准,不能根据一种相对主义的立场来解决道德问题,否则会使道德困境因为缺乏标准而无法解决。

六、护理伦理决策的方法

护理伦理决策的方法是指医务人员进行伦理决策时具体思维过程,任何一个伦理决策都要经历描述伦理问题、选择价值立场、进行道德判断、最后采取行动的过程。而这一过程根据其中道德判断方式的不同,可以分为直觉型的伦理决策、推理型的伦理决策和商谈型的伦理决策。

(一) 直觉型伦理决策

直觉型伦理决策是一种重要的道德判断形式,是道德主体在短时间内达到的对道德对象的整体性价值的一种直接性把握,省略了道德逻辑推理的理性思维过程,具有整体性、直接性和非逻辑性特征。直觉型伦理决策主要在三种情况下使用:处于紧急状况下时;具有道德经验的情况;经过严密的逻辑推理依然无法解决的问题,也可以通过直觉进行决断。其伦理决策过程是:第一步,认识伦理冲突。首先要认识到道德难题的实质,区分非道德问题。只有当同一问题所涉及的多种价值观念之间发生严重冲突的时候才是伦理决策的对象。第二步,通过直觉把握问题。这里的道德直觉并不是一种处于感性状态的直觉,而是一种具有理性特征的直觉。这种直觉是在长期的社会和职业伦理观念的影响下,形成的对于道德问题的较为稳定的价值判断方式,可以直接地断定"对"与"错"。第三步,依据直觉判断的结果,采取行动。

(二) 推理型伦理决策

推理型伦理决策是道德主体面对道德难题时,通过理性的思维方式,从价值前提推导出道德结论的过程。

推理型伦理决策可以根据所遇到的不同的道德冲突形式而有不同的形式。包括:

(1) 对于规范之间的冲突。其伦理决策过程是:

第一步,认识伦理冲突(同"直觉型伦理决策")。

第二步,通过对同一问题所涉及的各项规范的重要性进行排序,并设想遵守不同原则所带来的不同后果,进行各种后果的价值预算。

第三步,比较各项道德规范的价值优先性和其各自后果的价值量的大小。所谓价值量的大小是指在特定文化范围内被医患双方普遍接受的一种人生幸福量的近似值,不是数学意义上的确定的结果。而规范的价值优先性也与后果的价值量紧密相关。进行各种方案间的优化和取舍。

第四步,确定一种最优化方案,采取行动。

(2) 对于效果间的冲突。其伦理决策过程是:

第一步,认识伦理冲突(同"直觉型伦理决策")。

第二步,对于各个行动方案的可能性结果进行预设。这是一种客观的道德推理过程,不仅预设医学事实方面的结果,同时综合考虑患者的各项社会性利益,例如费用、时间以及涉及的社会公益等。

第三步,比较各种结果的价值量,并以具有普遍性的道德规范来衡量方案的结果是否在道德允许的范围之内,这种普遍性道德规范主要是"不伤害"和"正义"。进行方案间的取舍。

第四步,依据最佳结果的方案,采取行动。

(3) 对于规范与效果间的冲突。其伦理决策过程是:

第一步,认识伦理冲突(同"直觉型伦理决策")。

第二步,预想遵循道德规范的行动所带来的道德价值量和注重结果的方案所带来的价值量。

第三步,衡量遵循道德规范的方案所带来的道德价值量和遵循结果的方案所带来的道德价值量的比值,根据价值量的大小来决定两者的取舍。

第四步,决定最佳方案,采取行动。

(三) 商谈型伦理决策

商谈型伦理决策是指医患之间就道德难题进行协商议,达成共识的过程。在今天这个价值多样化的时代,不同的患者会有不同的价值观念。要想形成医患共识,进行商谈是一个重要方式。商谈型伦理决策一般运用于:第一,具有重大的伦理疑难,需要保证患者完整的自主权利的情况。第二,医患之间、患者与其家属之间具有严重的价值观不一致的场合。

其决策过程是：

第一步，认识伦理冲突。这需要各方自由陈诉其在同一问题上的价值观念。

第二步，讨论各种价值观所带来的结果，各方提出理由并进行辩驳。

第三步，通过反复讨论达成各方价值观的一致，设定方案。

第四步，依据最终确定的方案采取行动。

七、培养护理伦理决策的能力

伦理决策能力的培养不是仅仅依靠伦理知识的灌输，它要求以伦理思维能力的培养为原则。在当前工作实践中，护理人员常常会遇到很多伦理难题，即从不同的伦理价值观出发，不同医学行为主体可以合乎逻辑地得出两种甚至两种以上的不同程度冲突的行为方案。究其原因，很多是由于专业伦理与专业要求相冲突，此时，没有既定的规范可以遵循，护理人员更多地要凭借自身的专业伦理素养，具备很好的伦理思维能力，具体情况具体分析，做出维护社会公益、病人权益的正确决策，妥善化解伦理难题。

伦理思维能力，就是运用医学伦理学和护理伦理学的理论、原则、规则，发现、分析、解决医学伦理问题的能力。培养伦理思维能力除了要求对伦理知识系统掌握外，强调一种伦理思维模式的形成和思维习惯的训练。在进行伦理思维时，可以借鉴罗尔斯有关其正义原则及其具体的社会应用"应基于一种对直觉、原则和理论的均衡考虑"之观点启发的所谓"关联性"的论证方法。关联性的方法，是指论证不仅仅依赖于一种前提，而是依赖好几个判断或者诸多因素。所谓诸多因素，一方面是指不同的伦理范式，如康德的理性伦理、亚里士多德的德性伦理、边沁的功利伦理、叔本华的同情伦理、哈特曼的价值伦理等；另一方面是指社会中通过不同的群体所体现出来的各种各样的利益要求。论证就在于对这些不同的理论范式及事实因素进行综合性、整体性的考察分析，仔细地权衡各种得失利弊，从而求得一种作为最为合理答案的且体现了某种社会共识的伦理决策。

案例：

8月21日凌晨，某县人民医院妇产科婴儿室护士李某值大夜班，负责护理24名新生儿。6时20分，李某发现自己的表停了，便去产科检查室找助产士徐某对表，并斜躺在产妇检查床上与徐某闲谈。6时40分，病房护士朱某来到产房时，发现婴儿室外水池上有老鼠活动，便告诉李某。李某马上回到婴室巡视一遍，没有发现老鼠的踪迹，便又去产科与徐某闲谈。7时5分，徐某到婴儿室找钢笔，先后发现117床、103床和113床4名男女婴儿的头部、面部均有血迹和老鼠齿痕，便急忙跑到产房门口叫李某。当时正在工作的李某不知徐叫她是什么事，待她将13名婴儿全部收回婴儿室后，即与徐某一起给被咬伤的4名婴儿清理伤口、止血。7时35分，医生何某来至婴儿室查房发现后，当即给4名婴儿诊治，并向李某交待说："保护好伤口，压迫止血，看好婴儿"。7时40分，李某到配乳室刷洗奶瓶，填写交班日记。7时55分，妇产科主任胡某、医生何某来婴儿室查看婴儿时，何某又发现128床婴儿被咬伤，伤情严重。胡某随即叫何某去院部报告，院领导立即组织有关科室医生对5名受伤婴儿进行抢救。

根据现场情况分析，5名婴儿被咬伤，正是发生在李某两次离开婴儿室的时间内。其中128床男婴右上腭至鼻窝处几乎咬穿，上下牙床被咬烂，舌唇多处被咬伤，因流血过多，经抢救无效，于当天22时死亡。此外还有一男一女两名婴儿先后于10天内死亡。

据调查：该医院因老鼠肆虐酿成事故已不是一次，但该院领导对此没有引起足够重视，也未采取有效的防范措施。妇产科婴儿室内早有老鼠活动，并有吃胎盘的情况，该科虽采取了药鼠措施，但没有奏效。8月26日，有一位受伤婴儿的祖母来探视时，亲眼看见从窗户跳进一只大老鼠，将其打死后一量,头尾竟有 37 厘米长。

处理结果:检察机关经过立案侦查,认为值班护士李某的行为已触犯了刑律,构成了玩忽职守罪,遂向人民法院起诉。同时,县里有关部门经过调查后,也将该院有关领导人员分别给予行政处分。

分析:

第一,3 名婴儿的死亡和李某的擅自离岗并无直接因果关。从李某三次离开婴儿室的时间上看,每次都没超过 20 分钟:第一次是 6:20～6:40;第二次是 6:45～7:05;第三次是 7:40～7:55(第二次的 6:45 是分析出来的,因为从徐某 6:40 发现婴儿室外水池上有老鼠活动后告诉了李某,李某又到婴儿室巡视一遍之后才回到产妇检查室,这之间少说也要经历 5 分钟,所以可以分析出 6:45),在短短的 20 分钟里,老鼠就可以乘机窜入婴儿室,并一次就咬伤了 4 名婴儿(因李某 6:40 巡视时并未发现异常,故此推断,4 名婴儿系 6:45～7:05 这段时间里被咬伤)。而且,更为严重的是,在 7:40 医护人员已开始纷纷上班,医院声响已相当大的时候,老鼠又在李某填写交班日记的 15 分钟内,再次咬伤了一名婴儿,足见该院的老鼠已猖獗到了何等程度!鼠害如此严重,值班护士即使尽职尽责也难以绝对避免婴儿被咬伤的事件。因为给婴儿配奶、刷洗奶瓶、上厕所等均要离开婴儿室,其中每一项的时间都可能超过 15 分钟,老鼠完全可能趁此机会钻进婴儿室咬伤婴儿。鼠害不除,婴儿的安全就没有保障。所以说,鼠害严重才是婴儿被咬伤以至死亡的直接原因。

第二,李某的所作所为不构成情节恶劣。一般来说,医务人员因工作上的失误被追究刑事责任的,都要具有"情节恶劣"这一特殊条件。而本案的李某显然并不具有恶劣的情节。首先,李某听说婴儿室外有老鼠活动,就急忙去婴儿室巡视,没有丝毫的懈怠表现;当徐某叫她但没说清何事时,李某没有放下手里的工作就走,而是坚持将 13 名婴儿全部收回了婴儿室。足见其对工作还是比较负责的。另外,李某对婴儿室的巡视还是比较频繁的。不知该医院规定夜班护士要隔多长时间巡视一次病房,但据所知,20 分钟内就巡视一次的医院是不多的。有些医院的夜班护士几乎一夜都不巡视病房。多数也只是一两个小时才巡视一次。所以,像李某这样 20 分钟就巡视一次病房的,无论如何也算不上对工作极端不负责任,构不成"情节恶劣"。

因此,不应对李某追究刑事责任。倘若因为后果严重,不追究某个人的刑事责任不足以平民愤的话,也应该追究院里有关领导的刑事责任。因为鼠害严重是造成几名婴儿受伤及死亡的直接原因,而老鼠横行医院显然是因为医院有关领导对灭鼠工作重视不够,尤其是在该院已不止一次发生老鼠肆虐并酿成事故的情况下,该院领导依然没有对鼠害引起足够重视,没有立即采取有效措施灭鼠,显然是对工作极端不负责任的表现。另外,倘若一时灭鼠有困难,领导也应该加强夜间值班力量,对婴儿室这类老鼠经常出没的科室,安排两个人值夜班,以保证婴儿一直有人守护,防止老鼠在护士不得不离开婴儿室时乘机钻入室内,咬伤婴儿,从而确保婴儿的安全。可遗憾的是,该院领导既没有积极灭鼠,又没有对婴儿室夜间配双人值班。所以,该院领导理应对此案承担主要责任。

复 习 题

【A 型题】

1. 护理管理是以提高哪项和工作效率为主要目标的活动过程: （　）
   A. 护理质量　　　　　　　　　　　B. 护理程序
   C. 护理理论水平　　　　　　　　　D. 护理决策效果

2. 护理管理过程应包括:资料收集、组织、人事管理、领导与控制的功能和哪项: （　）
   A. 规划　　　　B. 设计　　　　C. 总结　　　　D. 决策

3. 护理学的发展趋势是向什么方向发展： （　　）

　　A. 多学科　　　　　　B. 交叉学科　　　　　C. 应用学科　　　　　D. 独立学科

4. 护理工作不像以前的传统的护理只对患者的"病"，而是针对"人"，把人看成是哪样的人：（　　）

　　A. 环境的、社会的、心理的　　　　　　　　B. 社会的、心理的、个性的

　　C. 社会的、心理的、生理的　　　　　　　　D. 精神的、社会的、生理的

5. 护理管理是独立的、讲究艺术性的一项工程，有其自身的： （　　）

　　A. 独特性　　　　　　B. 规律性　　　　　　C. 科学性　　　　　　D. 方向性

6. 患者首先是一个什么样的人，其次才是患者： （　　）

　　A. 身心不健全的人　　　　　　　　　　　　B. 生理不正常的人

　　C. 心理不正常的人　　　　　　　　　　　　D. 完整的人

7. 人力资源的效率与工作效果取决于人员的什么，高素质的护士才能完成高质量的护理：（　　）

　　A. 能力　　　　　　　B. 素质　　　　　　　C. 学历　　　　　　　D. 品质

8. 护理工作高质量的内涵不仅仅要符合什么，更要适应并满足患者的需求： （　　）

　　A. 规定与要求　　　　B. 制度与规范　　　　C. 规范与要求　　　　D. 制度与要求

9. 谁是医院里最基层的管理者，肩负着众多角色，是联络者、代表者、传达者、计划者、处理冲突者，
科室资源管理者和分配者： （　　）

　　A. 护士长　　　　　　B. 科主任　　　　　　C. 医务科科长　　　　D. 药剂科科长

10. 发展护理事业的关键在于培养人才和： （　　）

　　A. 引进人才　　　　　B. 使用人才　　　　　C. 提高待遇　　　　　D. 知识更新

11. 护理伦理决策的基本含义是：从两个或两个以上被选方案中的哪一个过程： （　　）

　　A. 判断　　　　　　　B. 使用　　　　　　　C. 选择　　　　　　　D. 决定

12. 伦理困境是指当面对一个问题时，发生怎样的解决方案，难以作决定或不知道采取何种行动时
的情境： （　　）

　　A. 模棱两可　　　　　B. 界限不清　　　　　C. 轮廓模糊　　　　　D. 似是而非

13. 护理伦理决策的方法有： （　　）

　　A. 直觉型、推理型、讨论型　　　　　　　　B. 推理型、讨论型、直觉型

　　C. 直觉型、推理型、商谈型　　　　　　　　D. 推理型、论证型、直觉型

14. 护理伦理决策的立场在这里是指什么的所持的价值依据，也就是从何种角度来把握和决断所遇
到的道德问题： （　　）

　　A. 道德判断时　　　　B. 价值判断时　　　　C. 政策决策时　　　　D. 制定规范时

15. 推理型伦理决策可以根据所遇到的怎样的形式而有不同的形式： （　　）

　　A. 不同的道德冲突形式　　　　　　　　　　B. 不同的价值冲突形式

　　C. 不同的决策冲突形式　　　　　　　　　　D. 不同的制度冲突形式

【判断题】

1. 护理学的发展趋势是向着独立学科迈进，护理管理势必顺应管理的客观规律，朝着自成体系的
方向发展。 （　　）

2. 护理管理是独立的、讲究艺术性的一项工程，有其自身的规律性，护理人员只有在充分尊重护理
管理规律的基础上，才能做好护理工作。 （　　）

3. 护士并非是护理管理的主体。 （　　）

4. 医院护理质量的高低与护士长的素质关系不大。 （　　）

5. 护理伦理决策的立场与护理伦理决策的实施方法没有必然联系。 （　　）

【填空题】

1. 护理管理工作是一项复杂的系统工程,环环相扣,相互制约,相互补充,是一个 _____ 持续过程。

2. 护理伦理决策是从护理伦理的角度来思考问题以做出恰当的、符合护理伦理的决定,是护理伦理理论、原则和规范等在护理工作中的 _____ 。

3. 护理管理过程应包括:资料收集、规划、组织、人事管理、领导与 _____ 的功能。

4. 护理工作不像以前的传统的护理只对患者的"病",而是针对"人",把人看成是 _____ 的人。

5. 病人首先是 _____ ,其次才是患者。

6. 人力资源的效率与工作效果取决于人员的 _____ ,高素质的护士才能完成高质量的护理。

7. 护理工作高质量的内涵不仅仅要符合制度与要求,更要适应并满足 _____ 。

8. 医院护理质量的高低与护士长 _____ 密切相关。

9. 对护理伦理决策的研究最早起源于管理学范畴,其基本含义是:从两个或两个以上被选方案中 _____ 一个的过程。

10. 伦理困境是指当面对一个问题时,发生 _____ 的解决方案,难以作决定或不知道采取何种行动时的情境。

【简答题】

1. 护理管理工作的重要作用是什么?

2. 护理管理中存在的问题是什么?

3. 护理管理伦理的作用是什么?

4. 护理管理伦理的原则是什么?

5. 护理伦理决策的概念是什么?

6. 护理伦理决策的程序是什么?

7. 护士长应具备的素质是什么?

【论述题】

1. 论述护理纠纷产生的原因。

2. 论述新的护理管理理念。

3. 试述护理伦理决策的原则。

4. 试述护理伦理决策的立场。

5. 试述护理伦理决策的方法。

【病例分析题】

某医院儿科收治一名高热患儿,经医生初诊"发热待查,不排除脑炎"。急诊值班护士凭多年经验,对患儿仔细观察,发现精神越来越差,末梢循环不好,伴有谵语,但患儿颈部不强直。于是,护士又详细询问家长,怀疑是中毒性菌痢。经肛门指诊大便化验,证实为菌痢,值班护士便及时报告给医生。经医护密切配合抢救,患儿得救。

请对护士的行为作伦理分析,它符合那些护理道德?

第十章
护理伦理教育、修养与评价

导　学

内容及要求

本章包括三部分内容。

护理伦理教育主要介绍护理伦理教育的含义、特点和意义,护理伦理教育的过程,护理伦理教育的原则和方法。应重点掌握护理伦理教育的含义、特点和意义;熟悉护理伦理教育的过程、护理伦理教育的原则和方法。

护理伦理修养主要介绍护理伦理修养的含义、特点和意义,护理伦理修养的目标,护理伦理修养的途径和方法。应重点掌握护理伦理修养的含义、特点和意义;熟悉护理伦理修养的目标,护理伦理修养的途径和方法。

护理伦理修养评价主要介绍护理伦理评价的含义、作用和标准,护理伦理评价的依据,护理伦理评价的方式。应重点掌握护理伦理评价的含义、作用和标准;熟悉护理伦理评价的依据、护理伦理评价的方式。

重点、难点

重点是第一节护理伦理教育的含义、特点、意义;第二节护理伦理修养的含义、特点、意义;第三节护理伦理评价的含义、特点、意义。

专科生要求

重点掌握护理伦理教育的含义、特点和意义;了解护理伦理教育的过程、原则、方法。

重点掌握护理伦理修养的含义、特点和意义;了解护理伦理修养的目标、方法。

重点掌握护理伦理评价的含义、作用和标准;了解护理伦理评价的依据、方式。

- 护理伦理教育
- 护理伦理修养
- 护理伦理评价

■■ 第一节　护理伦理教育

随着护理学的发展和社会对护理事业的认可,人们对护理工作中出现的护理道德问题也就更加关注,要解决这些问题,就要对护理人员进行长期不懈地护理伦理教育。加强护理伦理教育能够有效构建良好的护患关系、培养护理人员高尚的人文精神、激发护理人员自觉的服务意识、提高护理人员全方位的服务水平。对树立高尚护理道德,掌握精湛护理技术,提供优质护理服务及创建医院文明形象都发挥着积极的作用。

一、护理伦理教育的含义、特点和意义

(一) 护理伦理教育的含义

护理伦理教育是根据护理伦理理论、原则和规范的要求,有组织、有目的、有计划、有步骤地对护理人员进行系统的道德灌输,施加系列的道德影响的活动。其内容主要包括专业思想教育、服务思想教育、护理作风教育和纪律教育等。

护理伦理教育的基本任务是:通过教育,使护理人员较系统地掌握护理伦理体系,并将护理伦理理论、原则、规范和要求转化为其内心信念,形成正确的道德观念和稳定的道德责任感及自我约束、自我激励和自我评价能力,在护理工作中践行护理伦理行为,履行护理道德义务。护理伦理教育是一个知行统一的教化过程。评价护理伦理教育效果的基本标准是看是否对护理人员产生了有效的道德影响,或是否强化了其道德义务感,是否规范了护理人员的护理行为。

作为一门理论课程,护理伦理教育主要是培养护理人员道德品质,陶冶和塑造护理人员的道德品格,提高其道德觉悟,并把护理伦理理论、原则和规范转化为护理人员的道德品质和行为。总的来说,就是提高护理人员的道德水平。

(二) 护理伦理教育的特点

护理伦理教育是护理人员在职业教育中必须接受的一门有关职业道德的理论课程,它除了具有一般的职业伦理教育的共性外,还有其自身的特点,正确认识和掌握这些特点,对学习护理伦理教育将会有很大的帮助。

1. 专业特色性　培养实用型护理人才首先从教育入手,护理理论教育应从应试教育转向素质教育,提高护理人员的专业技能。护理伦理教育有其自身特点,无论是内容还是方式都必须与护理专业紧密联系,体现护理行为的专业特性。理论来源于实践,同时也指导实践。护理伦理教育理论就要应用于具体的护理实践中,逐一的去解决实践中遇到的每一个护理伦理和社会道德问题,在解决问题的过程中也要在护理人员身上体现出护理伦理道德品质。这样,教育才算是取得了良好的教育效果。

2. 全面综合性　护理伦理教育要体现出护理伦理的综合性,他必须与护理人员的思想政治教育、民主与法治教育相结合,与医院的具体情况相结合,做到相辅相成,更主要的是护理伦理教育要对护理人员的道德认识、情感、意志、信念和行为习惯进行综合培养,使受教育者在"知"、"情"、"意"、"行"几个环节上得到全面发展。当然,也要反对一刀切,要有层次、有针对性地对护理人员进行教育,因人而异,因材施教。

3. 长期艰巨性　塑造优秀的护理人才,培养良好的护理道德品质,养成良好的护理道德行为和习惯是一个漫长的过程,必须耐心的、反复的引导和教育。今天我们正处在一个复杂、急剧变化和快速发展的时代,人们的内心空前烦躁的时期,对物欲追求的思想几乎占领了我们的思想高地,在这样的情况下,要灌输先进的道德意识,养成正确的道德行为,与落后的、腐朽的思想作斗争,就要静下心

来,重新审视下自己的价值观、人生观和世界观,看清自己到底真正需要什么,在坚定不移的、长期不懈的、循序渐进的进行教育。对护理人员的伦理教育要终其一生。护理人员的受教育程度、年龄和接受教育的能力存在着差异,要提高其道德修养切不可操之过急,要一步一个脚印,扎扎实实的从基础做起,由浅入深、由易到难、循序渐进、逐步完善,最后,达到高尚的道德境界。

4. 教育实践性 护理伦理教育以传授护理伦理知识为主,但更要重视实践,一定要坚持理论与实践、知与行的有机结合。正确处理好护理实际生活中的各种伦理关系,才能在各种复杂的伦理实践中作出正确的判断和抉择,才能采取正确的行动,引导护理人员践行护理伦理义务。护理伦理教育要本着实践的原则,有针对性的进行教育,切不可半途而废。坚持实践性,把教育理论同护理实践相结合,在实践中提高护理人员的道德水平。

(三)护理伦理教育的意义

教育的首要目的是品德的培养,而不是智慧的提升。品行修行的好,才能成为高尚的人,对社会有责任感,对弱势群体有同情心。护理伦理教育就是要培养护理人员自觉的履行护理伦理道德义务,使其在工作中尽职尽责,对护士和护理人员有组织、有计划地进行护理伦理教育对他们的护理实践活动具有重要的意义。

1. 护理伦理教育是培养全面、合格护理人才的重要手段 护理伦理教育有利于培养全面的、合格的护理人才。合格的护理人员一定要有扎实的护理理念、精湛的护理技术和高尚的护理修养。高尚的品质是行为的保障,护理人员具有了高尚的道德品质,才能全心全意为患者服务,不把个人得失带到工作中,敢于承担风险;在技术上要勇攀高峰,精益求精,不断提高。护理道德品质是护理伦理原则和规范在护理人员个体思想和行为中的体现,是护理人员护理道德行为中表现出来的比较稳定的特征和倾向,是护理道德意识和行为的综合表现。护理道德品质的内在因素由护理道德意识、情感、信念、意志所构成;护理道德品质的外在行为由护理人员的习惯和行为来表现。护理伦理教育的品质不是先天具有的,更不是与生俱来的,是在学习和工作的过程中收获的,是通过护理伦理教育的灌输而养成的。因此,护理伦理教育是护理人才成长的必修课。

2. 护理伦理教育是促进、形成护理职业道德建设的重要途径 护理伦理教育有利于促进和形成护理职业道德建设。护理道德是护理实践领域的职业道德,职业道德又是社会主义精神文明建设的重要内容。对护理人员持续进行的护理伦理教育,可以使其详尽的掌握护理伦理知识,提高其护理伦理道德品质,激发其强烈的责任感,增强其护理道德行为的自觉性。培养和提高护理人员的道德水平,促进护理领域职业道德建设,有利于促进和提高整个社会的道德水平,进而促进全社会的精神文明建设。实践证明,护理伦理教育进行的好的单位,护理人员的护理质量好,患者的满意度较高;相反,对于护理伦理教育进行的不好的单位,就出现了自私自利、遇事推诿,以致影响医院在人们心目中的良好形象。因此,护理伦理教育是推进护理职业道德建设和社会主义精神文明建设的重要环节。

3. 护理伦理教育是推进医疗卫生事业改革和护理科学发展的重要思想保障 护理伦理教育有利于促进医疗卫生事业改革和护理科学的发展,是其顺利进行的思想保障。随着2009年新医改方案的出炉,医疗卫生事业在改革中稳步发展,医护道德观念也必然随着新的卫生事业改革而更新,新形势下的医护道德观念也必然能动地反作用于社会存在,能够改变原有错误的思想和封闭的固化观念。要破除旧的不和时代的医护道德观念,促进卫生事业改革顺利进行,就必须加强护理伦理教育。随着社会的发展,医学模式的转变,护理科学也要发生变革,以适应医学新技术和整体护理发展的需要。如怎样正确认识医学新技术带来的医学伦理问题,怎样构建新的道德观念来支持医学新技术的发展,怎样尽可量减少使用这些新技术所带来的负面影响,怎样正确认识整体护理模式中护理人员的责任和使命等等,都是护理伦理建设的新课题。长期不懈的护理伦理教育,不仅能培养护理人员为护理事业献身的高尚品质,而且提高他们的认识水平、评判能力,使其从人类的角度、用人文的观点审视护理科学的发展,推动护理科学沿着更有利于人类生存和发展的方向前进。

二、护理伦理教育的过程

护理伦理教育是护理人员护理道德品质形成和发展的过程,是一项复杂的系统工程。但也有其一般规律性,即通过提高护理人员的道德认识、培养护理人员的道德情感、锻炼护理人员的道德意志、行为来树立护理道德信念、养成良好的护理习惯。

1. 提高护理道德认识　护理道德认识是对护理伦理理论、护理伦理关系以及调节这种关系的原则、规范、范畴和准则的认识、接受、理解和掌握。通过护理伦理教育,使护理人员认清什么是护理伦理的原则和内容,并能以此来判断自己思想和言行的美与丑、是与非、善与恶、荣与辱。在护理伦理教育中有意识的提高护理人员的道德认识水平是十分重要的。因为认识是行为的先导,没有正确的认识就难以形成正确的护理道德行为和习惯。因此,提高护理人员护理道德认识水平是护理伦理教育的首要环节。必须通过各种有效的方式教育护理人员提高护理道德认识、掌握护理伦理理论,从复杂的护理实践中分辨出是非善恶、美丑荣辱,从而使护理人员自觉的履行护理伦理道德义务。如在护理实际工作过程中,护理人员利用自己的特殊身份,行不道德行为,做那些毫不利人、专门利己的事情,结果给患者和社会都带来负面影响。

2. 培养护理道德情感　护理道德情感是对护理事业及患者所产生的同情、冷漠、喜好或厌恶态度及履行护理伦理要求后的内心体验和心理反应。一个护理人员对自己所从事的护理事业有什么样的情感,决定着他对自己所从事的工作的态度。因此,培养护理人员高尚的道德情感,是促进护理人员道德品质形成的内在因素。只有护理人员对其所从事的职业有荣誉感、对本职工作有责任心、对病患有同情心,才能以医学的人道主义精神,对病患进行护理服务,才能出色地完成本职工作。而良好的职业操守不是每个护理人员与生俱来的,它必须通过对护理人员进行护理伦理教育,在护理人员的内心建立起高尚的道德情感,并将这种情感转化为工作动力,落实在自己的具体工作当中,使其护理服务工作完全符合护理伦理道德要求。所以,培养护理道德情感是护理伦理教育的重要环节。

3. 锻炼护理道德意志　护理道德意志是护理人员进行护理伦理行为选择时自觉克服所遇到的困难和障碍的能力。护理道德意志是护理行为的杠杆,是护理人员坚守自己道德信念和使命的保证,是引导护理人员始终保持热情服务的动力。护理人员在护理实践中经常会遇到舆论的非难、自我实现的艰难、甚至自己情绪的波动,这些因素都会影响护理人员的道德信念。通过对护理人员进行护理伦理教育,帮助护理人员建立起正确的护理道德意志,培养自制能力、抗诱惑能力、承受挫折战胜困难的能力,使其在护理工作中能够正确面对遇到的各种困难、挫折、阻力等,能够矢志不渝地坚守自己的使命,自觉履行职业所赋予的义务。因此,锻炼护理人员的道德意志是护理伦理教育的关键环节。

4. 树立护理道德信念　护理道德信念是护理人员发自内心地对护理伦理原则、规范坚定不移地信服,并自觉地转变为自己行为准则的观念。信念是护理教育事业的需要,是护理人员保持先进性的精神动力,信念不是空洞的,它是有实质内容的,是通过护理人员的实践工作和言论行为表现出来的。特别是在护理人员道德品质的知、情、义、信、行中,护理道德信念更是居于核心地位,对道德认识、情感和意志起着凝聚的作用。因此,它是护理伦理教育必须紧抓的关键环节。当护理人员真正的树立起护理道德信念,其道德行为就会表现出坚定性、稳定性、持久性的特点,就能按道德规范行事,就能在复杂的伦理道德冲突中辨明是非善恶、克服内心矛盾,作出合理的决定并加以实施。反之,其思想就会松松散散,放松警惕,在工作中就不会兢兢业业、任劳任怨,而可能是牢骚满腹、松弛懈怠,进而在前进路上布满荆棘、充满坎坷。所以,一定要加强护理人员的道德信念培养。

5. 养成护理道德行为和习惯　护理道德行为是指护理人员在一定的护理道德认、情感、意志、信念的支配下所表现出来的有利或有害于患者及社会的行为,护理道德习惯是指护理人员在护理工作中长期养成的自然的、一贯的、稳定的、习以为常的道德行为,它们都是道德品质的外在表现。培养护理道德行为和习惯是护理伦理教育的最终目标。它们是衡量一个护理人员道德水平高低的主要标志。因为一个护理人员的道德品质如何,不能仅仅停留在口头上,而主要是看他的实际的行动。护理道德行为习惯是护理人员由不经常的道德行为内化为护理道德品质的关键因素,对于医务工作者特别是护理工作者,要造就自己良好的护理道德品质,就必须不断实践,使自己的护理道德行为表现出稳定的特征和一贯的倾向。真正的护理道德行为是来自于自然而然的行为习惯,绝不是照本宣科的去执行。因此,注重护理道德行为习惯的培养是护理伦理道德教育中最重要、最核心也是最艰巨的任务;同时护理道德行为习惯也是护理伦理教育的落脚点和归宿点。

上述五个环节是护理伦理教育的全过程,它们之间既相互联系又相互作用,提高护理道德认识是前提和依据,培养护理道德情感、锻炼护理道德意志是内在条件,确立护理道德信念是主导和核心,养成良好的护理道德行为和习惯是目的和归宿。道德信念是灵魂,行为习惯是根本。护理伦理教育的过程是"理"、"情"、"意"、"念"、"行"综合的动态过程。

三、护理伦理教育的原则和方法

护理伦理教育不仅要求教育者有强烈的责任感,遵循教育的规律,而且要求坚持一定的教育原则,采取科学的教学方法,才能达到预期的效果。

(一)护理伦理教育的原则

护理伦理教育的原则是护理伦理教育应该遵循的准则,即组织实施护理伦理教育的基本要求。这些原则包括:

1. 坚持理论与实践性的统一原则　理论是行动的指南,理论为行动指明方向,同时理论也是实践的总结和升华,它们之间是相互作用、相辅相成的。护理伦理教育是理论和实践紧密相连的一门课程,在教学过程中要注重理论和实践相结合,运用伦理基本原理去分析和解决护理实践中的具体问题,从实践中来,到实践中去。对于护理实践中的实际问题,特别是带倾向性的问题,教育者要能够用正确的理论做出科学的解答和相关的伦理分析,培养护理人员解决工作中所遇到的伦理道德问题的能力,同时,还要培养护理人员言行一致、乐于践行的求实精神。教育者本身也要以身作则,言行一致,这样才能使受教育者心悦诚服,自觉履行护理人员的职责。

2. 坚持以人为本原则　所谓以人为本,它是一种价值取向,强调尊重人、解放人、依靠人和为了人。在护理伦理学中,以人为本就是一切以人的需要为中心、为基准,强调以人的发展为最高价值和终极目的。在护理伦理教育中,以人为本,一方面是以受教育者为本,教育者起着传道授业的作用,既要以理服人、又要以情服人、做到情理相容;另一方面是以护理服务对象为本,患者作为护理服务的对象,要把他还原为生物、心理、社会三方面统一的人,要注重对患者的身体、心理、社会的关怀和照顾。总之,人是一切活动的最终目的,决不能把人作为研究的对象。所以在护理伦理教育中应以人为本,以患者为本。

3. 坚持因人施教原则　护理伦理学中的因人施教指的是在教育过程中,教育者要坚持实事求是,从个人的客观情况出发,有针对性的实施教育。教育的内容要适合受教育者的知识层次和接受能力,教育者要考虑受教育者的个体情况,个体是独立的,有其独特的个性,个性的差异和接受能力的不同就决定教育者不能搞一刀切,就要有针对性、分层次、分阶段的进行教育,必要时还要对个别人进行单独教育。因材施教的关键是有的放矢、恰如其分、尊重和承认受教育者的接受能力,才能达到教育的效果。否则护理伦理教育就成为一种过场,流于形式,难以达到预期的效果。

4. 坚持综合一致原则　护理伦理教育的内容是丰富的,方式是多样的。首先,护理伦理教育的目标要一致,也就是说护理伦理教育必须与其他方面的管理、教育保持一致。如医院管理和医院改革中的利益分配,就要社会利益优先等。其次,护理伦理教育要有积极的导向作用,通过制定护理职业的伦理道德标准、责任与义务对护士进行正面的引导,将护理伦理道德原则、规范转化为实际行动,如我们应在教育中引导受教育者把尊重人的尊严与权利、为个人、为家庭、社区提供高质量的护理服务转化为具体的行动。再次,在护理伦理教育中,要将法制教育与道德教育相结合,运用卫生法规和规章、道德原则和规范对护理人员进行教育。如对日常工作中未违背法纪的不道德行为,就需要道德的力量,通过各种形式的道德教育来予以纠正。因此,护理伦理教育要与其他方面素质教育、法制教育有机地结合起来,并要保持道德教育前后一致,形成合力。只有保持各个渠道、各个环节的综合一致性,才有利于护理道德教育的有效性,以促进社会主义精神文明建设的需要。

(二) 护理伦理教育的方法

护理伦理教育的方法是教育者在护理伦理教育过程中经过长时间的摸索和总结得出来的,是组织和实施对护理人员进行伦理道德教育的方式和措施。护理伦理教育的方法应根据不同教育对象、教育内容、教育目的而采取相应灵活的、生动活泼的教育方法。

1. 说服疏导法　在说服疏导法中,教育者与受教育者要放在平等的位置。教育者要有诚恳和蔼的态度,要有针对性,对受教育者要晓之以理、动之以情,在思想上产生共鸣,并从内心认同与接受护理人员的道德品质。即使是批评教育,教育者也必须充分说理,进行疏通引导,绝不能挖苦嘲讽或用粗暴方式对待受教育者,要做到"对症下药","一把钥匙开一把锁"。只有这样的教育、疏导,才能使受教育者收到较好的效果。

2. 榜样示范法　所谓榜样示范教育法就是以他人的模范行为影响受教育者的思想、感情和行为来提高学生认识的方法。在护理伦理教育中,利用古今中外护理道德高尚的人物、事例,特别是用发生在受教育者周围的、卫生战线上的、典型模范人物的优秀事迹对受教育者进行引导、教育,使之受到感染和熏陶,产生共鸣,并激发其模仿之情。在教育过程中,一要注意所选取的材料应该具有典型性。二要注意所选取的材料应是最富有感染力的。三是教师自己也要在心灵深处树立起榜样人物的崇高形象,以自己的真情实感引导学生向榜样人物学习。当然,在每一个榜样的事实当中即会有"善"也会有"恶",它是一把"双刃剑",应当吸收"善"来教育受教育者,排除"恶"对他们的影响。因此教育者必须注意引导受教育者进行榜样分析,通过分析了解榜样,对照自己,找出差距,明确努力方向,并见诸行动,从而加深对护理伦理教育的理解。

3. 案例分析法　在护理伦理教育中,案例分析教学法就是在教育者的指导下,根据教学目的的要求,把实际工作中出现的典型问题作为案例进行分析,培养护理人员思考能力、分析能力、判断能力、解决问题及执行业务的能力。如在对护理差错、事故、伤害病人利益的案例进行分析时,应围绕案例所揭示的伦理道德问题进行展开,通过研究问题、分析主要的伦理价值冲突,明晰采取什么样的行动才是最符合护理伦理道德要求的方案,进而激发受教育者的情绪,理解不良护理带来的危害,通过案例分析,使受教育者感同身受,接受劝说,吸取教训,从而达到教育的目的。

4. 实践体验法　实践体验是一种注重与实践结合、与实际经历结合,并从中获得认知,形成一定行为品质和态度的学习性活动。在护理伦理教育中,这种实际体验主要使受教育者通过亲身经历的道德实践活动、道德规范学习、道德自信的凝练和道德意志的锻炼来丰富自己,并围绕这样的学习而发生、而展开。通过实际体验,对学习内容或对象有较好的了解和掌握,并有效地内化为自身新的认识、能力、情感、态度或价值观、道德行为等。因此,受教育者要注重实践体验,对于有效培养自己护理伦理意识,提高护理伦理素质,是非常必要的,是促进护理伦理教育学习的基础。

5. 舆论扬抑法　舆论扬抑是运用社会、集体舆论的力量,弃恶扬善。舆论扬抑法,就是通过讨论、互相交流、谈心活动、表扬会等形式来肯定、褒扬好人好事,批评、抑制不良行为。健康的社会舆论能为教育创造一种有利氛围,也是培养护理人员良好的道德品质、制约其道德行为的教育力量。教育者要善于利用健康的社会舆论,好人好事加以倡导、褒奖,对不正之风予以鞭挞、贬抑,扶正祛邪,弘扬高尚的护理道德,提高护理人员的道义义务和责任感,并使之养成良好的道德行为习惯。

6. 参观学习法　组织护理人员到伦理道德建设和精神文明建设工作做得好的医院去参观,学习别人的先进经验和工作做法,取长补短,开拓视野,耳濡目染别人是怎么做的,意识到先进的护理经验对护理工作的重要性,切身体会自己该怎么做,该有什么样的道德风貌。

7. 自我教育法　自我教育是指受教育的主体既是教育者,又是被教育者。通过自我检查、自我剖析、自我批评和自我反省的途径,提高自己的思想认识和道德品质。在护理伦理教育中,护理人员只有在进行自我教育以后,才能自觉地唤起自我的情感、兴趣,激励自我自觉地进行优质的服务,推动自我积极地实践,进而发展自己,完善自己,成为一个具有更高道德觉悟和水平的白衣天使。

■■ 第二节　护理伦理修养

修养是一种美,一种德;修养是高尚的品性情操,是知识、品德、涵养等各方面的完善和提高。加强自身修养,是世人的推崇和渴望,更是护理人员自觉行动和毕生追求。

护理伦理修养是指护理人员在对患者的护理方面勤奋学习和涵养锻炼的功夫,以及经过长期的护理实践和自我锻炼,所达到的一种能力和思想品质。道德起作用的一个重要方式是个体内在的道德信念,这种信念的形成离不开自我修养。因此,护理伦理修养关系到每个护理人员的精神面貌和道德水平。

一、护理伦理修养的含义、特点和意义

(一)护理伦理修养的含义

护理伦理修养是指护理人员为培养护理道德品质所进行的自我教育、自我提高的行为过程,以及经过学习和实践的陶冶和磨练所形成的道德情操和所达到的道德境界和道德理想。即把道德理论、原则和规范内化为个人道德品质的过程。

护理伦理修养与护理伦理教育都是以培养护理人员道德品质、提高其道德境界和道德理想为目标的道德实践活动,两者既有联系又有区别、是相辅相成的。一方面,护理伦理修养是护理伦理教育的基础;另一方面,护理伦理教育是护理伦理修养的条件。前者强调的是个体的自我教育、自我锻炼的过程;后者强调的是外部实施、塑造的过程。总之,护理人员高尚的道德品质的形成,是离不开外部的施教作用,也离不开自身的修养磨砺,两者都是提高综合素质和道德修养的途径。

(二)护理伦理修养的特点

修养指人的道德情操高尚,综合素质高。护理伦理修养则更应该重视护理人员的道德品质、综合素质的提升,护理人员道德品质的形成、提高有其自身的特点。

1. 自觉性　无论是对护理伦理意识、理论、行为修养的理解还是内化都是靠个体的高度自觉来完成。在护理伦理教育中,修养的过程本身就是一个实践,认识,再实践,再认识的过程,同时修养的过程也存在着善与恶两种道德观念的斗争。要使自己的护理伦理修养过程始终保持善的伦理道德观念,去除恶的伦理道德观念。这一过程不是靠外力、更不能靠强迫,而是靠调动护理人员内在的积极性、自律性来实现护理人员的自我完善,自我塑造。因此,护理人员的护理伦理修养将要达到何种的道德境界,自觉性在这一修养过程中起着关键的作用。

2. 艰巨性　护理伦理修养是护理人员思想更新的过程,是一个长期的、曲折的、艰苦磨练的过程。护理伦理修养,既是理论问题,又是认识问题,更是实践问题。所以要达到更高的境界绝不是一帆风顺的,要树立长期塑造的思想,坚持必胜信念,坚持阶段性任务与全局性目标相结合的方针,进行护理伦理修养的建设。修养具有必然性、历史性和长期性。护理伦理修养是护理人员的必修课,

其其有时代特征,是永无止境的,是没有终点的,护理人员必须认识到修养的艰巨性,做到活到老、学到老,才能实现道德修养的目标。

3. 实践性　护理伦理问题产生于护理实践之中,通过实践,才能使护理人员加深对护理道德意识、行为、修养的理解,加深对善恶的区别,进而培养护理人员的护理责任心和使命感。护理伦理修养也绝非是脱离护理实践的闭门造车、夸夸其谈。只有行动,才会发现行为中的善恶,只有实践,才能做出护理中的道德判断。这些亲身经历和心路历程都成为护理人员的直接经验,对护理人员今后发展具有重要的作用。因此,培养高素质的护理人才,就要突出实践性项目建设。

(三)护理伦理修养的意义

(1)有利于培养护理人员道德品质,提高护理质量,发展护理科学:培养合格护理人才首先要培养护理人员具有高尚的道德品质。提高高尚的道德品质,除有外在因素影响外,内在自觉修养也起着关键性的作用。它促使护理人员把护理道德的原则与规范转变为内心信念,成为道德意识和道德品质。护理服务质量与护理人员素质是密切相关的,要提高护理质量,必须加强护理人员的素质修养,其中就包括护理伦理修养。护理伦理修养不仅是提高护理质量的需要,还是发展护理科学的需要。加强伦理修养,激发强烈的事业心、责任感和使命感,护理人员才能圆满完成本职工作,并自觉为护理事业和护理科学的发展做出贡献。

(2)有利于树立科学的人生观,提高伦理评价能力和行为选择能力:人生观的问题,是护理人员应当高度重视的问题,能否摒弃非科学的人生观,树立科学的人生观,对每个护理人员的道德品质和行为具有重大影响。护理伦理修养的学习,可以树立科学的世界观,可以改造护理人员的人生观,实现人生价值的升华。护理人员具有了崇高的人生观,对提高伦理评价能力,识别是非善恶是非常重要的。护理伦理评价要求护理人员对护理行为做出善恶判断。护理伦理行为选择要求护理人员在伦理道德的两难境地和矛盾冲突时作出正确的行为选择。当护理人员具有较高的道德觉悟、知识、经验、评价和选择能力时,就能客观的作出护理伦理价值分析,分辨道德价值准则的等级序列,能运用一定的道德准则来指导自己的道德行为。护理伦理修养不但可以改造护理人员的人生观还可以提高护理人员的伦理道德素质,从而提高其伦理评价和行为选择能力,达到更高的道德境界。

(3)有利于优良护理道德作风的形成,促进和谐社会建设:护理伦理修养是个体的道德践行活动,是护理队伍道德品德形成因素的有机组成部分。当每个护理人员自觉进行护理伦理修养,养成良好的道德品行时,整个护理界就能形成一种优良的道德作风。护理道德作风提高了,也必将有力促进医德医风建设,好的医德医风是社会和谐的体现。护理人员在医院里处在一个复杂的关系网中,交织在护士、医生、患者、社会人之间,在处理各种关系时应遵循道德规范,体现出良好的护理伦理修养。加强护理伦理修养,构建和谐社会,从护理中小事做起,身边事做起,提高护理质量,增进人民健康,使人们能感觉到护理伦理修养所带来的责任感、使命感,以及人间的挚爱和真情。这种高尚的道德就会辐射到社会,带动全社会人员提高道德水平,从而促进社会的和谐建设。

二、护理伦理修养的目标

护理伦理修养有其自身的目标,对护理人员来讲,加强护理伦理修养必须加强道德修养,追求道德品质,以常怀律己之心,珍爱自己的形象、声誉、人格等,在工作实践中形成高尚的道德情操,追求理想的境界,使自己在道德修养上达到美好人生的制高点。

(一)护理道德境界

境界,是在感知力上对事物水平高低和程度深浅的衡量。护理道德境界是指护理人员的道德修养能力以及修养已经达到的程度和水平。护理人员的道德水平在实践和修养的过程中不断发展和提高,但就个人认识和处理公私关系的能力和水平来看护理人员的道德境界在客观上还存在着一定的差别,其道德境界大体分为以下四个层次。

1. **极端自私的道德境界**　处于极端自私道德境界的人,他们的信仰就是"做人的诀窍就是为自己","人不为己天诛地灭"。他们活动的唯一动机和目的,都是为满足自己自私自利的需要。处于这种境界中的护理人员总是把个人私利摆在首位。表现为:利用工作之便向病人索取财物;工作责任心不强、服务态度恶劣、不钻研业务、不安心本职工作;一事当前,先替自己打算,当个人利益不能满足时,甚至大吵大闹、消极怠工等。在护理服务中,这种道德观念违背了社会主义卫生事业和人民身心健康服务的护理道德要求。要改变这种极端低层次的道德境界,就必须大力开展护理伦理道德教育,提倡护理伦理修养,形成健康向上的道德舆论环境和氛围,促使这些护理人员从较极低道德境界向较高道德境界攀升。

2. **先私后公的道德境界**　这种道德境界来源于小生产者的道德残余思想。处于这一境界的护理人员,私心较重,以追求个人利益为目的。他们一般还具有朴素的人道观念,尚能考虑一点患者和集体的利益。在护理服务中服务态度有向上的精神,但还是不稳定,责任心和服务质量时好时坏。当个人问题与他人、与集体、与社会问题相互冲突时,往往计较个人得失。不过有些时候,他们也不去损害他人和社会的利益,在个人利益与他人、社会利益发生矛盾时,又放弃了个人利益,可这决不是自觉或情愿的,是不得不放弃的。处在这一道德境界的护理人员最易分化,最易被欲望所击垮。如果不对他们加强护理伦理修养,进行经常的、有效的道德教育,势必抵制不住诱惑,最终滑入极端自私自利的道德境界。

3. **先公后私的道德境界**　处于这种道德境界的护理人员,已经具备了护理伦理修养中的道德觉悟和集体主义道德观念。这种道德境界的特点是把集体利益、患者利益、人民健康的利益放在首位;凡事先为集体和人民着想,先为他人着想,把自己的利益放在第二位。在追求集体利益过程中,可适当取得个人的正当利益,得到合理的报酬。其行为表现为:护理人员在工作中认真负责、团结协作,关心患者利益和疾苦,体贴病人,服务精神好;积极劳动,自觉奉献;严于律己、宽以待人、先人后己、先集体后个人。这种道德境界是有利于社会和护理事业发展的,应当加以提倡,同时也是护理人员必须具备的。处于这种道德境界的护理人员,我们要进一步教育和培养,使其达到更高的境界。

4. **大公无私的道德境界**　这是人类社会最高的道德境界。处于这种道德境界中的人,他们总是把他人的幸福当作自己的幸福,把人民的事业作为自己的事业,以是否有利于集体为原则。达到这种境界的护理人员都以有利于社会主义卫生事业和人民的身心健康为准则,把全心全意为人民健康服务和为护理事业献身作为自己的奋斗目标;同时也自觉地把人民的健康利益摆在首位。他们对工作极端负责,对患者极端热忱,为了患者的利益毫不计较个人的安危和得失。其高尚的道德行为,无论遇到何种情况,都能始终如一、坚定不移。这种道德境界是先公后私道德境界的升华,是护理伦理修养发展的最终方向,是每位护理人员应当努力追求、争取达到的道德境界,是全社会追求的道德理想。

(二) 护理道德理想

护理人员道德境界的高低与护理伦理修养水平密切相关。护理人员高尚道德境界的培养是一个在平时实践中不断摸索、总结的过程。首先要树立正确的人生观,其次要建立正确的是非善恶荣辱观,再次要不断提高自身的文化教养和知识水平。只有这样,在社会条件和自身条件影响下,才能达到高尚的护理伦理修养的道德境界。为此,护理人员必须从以下方面去努力。

1. **热爱自己所选择所从事的事业**　护理人员要热爱自己的护理工作。护理工作是整个卫生保健事业的重要组成部分。护理是兼治疗、服务、社会三大功能于一身的独立的社会职业,是一门具有特定研究领域和工作范围的专门学科。护理人员应认识到护理职业的高尚性和独特价值。护理人员是医疗措施的主要实施者,又是医疗对象生命的养护者,还是医疗环境和氛围的重要调节者,他们的劳动在工作中具有特殊意义。正因为护理工作的性质、特点,决定了护理工作的平凡、伟大,所以人们尊称护理人员为"白衣天使"。因此，护理人员应从更深层次上看待自己的护理工作，克服社会上对护理职业的种种偏见和误解，正确理解自己所从事的职业价值，牢固树立专业思想、热爱护理工作，坚持不懈地努力与追求，有为护理事业献身的道德理想。

2. 积极发展护理事业并为之奋斗　自南丁格尔创办护理事业以来，至今也不过150年的历史。但护理事业的发展可谓突飞猛进，特别是近几年来，随着人民群众日益增长的健康需求和医学技术的进步，加之医学模式的转变，促使护理事业向更高的护理质量和专业技术水平发展。这样就给护理工作带来了新的课题和挑战，要求护理人员适应职业形势的变化，不断优化自己的专业知识结构，提高专业知识水平和能力，进一步发展护理事业。因此，护理人员应将专业知识、护理技能、工作态度融于一体，主动承担责任，以发展护理事业为己任，以增进人类健康为目的，提高护理道德思想，为人类健康做出自己的贡献。

3. 全心全意为人民健康服务　全心全意为人民健康服务是护理人员所要追求的崇高道德理想和奋斗目标，是一切护理活动的根本出发点、立足点和最终归宿点。护理人员在履行护理责任和任务时，要想患者之所想，急患者之所急，恪守职责，全心全意为患者服务，牢固树立为人民健康服务的思想。护理人员在工作中要把人民的利益放在首位，尊重患者、关爱患者、方便患者、服务患者，以患者为中心，奉献于人民的健康事业、维护人民健康。像白求恩一样以患者为本，视救死扶伤为天职，"毫不利己、专门利人"、"一切为了患者"、把维护人民健康权益放在第一位。

三、护理伦理修养的途径和方法

护理人员要达到高尚的道德境界，必须通过有效的方法和途径。

(一) 护理伦理修养的方法

科学的护理伦理修养方法有助于护理伦理目标的实现，反之，将会事倍功半，很难达到预期的效果。护理伦理修养除通过理论与实践的统一外，还要结合自身的实际情况选择最适合自己的方法。

1. 勤于学习理论　对护理伦理知识的掌握是护理伦理修养过程的一个重要组成部分，护理伦理修养是将伦理理论、原则、规范转化为个人道德意识和行为的自觉的理性活动。理论是行动的方向，知识是修养的前提。提高护理伦理修养：首先要建立健全学习制度，提高对护理伦理理论学习重要性的认识，严格学习纪律，把实际工作结果作为考查修养程度的首要内容和重要条件。切实纠正思想懒惰、混沌的现象。二是在学习内容上，既要全面把握，又要突出重点。除了要学习科学的护理伦理理论，还要学习科学文化知识，使护理伦理理论和科学文化知识转化为个人的思想觉悟和观察、处理问题的能力。三是要坚持和发扬护理伦理理论联系实际的优良学风，密切联系自己的思想和实际工作，坚持学以致用，提高学习的实效性。也就是说要增强护理人员的善恶是非、荣辱观念和提高自身的基本素质。这样护理伦理修养才会达到较高水平，才能使护理人员的思想觉悟不断进步。

2. 树立楷模　在护理伦理修养的培养过程中，除了理论学习之外，还要注意楷模的树立。楷模意为榜样、模范、法式。楷模就像一座丰碑，时时刻刻都在无形的影响着护理人员的言行举止、所作所为。我们不仅要学习社会上具有很强影响力的楷模，还要在我们身边寻找楷模。当楷模生活在我们自己的身边可以直接接触到时，就更具有可学性，楷模就更能充分发挥辐射作用，向楷模学习就会涌动成一股强有力的潮流。楷模的作用主要体现在"突出的能力、值得学习和借鉴的高尚品质"上。"突出的能力"护理人员通过学习可以得到，"值得学习和借鉴的高尚品质"更是可以复制的。楷模的学习不是让护理人员自惭形秽，而是让他们树立信心，以楷模标榜自己，不断提高自己的护理伦理修养。

3. 贵有恒心　俗话说：冰冻三尺，非一日之寒。护理伦理修养的过程是不断完善护理人员品德修养的过程，绝不是一朝一夕之事。良好的护理道德品德的形成，更不可能一蹴而就，必须具有良好的态度、坚韧的毅力、持之以恒的进行修炼。护理人员在工作中经常会遇到种种想不到的困难或曲折,必须自觉磨练出顽强意志和坚忍不拔的毅力,迎接挑战,绝不可绕而避之。因此,护理人员在遇到困难时,一定要有信心、有耐心,坚持走下去才会有收获。社会、护理学、护理事业和护理道德内容是不断变化和发展的,伦理修养对护理人员而言也永无止境,必须持之以恒,在任何困难、任何情况下,都要坚持不懈的修炼下去。护理伦理修养如逆水行舟,一旦放弃,就会停滞不前或倒退。故护理人员进行伦理修养一定要有恒心,切忌一曝十寒。

4. 达到"慎独" "慎独"是一个人在独处无人监督的情况下,自觉坚持道德观念,谨慎遵守道德原则,按道德规范行事。"慎独"作为一种修养的境界,是一种自律、一种坦荡,一种个人修为的程度。"慎独"修养是护理人员必须具备的品格和要求,同时也是做好护理工作的可靠保证。随着时代的发展、和谐社会的建设,人们对护理要求不仅只限于床前床后的忙碌,更注重护理的整个过程,希望真正做到以患者为中心,满足患者一切合理的需求。在护理工作中,护理人员工作通常是在无人监督的情况下单独进行的,具有很强的独立性,护理工作正确与否,患者几乎完全不知。所以整个工作过程要严格要求自己,努力做到慎独。护理人员要做到"慎独",应在以下三方面上下功夫。首先,慎微,即"于细微处见精神",从小事入手,从细心做起,一点一滴加强素质修养。其次,慎隐,也就是在无人知晓、无人监督的情况下,依靠自身的信念和毅力,自觉坚持素质修养。再次,慎恒,塑造自我,贵在持之以恒,锲而不舍。通过以上三点,严格锻炼自己的护理伦理修养。对护理人员而言,"慎独"是一种高度自觉的行为,是个体优良素质的具体表现。无论是在人前还是人后,无论有无领导,无论病人年长与年幼,昏迷与清醒,我们都能一如既往地按照操作程序与要求一丝不苟地完成各项护理工作,打消一切侥幸心理。在任何时候、任何场合、任何条件下,都能不懈其志、始终不渝地自觉坚持高标准、严要求,为患者解除病痛。"慎独",在护理人员进行护理伦理修养的过程中具有重要意义。

(二)护理伦理修养的途径

护理伦理修养在有了好的锻炼方法之后,修炼的途径也是至关重要的。在众多的途径当中,我们认为最有效的应是以下的途径。

1. 勤于实践 参加临床实践对于护理人员加强护理伦理修养非常重要。亲身实践是塑造良好的道德品质和达到高层道德境界的根本途径。护理人员要塑造良好的道德品质和达到高层道德境界就必须积极投身各种临床实践,在实践中运用道德理论、原则和规范去检验和发展所学的护理伦理理论,进而内化为护理人员的道德品质,使其达到高尚的道德境界。当然,护理人员在培养道德品质时,必须结合本职工作,及时发现自己的缺陷和不足,并加以纠正弥补,来缩小自己的道德差距。否则,任何道德修养方法都是流于形式,只能是就修养而修养,不可能培养出优秀的道德品质和高尚的道德人格。所以护理人员要在实践中有目的地进行伦理修养,身体力行,勤于实践,不断锤炼自我,提高道德觉悟,培养优秀道德品质,达到修养的目的。

2. 自觉自律 护理伦理修养的培养,固然需要外在的教育和环境的影响,但最终取决于护理人员个体的主观努力,经过自我道德修养、自我道德约束,才能使自己的护理伦理修养真正地有所提高。因此,护理人员在护理实践中要踏实地进行自我锻炼和修养,勇于剖析自己,敢于自我批评,善于主宰自己,实现个体道德修养的完善。护理人员必须认真学习护理伦理修养理论,提高道德觉悟,在护理职业的实践活动中,自觉地抵制旧道德,与以医谋私及不正之风展开斗争。护理人员具备了自律意识时,就不再把道德规范看成是一种外在的束缚和负担,而是能够将其转化为自身积极的、内化的意念,提高自身的伦理修养意识和行为选择能力。坚定自身的正确道德观念,时时刻刻对自己的行为、语言进行反省、检查、严格对待自己。如此往复,不断提高,就能达到护理伦理修养提高的境界。

3. 开展批评和自我批评 在护理论修养的过程中,"慎独"和"自律"对于加强修养十分重要,但仅此还不够彻底,必须在护理人员队伍相互之间开展批评和自我批评。要实行批评与自我批评。首先,靠自觉。人们往往都是对自己认识不够,自病不知。因此,一定要时时刻刻警醒自己,提示自己,任何人都是有缺点的,要进行自我批评,通过自省、自律发现自己在护理工作中的缺点、错误,要敢于公开地自我揭露、进行自我批评,这样才能更好地提高护理人员的护理伦理修养。二靠制度。有了这一条,相互间的批评才好开展,在制度的框架内,人们畅所欲言,才能接受别人的意见。当然,开展批评和自我批评时要从团结的愿望出发,本着与人为善、治病救人的态度开展批评,最后达到在新的基础上更好地团结。进而提高大家的道德品质。三靠领导带头。要把批评和自我批评开展起来,关键是领导干部带好头,在开展相互批评的时候,如作为批评者要注意实事求是,客观公正,被批评者则要做到言者无罪、闻者足戒、有则改之、无则加勉。尤其是医院领导干部,更要正确对待护理人员的批评之语,绝不能打击报复,给人家"穿小鞋"。要本着是信任、是理解、是支持、是爱护的思想进行。通过批评和自我批评,使护理人员的护理伦理修养水平达到总体提高。

第三节　护理伦理评价

护理伦理评价是医学道德活动的重要组成部分,它对护理人员个人护理道德品质的形成及社会医德风尚的改变起着重要的作用;是道德意识向道德行为转化的一个重要杠杆,同时也是衡量护理道德水平的客观标志。提高护理人员护理实践活动的评价能力,对护理伦理道德建设有着重要的意义。

一、护理伦理评价的含义、作用和标准

(一) 护理伦理评价的含义

护理伦理评价是指人们按照一定的护理理论原则、规范和范畴,对护理实践中的护理人员的行为及各类道德现象进行善与恶的判断和褒贬态度。它虽不像法律那样具有强制性,却能对法律起到必要的补充作用,继而发挥它更广泛的评判功能,以一种无形的力量来约束护理人员的行为。护理伦理评价包括两种类型:一种是自我社会评价,即护理行为当事人之外的组织或个人通过各种形式对护理人员的伦理道德行为进行善恶判断和表明倾向性态度;另一种是自我评价,即护理人员对自己的行为在内心深处进行善恶判断。社会评价一般是通过社会舆论和传统习俗来实现,自我评价则是通过个人的内心信念来实现。在护理实践中,护理人员总是通过社会评价和自我评价来鼓励和约束自己的护理行为,从而起到扬善避恶的作用。

(二) 护理伦理评价的作用

护理伦理评价,不仅对护理人员护理道德、修养有促进作用,而且对整个护理事业建设也有积极的推动作用。

1. 护理行为善恶的裁决作用　护理伦理评价对护理人员的护理行为具有裁决作用。它依据一定的护理理论原则、规范和评价标准,像矗立在护理人员和患者心中的"道德法庭",对护理人员的护理行为做出公正的评判,使善的行为得到褒扬,使恶的行为得到谴责。继而促进护理人员自觉地、积极地按照护理伦理原则和规范去选择自己的护理方式。

2. 护理行为的调节作用　护理伦理评价是使护理伦理原则和规范转化为护理行为的重要杠杆。通过护理伦理评价对护理人员的护理行为进行评判,对受到赞赏时的高兴、批评时的痛苦、自我评价时的自慰和良心受谴责时的无地自容都可以通过护理伦理评价进行调节,从而激励护理人员更好、更尽心的为患者进行护理服务。

3. 对护理人员起教育作用　护理伦理评价所反映的护理伦理原则、规范和范畴的本质,是善恶的动机、效果及其相互关系。护理事实是善是恶、是好是坏已一目了然,当护理工作者看到这些活生

生的事实摆在面前时,便能促使护理人员从护理理论评价中深刻了解怎样克服某些护理缺陷,正确选择护理行为,起到对护理人员的教育作用。

4. 对护理科学和医药卫生事业的发展起促进作用　随着医学科学技术的发展,在疾病治疗过程中,常常会遇到一些与传统伦理、道德发生矛盾的伦理道德新课题,如器官移植、生殖技术的应用、安乐死、严重缺陷新生儿的处理、基因技术的运用等都存在一系列的伦理道德难题。通过护理理论评价来判断他们的道德价值,解决道德矛盾,做出正确的评价,从而推动医学科技的发展。

(三) 护理伦理评价的标准

医学伦理评价标准是指衡量医务人员的医疗行为的善恶,以及其社会效果优劣的尺度和依据。根据广大群众的健康利益及社会进步而确定的主要有:

1. 疗效的标准　指护理行为是否有利于患者疾病的缓解与根除,有利于健康与长寿。解除患者因疾病带来的疾苦、促进患者健康恢复是护理学的根本目的之一,是评价和衡量护理人员护理行为疗效的主要标志。凡是对促进患者健康、预防疾病、协助康复、减轻痛苦、提高生命质量有利的行为都是道德行为,反之就是不道德行为。所以,疗效的标准就是行为是否符合伦理道德要求,是否对患者的身体健康恢复有作用。

2. 社会标准　指护理行为是否有利于人类生存环境的保护和改善,是否有利于优生优育、促进社会发展和提高人类的健康标准。随着医学科学和护理学的发展,医学模式也相应地有了转变,继而对医疗服务提出了新的要求。医学技术要维护人的生命和增进人类健康。护理人员和医疗卫生单位要担负着预防保健和提高人口素质、增进人类身心健康的任务等。所有这些都是善的行为、道德的行为,若忽视或置人民身心健康和社会环境卫生而不顾,就是不道德的,有悖于护理伦理道德发展的。所以,社会标准对护理伦理评价起着重要的作用。

3. 科学标准　指护理行为是否有利于医学科学和护理科学的发展。以科学的标准考核护理伦理评价,是医学高新技术发展的需求,是护理事业发展的需要。护理科研在不断发展,护理技术和水平也在不断提高,从而要求护理行为采用新技术、新方法、新手段来维护人类健康,促进现代护理事业的发展。人们的护理需求得到满足,护理工作者的行为得到认可,人们就会在舆论上赞扬这些行为是合乎护理道德的,反之,人们就会说其是不道德的。所以,我们要以科学的标准严格要求护理行为。

护理人员的行为,凡是符合上述标准的,都是合乎道德的,反之则是不道德的。以上三项原则的实质是维护广大病人的长远利益和身心健康的利益。在护理道德评价中,既要注意三个具体标准的内在联系、相互结合,进行综合评价,也要根据不同的评价对象对其护理道德行为进行分层评价。对于先进模范护理人员应以高层次、高标准要求,对大多数医护人员来说,要提倡高层次,以社会主义人道主义和公民道德为基本内容进行评价。凡是符合社会主义医德原则的就是善,应受到称赞;凡是违背社会主义医德原则规范的就是恶,应受到抵制和谴责。

二、护理伦理评价的依据

任何一个医疗道德行为的发生都离不开行为的动机与效果、目的与手段。动机与目的支配着行为者采用什么样手段进行行为,继而得到相应的行为效果;行为效果是善是恶,在护理伦理评价中,要做出相应的判断。

(一) 动机和效果

动机是指行为主体去实施一定具体行为的主观愿望和意图。效果是指人们的行为所造成的客观结果。

马克思主义伦理学认为,在评价上要坚持动机与效果的辩证统一,不能只看动机不看效果,或只看效果不看动机;而应从效果上检验动机,从动机上看待效果,并将动机与效果有机结合起来并应用于社会实践中去。护理伦理行为动机是指护理人员进行道德行为选择时的动因。护理伦理行为效果是护理人员的护理行为所产生的结果。根据动机与效果对立统一的观点分析护理伦理行为的动机与效果的辩证关系。第一,动机与效果的对立性,在一般情况下,动机和效果是一致的。好的动机产生好的效果,坏的动机产生坏的效果。但是,在护理实际生活中,动机和效果有时也会出现不一致的情况。如有时护理人员的良好动机,却不能产生良好的护理效果,出现"好心变坏事","事与愿违",不良的动机带来了很好的效果,即"歪打正着"。有时相同的动机可以得到不同的效果;而同样的效果也可由不同的动机所产生。第二,动机与效果的统一性。人们在分析评价护理人员的动机与效果时,必须深入分析整个护理过程,克服只强调动机或只强调效果的片面性,要坚持动机与效果的辩证统一,既要看到动机,又要看到效果。两者相辅相成、辩证统一。第三,动机与效果在一定条件下可相互转化。护理人员良好的护理动机,在临床护理实践中达到了预期的效果,这种理想的护理效果就会得到人们的认可和称赞;在这一过程中,护理人员的良心就会得到极大地满足,从而增强了护理人员内心信念,进而转化为更高尚的护理行为动机,并带来更理想的护理效果,由此促进动机和效果的良性循环。

(二) 目的和手段

目的是指护理人员在护理实践中期望达到的目标。手段是指护理人员为达到某种目标所采取的方法和途径。目的与手段是相互联系、相互制约的。目的决定手段,手段为目的服务,目的和手段是辩证统一的。在护理实践中,一般来说,大多数护理人员是从病人的健康利益出发的,选择的护理手段是合乎道理的,目的与手段是相一致的,但是也会出现目的与手段相背离的情况。如有的护理人员只从提高自己的护理质量出发而选择医疗手段,就有可能损害病人的健康或经济利益,因而不符合社会主义医德的要求。由此可见,有了正确的目的,还必须认真选择手段,在发现手段与目的相背离的情况下,必须改变手段,以免造成不良的后果。从护理理论原则的要求出发,依据护理理论目的所选择的护理手段,必须遵循如下四条原则。

1. 有效性原则 即在护理过程中选用的护理方案是在实践中经过证明的行之有效的方法。对于疾病当中的人们,护理方式一定要经过实践检验的才可以,患者在病程中通常焦虑、烦躁,病魔已经让患者痛苦不堪,若护理方式不当会使患者的心情雪上加霜,对患者的病情恢复不利,所以要注意护理方案的有效性。

2. 一致性原则 即在护理中护理人员要选择与治疗目的相一致的护理手段。患者在病体的治疗和恢复过程中,护理人员必须配合预防和治疗的需要,并根据患者的病种、病情采取相应的手段和措施,使患者得到最好的治疗条件和护理服务,促使患者尽快恢复健康。

3. 最佳原则 即在现有条件对同一患者存在多种护理情况下,要选择最适合患者疾病治疗的护理方案和条件,也就是在现有设备、技术允许的最佳匹配情况下,实现愈后最佳、痛苦最小、副作用最少、耗费最低及安全最好的护理手段,使患者得到最好的护理服务。

4. 社会性原则 即选择护理手段时要考虑社会效果。对于一切给他人或社会带来不良后果的护理方案和手段都是不能采用的。如细菌扩散、环境污染及滥用药品等。

三、护理伦理评价的方式

护理伦理评价的主要方式包括社会舆论、传统习俗、内心信念等方式。

(一) 社会舆论的评价

社会舆论是指社会群体依据道德观念对社会现象、事件和人的行为活动作出的评价和议论。社会舆论是一种无形的精神力量,对人们的谈话、议论或举止起着监督和制约作用。社会舆论从形成的途径和存在的方式看,可划分为两类:一类是正式的舆论,即有组织、有目的、有领导的舆论,如报纸广播、电视、网络媒体等,宣传、赞扬和肯定某种思想和行为,谴责和否定不正之风。另一类是非正式的社会舆论,是人们自觉不自觉地对周围的人或事件发表的议论,具有分散性、随意性和自发性的特点。无论是正式的还是非正式的舆论,都会形成强大的精神力量,对人们的行为起着肯定或否定、鼓舞或抑制的作用。社会舆论具有广泛的约束性、群众性、感染力和强制力,因此,对社会影响非常大。社会舆论在护理领域又存在两种类型,一是自我评价,另一是社会评价;自我评价是职业范围内的善恶判断,是护理人员内心的一种自觉激发和约束;社会评价是社会的一般监督,是行为者在自愿或不自愿的情况下,迫使其改变行为,抑恶扬善。

社会舆论在护理伦理评价中具有重要的作用:首先,通过社会舆论对护理人员的思想品质和道德行为做出肯定、否定、批评、赞扬的评价;其次,社会舆论可以把某一护理行为的善恶价值传达给当事人,使护理人员及时了解社会所要求的行业准则及自己行为所产生的后果,从而起到制约作用;最后,社会舆论是外在的力量,通过反映不正之风使护理人员在舆论的规劝和谴责下,改变自己的思想,积极树立正确的人生观。因此,护理人员应当通过社会舆论所倡导的价值取向,选择患者所需的护理伦理行为,不断提高自己择善拒恶的能力,自觉接受舆论的评价和监督,全心全意为人民健康服务。

(二) 传统习俗的评价

传统习俗是指人们在社会生活中逐渐形成的,从历史沿袭下来的,具有稳定的社会风俗和行为习俗,并且同民族情绪和社会心理密切结合,成为人们自觉或不自觉的行为准则。传统习俗不仅已被人们普遍认可和接受,具有评价道德好坏、善恶的作用,而且还成为不同领域道德规范的补充,是社会纪律的一种形式;潜移默化的影响着人们的行为。如护理领域中,俗语"三分治疗,七分护理"反映的就是社会对护理工作重要性和专业价值的认同。但是,由于传统习俗的形成是以一定的历史条件为背景,故评价其作用时应该注意积极和消极的方面。在种种传统习俗中,只有那些涉及患者健康利益、体现护理伦理价值观念的习俗,才是护理伦理评价时应该考虑的,其他的不要涉及。对传统习俗的实施应作具体分析,继承和发扬医德传统中的精华,舍弃糟粕,积极树立新的道德风尚,促进护理伦理建设。

(三) 内心信念的自我评价

内心信念是一种内在的、自觉的对自己行为善恶的道德评价。它是护理伦理评价的一种重要的内在方式,是护理人员进行护理伦理选择的内在动机和护理伦理修养品质构成的基本要素。护理人员的内心信念,主要通过职业良心发挥作用,判断着自己全部行为。当护理人员竭尽全力、真诚的护理患者时,就会对自己合乎护理伦理要求的行为过程及结果感到心安理得,得到一种精神上的满足和享受,形成一种信心和力量并将在今后继续坚持这种行为;当自己在护理实践中出现了某些差错,给患者的恢复带来不便时,即使别人没有察觉也会受到良心的责备,由此而感到内疚和羞愧,促使自己进行自我评价和检讨,并在今后避免再发生类似不良行为。可见,内心信念不是轻易形成的,并非一朝一夕之事,是在长期的道德学习和道德实践中得到的结果;是以良心的自我谴责和自我满足的形式进行护理伦理评价的活动。信念在护理伦理评价中起着自我完善的重要作用,是护理人员进行自我调整、自我约束的精神动力。

社会舆论、传统习俗、内心信念之间相辅相成、互相补充同时也是紧密联系、互相影响的。社会舆论的形成是以内心信念和传统习俗为基础的,社会舆论、传统习俗又能促进内心信念的形成。在护理伦理评价过程中,要注意三者之间的内在联系,逐步提高护理伦理评价的效应和作用,推动社会主义精神文明建设。

案例：

医师王某，由于疏忽大意下错医嘱，将 A 药正常用量的 20 mg 每日 3 次错写成 200 mg 每日 3 次，并且医嘱和处方都出了同样的错误。护士看到医嘱后，拿着医师的处方到药房去取药，但是没有发现医嘱和处方上所写的药量及用法有异常。药房的药师也没有仔细审查处方，直接按照处方配置药物并给护士，护士将药物取回交给执行护士，执行护士在执行医嘱时也没有发现医嘱上的错误，结果将药物直接用于患者身上，导致医疗事故发生。(来源于《实用职业护士必读》第三章第三节护理事故)

在这起医疗事故中，固然医师王某有不可推卸的责任，但在此过程中，医嘱先后两次经过护士手中，护士都没有发现问题，最终导致了医疗事故。这不能说不是一件悲哀的事情，别的不说，我们单从护理伦理道德角度来看护士所做的这件事情，护士绝对有责任的。做事不认真，就是护士所犯的错误。所以，我们要对护理人员长期的、反复的进行护理伦理教育，培养护理人员高尚的道德品质和行为能力。

复 习 题

【A 型题】

1. 护理道德修养的最高境界是： （ ）
    A. 利他   B. 勤奋   C. 慎独   D. 诚信

2. 护理道德评价的依据是： （ ）
    A. 动机与效果、目的与手段   B. 经济效益与社会效益
    C. 社会舆论与传统习俗   D. 服务态度与服务质量

3. 护理道德修养的途径有： （ ）
    A. 躬亲实践   B. 自觉自律   C. A+B   D. 以上都不是

4. 人们按照一定的护理理论原则、规范和范畴，对护理人员的言行所具有的作出评判的是： （ ）
    A. 护理道德修养   B. 护理伦理教育
    C. 护理道德行为   D. 护理伦理评价

5. 培养护理人员高尚的道德的内在因素： （ ）
    A. 护理伦理修养   B. 护理伦理教育
    C. 两者都是   D. 两者都不是

6. 护理伦理教育除了具有一般职业伦理教育的共性外，还有其自身的特点是： （ ）
    A. 专业性   B. 客观性   C. 主观性   D. 普遍性

7. 下列不属于护理伦理教育原则的有： （ ）
    A. 理论联系实际的原则   B. 因材施教原则
    C. 情理相容原则   D. 管理规范原则

8. 下列不属于护理伦理评价标准的是： （ ）
    A. 疗效标准   B. 社会标准   C. 科学标准   D. 人文标准

9. 护理道德境界是指护理人员的道德修养能力以及修养已经达到的程度和水平，以下属于护理道德最高层次的境界是： （ ）
    A. 极端自私的道德境界   B. 先私后公的道德境界
    C. 先公后私的道德境界   D. 大公无私的道德境界

10. 护理伦理评价是护理道德实践活动中的一个重要组成部分，包括两种类型，一种是社会评价，另

一种是：　　　　　　　　　　　　　　　　　　　　　　　　（　　）
    A．自我评价　　　　　B．科学评价　　　　　C．人文评价　　　　　D．价值评价

11. 护理伦理评价的方式中，什么是护理人员对自己行为进行善恶评价的内在道德信念：（　　）
    A．内心信念　　　　　B．社会舆论　　　　　C．传统习俗　　　　　D．道德培养

12. 护理伦理修养的特点，下列正确的是：　　　　　　　　　　　　　　（　　）
    A．普遍性　　　　　　B．艰巨性　　　　　　C．特殊性　　　　　　D．全面性

13. 护理人员道德品质的提高并非朝夕之功，体现了护理伦理教育的什么特点：（　　）
    A．专业性　　　　　　B．实践性　　　　　　C．综合性　　　　　　D．长期性

14. 下列关于护理伦理修养的方法错误的是：　　　　　　　　　　　　（　　）
    A．掌握理论　　　　　B．重在自觉　　　　　C．贵有恒心　　　　　D．大公无私

15. 护理人员在选择护理手段时应坚持的原则是：　　　　　　　　　　（　　）
    A．一致性原则　　　　B．不伤害原则　　　　C．有效性原则　　　　D．顺序原则

【判断题】

1. 护理伦理教育是根据护理伦理理论原则和规范的要求，有组织有计划地对护理人员进行道德教育，施加道德影响的活动。　　　　　　　　　　　　　　　　　　　　（　　）

2. 疏导法是伦理教育的方法。　　　　　　　　　　　　　　　　　　（　　）

3. 先公后私的道德境界是护理伦理的最高道德境界。　　　　　　　　（　　）

4. 护理伦理评价的方式主要包括社会舆论、传统习俗、内心信念和目的与手段。（　　）

5. 疗效标准不是护理伦理评价的标准。　　　　　　　　　　　　　　（　　）

【填空题】

1. 评价护理伦理教育效果的基本标准是看是否对护理人员产生了有效的_____，或是否强化了其_____，是否规范了护理人员的_____。

2. 护理伦理修养是指护理人员为培养_____所进行的自我教育、自我提高的行为过程，以及经过学习和实践的陶冶和磨练所形成的道德情操和所达到的道德境界和道德理想。

3. 护理伦理评价是护理道德实践中的一个重要组成部分，包括两种类型，一种是_____，另一种是_____。

4. 护理伦理评价的依据有_____、_____。

5. 护理伦理教育的特点_____、_____、_____、_____。

【简答题】

1. 护理伦理教育的基本任务是什么？

2. 护理伦理修养的特点是什么？

3. 护理伦理教育的原则是什么？

4. 护理伦理修养中的最高道德境界是什么？

5. 护理伦理评价的含义是什么？

【论述题】

"慎独"在护理伦理修养中的作用。

【*病例分析题*】

医师王某,由于疏忽大意下错医嘱,将 A 药正常用量的 20 mg 每日 3 次错写成 200 mg 每日 3 次,并且医嘱和处方都出了同样的错误。护士看到医嘱后,拿着医师的处方到药房去取药,但是没有发现医嘱和处方上所写的药量及用法有异常。药房的药师也没有仔细审查处方,直接按照处方配置药物并给护士,护士将药物取回交给执行护士,执行护士在执行医嘱时也没有发现医嘱上的错误,结果将药物直接用于患者身上,导致医疗事故发生。

分析:根据上诉案例中的失误,谈谈你对加强护理伦理教育,提高护理道德品质的认识。

参考答案

第一章

【A型题】

1. D 2. D 3. C 4. C 5. A 6. B 7. C 8. D 9. D 10. C 11. D 12. C 13. A 14. B
15. D

第二章

【A型题】

1. D 2. B 3. A 4. C 5. B 6. B 7. A 8. B 9. A 10. A

第三章

【A型题】

1. C 2. B 3. A 4. C 5. B 6. A 7. C 8. D

【X型题】

1. ABD 2. ABCD 3. ABC 4. ABCD 5. ABCD 6. ABCD 7. ABCD 8. ABCD

第四章

【X型题】

1. ABC 2. AD 3. ABCD 4. ABCD 5. C 6. ABC 7. ABCD 8. ABCD 9. ABCD
10. ABCD

第五章

【A型题】

1. C 2. A 3. D 4. A 5. B 6. A 7. C 8. D 9. C 10. D

【X型题】

1. ABC 2. CD 3. ABCD 4. ABCD 5. ABCD 6. ABC 7. ABCD 8. ABCD 9. ABC
10. ABCD

第六章

【A型题】

1. B　2. C　3. B　4. A　5. D　6. A　7. B　8. D　9. C　10. A

【X型题】

1. ABCD　2. ABC　3. ABD　4. ABCD　5. ABCD　6. ABCD　7. ABCD　8. ABCD　9. ABC
10. ABCD

第七章

【A型题】

1. A　2. A　3. B　4. D　5. C　6. D　7. B　8. C　9. A　10. B　11. D　12. C　13. A　14. B
15. C　16. A　17. D　18. B　19. C　20. D

第八章

【A型题】

1. D　2. A　3. A　4. A　5. B　6. D　7. A　8. A　9. A　10. A　11. A　12. D　13. C
14. B　15. D　16. B　17. D　18. A

第九章

【A型题】

1. A　2. A　3. D　4. C　5. B　6. D　7. B　8. D　9. A　10. D　11. C　12. A　13. C
14. A　15. C

第十章

【A型题】

1. C　2. A　3. C　4. D　5. C　6. A　7. D　8. D　9. D　10. A　11. A　12. B　13. D
14. D　15. A

参 考 文 献

［1］ 马克思,恩格斯.马克思恩格斯全集［M］.北京:人民出版社,1971:484,329.

［2］ 列宁.列宁选集［M］.北京:人民出版社,1979.

［3］ 黑格尔.小逻辑［M］.北京:商务印书馆,1980.

［4］ Hans Jonas:The Imperative of Responsibility:in Search of an Ethics for the Technological Age［M］.University of Chicago Press,1984.

［5］ 罗国杰.伦理学［M］.北京:人民出版社,1989.

［6］ 王立业等.现代医学伦理学教程［M］.沈阳:辽宁科学技术出版社,1990.

［7］ 李本富,李传俊,齐家纯.临床案例伦理分析［M］.北京:科学出版社,1998.

［8］ 田荣云.护理伦理学［M］.北京:人民卫生出版社,1999:24—44.

［9］ 丘祥庆,孙福川.医学伦理学［M］.北京:人民卫生出版社,1999.

［10］ 尹裕君,林丽英,卢小珏.护理伦理概论［M］.北京:科学文献出版社,1999.

［11］ 段少军.护理伦理学［M］.长沙:湖南科学技术出版社,1999.

［12］ 杜治政.医学伦理学纲要［M］.南昌:江西人民出版社,2000.

［13］ 赵秋利.社区护理学［M］.北京:人民卫生出版社,2000.

［14］ 卢美秀.护理伦理学［M］.北京:科学技术文献出版社,2000.

［15］ 李本富.护理伦理学［M］.北京:科学出版社,2000.

［16］ 张培.现代护理管理学［M］.北京:北京大学医学出版社,2000.

［17］ 朱贻庭.伦理学大辞典［M］.上海:上海辞书出版社,2002.

［18］ 何怀宏.什么是伦理学［M］.北京:北京大学出版社,2002.

［19］ 徐宗良.生命伦理学［M］.上海:上海人民出版社,2002.

［20］ 丛亚丽.护理伦理学［M］.北京:北京大学医学出版社,2002.

［21］ 程莉红.护理人际关系的思考［J］.临床中老年保健,2003,6(4):288—289.

［22］ 梁万年.卫生事业管理学［M］.北京:人民卫生出版社,2003.

［23］ 卢美秀.护理伦理学［M］.北京:科学文献出版社,2003.

［24］ 杜治政,许志伟.医学伦理学辞典［M］.郑州:郑州大学出版社,2003.

［25］ 绳宇,沈宁.临床护理学导论(人与社会)［M］.北京:中国协和医科大学出版社,2003.

［26］ 刘力军.浅析护士长在现代护理管理中应具备的基本素质［J］.护理研究,2003,17(4B):482.

［27］ 魏英敏.新编伦理学教程［M］.北京:北京大学出版社,2003.

［28］ 孙慕义.医学伦理学［M］.北京:高等教育出版社,2004.

［29］ 何欣.医学伦理学［M］.沈阳:辽宁大学出版社,2004.

[30]　刘凤军.医护配合操作中的护理体会[J].中华现代临床医学杂志,2004,2(9A).

[31]　曹志平.护理伦理学[M].北京:人民卫生出版社,2004.

[32]　肖顺贞,胡雁.护理研究[M].北京:人民卫生出版社,2004.

[33]　马家忠.护理伦理学[M].北京:中国中医药出版社,2005.

[34]　赵迎欢.高技术伦理学[M].沈阳:东北大学,2005:12—13.

[35]　杜惠群,刘奇.护理伦理学[M].第2版.北京:中国协和医科大学出版社,2005.

[36]　奚红.护理伦理学[M].北京:中国中医药出版社,2006:55—77.

[37]　涂发妹.谈护士的人际关系协调[J].当代护士,2006(1):28—29.

[38]　林峰,廖世杰.如何协调医护关系[J].中华现代中西医杂志,2006,4(10).

[39]　王卫红.护理伦理学[M].北京:清华大学出版社,2006.

[40]　卢启华,邹从清,阮丽萍.医学伦理学[M].武汉:华中科技大学出版社,2006.

[41]　罗国杰.伦理学[M].北京:人民出版社,2006.

[42]　马家忠,张晨.护理伦理学[M].北京:中国中医药出版社,2007:21—46.

[43]　瞿晓敏.护理伦理学[M].上海:复旦大学出版社,2007.

[44]　闫立安.医护心理学概要[M].北京:中医古籍出版社,2007.

[45]　唐世章,李伶艺.医学伦理学[M].长沙:国防科技大学出版社,2007.

[46]　崔延.护理学基础[M].北京:中国科学技术出版社,2007.

[47]　王变玲.创建和谐医院中处理护际关系的道德要求[J].实用医技杂志,2007,14(27):3777.

[48]　金丽顺.医护关系中角色期待的主要原则及改善技巧[J].吉林医学,2007,29(8).

[49]　付雪雁.在整体护理中建立新型的医护关系[J].中华现代护理学杂志,2007,4(10):926.

[50]　何宪平.护理伦理学[M].北京:高等教育出版社,2007.

[51]　孙福川.医学伦理学[M].北京:人民卫生出版社,2007.

[52]　李晓妹.护理学导论[M].第2版.北京:人民卫生出版社,2008.

[53]　程卯生,赵迎欢.医药伦理学[M].第2版.北京:中国医药科技出版社,2008.

[54]　刘俊荣.护理伦理学实用教程[M].北京:人民卫生出版社,2008.

[55]　孙宏玉.护理伦理学[M].北京:北京大学医学出版社,2008.

[56]　杨金运.医学伦理学[M].郑州:郑州大学出版社,2008.

[57]　丘祥兴,孙福川.医学伦理学[M].第3版.北京:人民出版社,2008.

[58]　王建立,程乐森.医学伦理学[M].青岛:中国海洋大学出版社,2008.

[59]　孙慕义.医学伦理学[M].北京:高等教育出版社,2008.

[60]　尹梅.护理伦理学[M].北京:人民卫生出版社,2006.

[61]　龚天平.德性伦理与企业伦理[J].伦理学,2009:54—60.

[62]　刘秀珍.护士在临床护理工作中人际关系的重要性探讨[J].中国实用医药,2009,4(20):280.

[63]　钟克丹.护士长在户籍关系沟通中的作用[J].甘肃科技,2009,25(16).

[64]　杨艳玲.护理管理人员的素质与管理技巧[J].中华现代护理学杂志,2009,6(1).

[65]　黄丽辉,陈腊群.护士长素质与护理管理技巧的探讨[J].包头医学院学报,2009,25(1):100—101.

[66]　吕廷娟,王红志,闫会.协调医护关系构建和谐科室[J].中国民康医学,2009,21(13).

[67]　周丽春,徐高攀,吴佳.医院领导提高素质需掌握的几种能力[J].中华现代医院管理杂志,2009,7(2).

[68]　徐晓霞.护理伦理学[M].济南:山东人民出版社,2010.

[69]　曾莉.人文护理在护理教育中价值及伦理思考[J].中国护理管理,2010.

附 录

大医精诚论

唐·孙思邈《备急千金要方》

张湛曰:"夫经方之难精,由来尚矣。"今病有内同而外异,亦有内异而外同,故五藏六腑之盈虚,血脉荣卫之通塞,固非耳目之所察,必先诊候以审之。而寸口关尺,有浮沉弦紧之乱;俞穴流注,有高下浅深之差;肌肤筋骨,有厚薄刚柔之异。唯用心精微者,始可与言于此矣。今以至精至微之事,求之于至粗至浅之思,其不殆哉!若盈而益之,虚而损之,通而彻之,塞而壅之,寒而冷之,热而温之,是重加其疾,而望其生,吾见其死矣。故医方卜筮,艺能之难精者也,既非神授,何以得其幽微?世有愚者,读方三年,便谓天下无病可治;及治病三年,乃知天下无方可用。故学者必须博极医源,精勤不倦,不得道听途说,而言医道已了,深自误哉!凡大医治病,必当安神定志,无欲无求,先发大慈恻隐之心,誓愿普救含灵之苦。若有疾厄来求救者,不得问其贵贱贫富,长幼妍媸,怨亲善友,华夷愚智,普同一等,皆如至亲之想,亦不得瞻前顾后,自虑吉凶,护惜身命。见彼苦恼,若己有之,深心凄怆,勿避险巇、昼夜、寒暑、饥渴、疲劳,一心赴救,无作功夫形迹之心。如此可为苍生大医,反此则是含灵巨贼。自古名贤治病,多用生命以济危急,虽曰贱畜贵人,至于爱命,人畜一也。损彼益己,物情同患,况于人乎!夫杀生求生,去生更远。吾今此方所以不用生命为药者,良由此也。其虻虫、水蛭之属,市有先死者,则市而用之,不在此例。只如鸡卵一物,以其混沌未分,必有大段要急之处,不得已隐忍而用之。能不用者,斯为大哲,亦所不及也。其有患疮痍、下痢,臭秽不可瞻视,人所恶见者,但发惭愧凄怜忧恤之意,不得起一念蒂芥之心,是吾之志也。夫大医之体,欲得澄神内视,望之俨然,宽裕汪汪,不皎不昧。省病诊疾,至意深心,详察形候,纤毫勿失,处判针药,无得参差。虽曰病宜速救,要须临事不惑,唯当审谛覃思,不得于性命之上,率尔自逞俊快,邀射名誉,甚不仁矣!又到病家,纵绮罗满目,勿左右顾眄,丝竹凑耳,无得似有所娱,珍羞迭荐,食如无味,醽醁兼陈,看有若无。所以尔者,夫一人向隅,满堂不乐,而况病人苦楚,不离斯须,而医者安然欢娱,傲然自得,兹乃人神之所共耻,至人之所不为,斯盖医之本意也。夫为医之法,不得多语调笑,谈谑喧哗,道说是非,议论人物,炫耀声名,訾毁诸医,自矜己德,偶然治差一病,则昂头戴面,而有自许之貌,谓天下无双,此医人之膏肓也。所以医人不得恃己所长,专心经略财物,但作救苦之心,于冥运道中,自感多福者耳。又不得以彼富贵,处以珍贵之药,令彼难求,自炫功能,谅非忠恕之道。志存救济,故亦曲碎论之,学者不可耻言之鄙俚也。

希波拉底誓言

公元前 460～377 年

仰赖医神阿波罗，埃斯克雷彼斯及天地诸神为证，鄙人敬谨宣誓，愿以自身能力及判断所及，遵守此约。凡授我艺者敬之父母，作为终身同世伴侣，彼有急需我接济之。视彼儿女，犹我弟兄，如欲授业，当免费并不条件传授之。凡多知无论口授书传俱传之吾子，吾师之子孙及其发誓遵守此约之生徒，此外不传与他人。

我愿尽余之能力及判断力所及，遵守为病家谋利益之信条，并结束一切堕落及害人行为，我不得将危害药品给与他人，并不作此项之指导，虽然人请求亦必不与人，尤不为妇人施堕胎手术。我愿以此纯洁与神圣之精神终身执行我职务。凡患结石者，我不施手术，此则有待与专家为之。

无论至何处，遇男或女，贵人及奴婢，我之唯一目的，为家属谋幸福，并检点吾身，不作各种害人及恶劣行为，尤不作诱奸之事。凡我所见所闻，无论有无业务关系，我认为应守秘密者，我愿保守秘密。倘使我严守上述誓言时，请求神祇让我生命与医术能得无上光荣，我苟违誓，天地鬼神共殛之。

注：希波克拉底（Hippocorates，公元前 460～377），古希腊医生，西方医学的奠基人。著名的"希波克拉底誓言"是西方医生必须恪守的格言。直到现在，许多医学院的毕业生宣誓时仍以此作为誓词。

迈蒙尼提斯祷文

（1135～1208 年）

永生之上天既命予善顾世人与生命之康健，惟愿予爱护医道之心策予前进，无时或已。毋令贪欲、吝念、虚荣、名利侵扰予怀，盖此种种胥属真理与慈善之敌，足以使予受其诱惑而忘却为人类谋幸福之高尚目标。

愿吾视病人如受难之同胞。

愿天赐予以精力、时间与机会，俾得学业日进见闻日广，盖知也无崖，涓涓日积，方成江河，且世间医术日新，觉今是而昨非，至明日又悟今日之非矣。

神乎，汝既命予善视世人之生死，则予谨以此身许职。于今为予之职业祷告上天：

事功艰且巨，愿神全我功。
若无神佑助，人力每有穷。
启我爱医术，复爱世间人。
存心好名利，真理日沉沦。
愿绝名利心，服务一念诚。
神请求体健，尽力医病人。
无分爱与憎，不问富与贫。
凡诸疾病者，一视如同仁。

医德十二箴

胡佛兰德(1762～1836 年)

1. 医生活着不是为了自己,而是为了别人,这是职业的性质所决定的。不要追求名誉和个人利益,而要用忘我的工作来救活别人,救死扶伤,治病救人,不应怀有别的个人目的。

2. 在病人面前,该考虑的仅仅是他的病情,而不是病人的地位和钱财。应该掂量一下有钱人的一撮金钱和穷人感激的泪水,你要的是哪一个?

3. 在医疗实践中应当时刻记住病人是你服务的靶子,并不是你所摆弄的弓和箭,绝不能去玩弄他们。思想里不要有偏见,医疗中切勿眼光狭窄地去考虑问题。

4. 把你那博学和时兴的东西搁在一边。学习任何通过你的言语和行动来赢得病人的信任。而这些并不是表面的、偶然的或是虚伪的。切不可口若悬河,故弄玄虚。

5. 在晚上应当想一想白天所发生的一切事情,把你一天所得的经验和观察到的东西记录下来,这样做有利于病人,有益于社会。

6. 一次慎重仔细的检查与查房比频繁而粗疏的检查好得多。不要怕降低你的威信而拒绝病人经常的邀请。

7. 即使病入膏肓无药救治时,你还应该维持他的生命,解除当时的痛苦来尽你的义务。如果放弃就意味着不人道。当你不能救他时也应该去安慰他,要争取延长他的生命,哪怕是很短的时间,这是作为一个医生的应有表现。不要告诉病人他的病情已处于无望的情况。要通过你谨慎的言语和态度,来避免他对真实病情的猜测。

8. 应尽可能地减少病人的医疗费用。当你救他生命的同时,而又拿走了他维持生活的费用,那有什么意思呢?

9. 医生需要获得公众的好评。无论你有多大学问、多光彩的行为,除非你得到人民的信任,否则就不能获得大众有利的好评。你必须了解人和人们的心理状态,一个对生命感到兴趣的你,就应当听取朴质的真理。就应当承认丢面子的过失,这需要高贵的品质和善良的性格。避免闲扯,沉默更为好些。

不需要再告诉你了,你应该反对热衷赌博、酗酒、纵欲和为名誉而焦虑。

10. 尊重和爱护你的同行。如不可能,最低限度也应该忍让,不要谈论别人,宣扬别人的不足是聪明人的耻辱。只言片语地谈论别人的缺点和小小的过失可能使别人名誉造成永久性损害,应当考虑到这种后果。

11. 一次会诊不要请很多人,最多三名,要选合适的人参加,讨论中应该考虑的是病人的安全,不必作其他的争论。

12. 当一个病人离开他的主治医生来和你商量时,你不要欺瞒他。应叫他听原来医生的话,只有发现那医生违背原则并确在某方面的治疗有错误时,再去评论他,这才是公平的,特别在涉及对他的行为和素质的评论时更应如此。

纽伦堡法典

（1946 年）

（这是审判纳粹战争罪犯的纽伦堡军事法庭决议中的一部分,这个牵涉到人体实验的十点声明,称为《纽伦堡法典》,它制定了关于人体实验的基本原则有二,一是必须利于社会,二是应该符合伦理道德和法律观点。这个文件精神在某种程度上被赫尔辛基宣言所接受,成为人体实验的指导方针。）

1. 受试者的自愿同意绝对必要。这意味着接受试验的合法权利,应该处于有选择自由的地位,不受任何势力的干涉、欺瞒、蒙蔽、挟持、哄骗或者其他某种隐蔽形式的压制或强迫;对于试验的项目有充分的知识和理解,足以作出肯定决定之前,必须让他知道试验的性质、期限和目的;试验方法及采取的手段;可以预料到的不便和危险;对其健康或可能参与实验的人的影响。确保同意的质量的义务和责任,落在每个发起、指导和从事这个实验的个人身上,这只是一种个人的义务和责任,并不是代表别人,自己却可以逍遥法外。

2. 实验应该收到对社会有利的富有成效的结果。

3. 在对疾病的自然历史和别的问题有所了解的基础上,经过研究,参加实验的结果将证实原来的实验是正确的。

4. 实验进行必须力求避免在肉体和精神上的痛苦和创伤。

5. 事先就有理由相信会发生死亡或残废的实验一律不得进行,除了实验的医生自己也成为试验者的实验不在此限。

6. 实验的危险性,不能超过实验所解决的人道主义的重要性。

7. 必须作好充分准备和有足够能力保护受试者排除哪怕是微之又微的创伤、残废和死亡的可能性。

8. 实验只能由在学科上合格的人进行。进行实验的人员,在实验的每一阶段都大概有极高的技术和管理。

9. 当受试者在实验过程中,已经到达这样的肉体与精神状态,即已经不可能的时候,完全有停止实验的自由。

10. 在实验过程中,主持实验的科学工作者,如果他有几分理由相信即使操作是诚心诚意的,技术也是高超的,判断是审慎的,但是实验继续进行,受试者照样还在出现创伤、残废和死亡的时候,必须随时中断实验。

日内瓦宣言

1948 年,世界医协大会对这个誓言加以修改,定名为《日内瓦宣言》。

准许我进入医业时:

我郑重地保证自己要奉献一切为人类服务。

我将要给我的师长应有的崇敬及感激;

我将要凭我的良心和尊严从事医业;

病人的健康应为我的首要的顾念;

我将要尊重所寄托给我的秘密;

我将要尽我的力量维护医业的荣誉和高尚的传统;

我的同业应视为我的手足;

我将不容许有任何宗教,国籍,种族,政见或地位的考虑

介于我的职责和病人间;

我将要尽可能地维护人的生命,自从受胎时起;

即使在威胁之下,我将不运用我的医学知识去违反人道。

我郑重地,自主地并且以我的人格宣誓以上的约定。

《国际医德守则》

1949 年 10 月在伦敦世界医学会第三次会议通过的

(1) 医师的一般职责:医师必须维持本职最高标准的道德。医师执行本职工作不受牟利动机的影响。下列事项被认为是不道德的;①任何自我宣扬,除非本国医疗道德法规明文许可者。②任何方式的医疗协作,而其中的医师是无独立行使医疗工作能力的。③接受病人正当医疗费用以外的财物的,即使只有病人是知情者。此外还规定只能在与病人利害关系的场合才能使用可能减弱身心抵抗力的行为或忠告。在透露疾病情况或采用新技术或新疗法时,要接受应该审慎从事的意见。病人必须经过亲自检验才能发给诊断证明或作证。

(2) 医师对病人的职责:

① 医师必须经常把保持病人生命的责任铭记在心。

② 医师对病人要履行忠诚和献出所有的医学技术。无论何时检验和治疗超出自己能力所及时,应召请有专长的医师进行会诊。

③ 医师应随时为人道主义作出紧急处理,除非他人保证愿意出能够作出这种处理。

(3) 医师相互之间的责任:

① 医师对同道要态度良好,同样也会受到同道的良好态度。

② 不得怂恿或诱使病人诋毁他人的声誉。

③ 遵守世界医学会批准的《日内瓦宣言》的原则。

医师在处理病人时应采取非常谨慎的态度,不可批评或诋毁其它医师的技术能力,对诊断和治疗有不同见解是合法的,但不能采取破坏病人对医师信任的手段。

赫 尔 辛 基 宣 言

涉及人类受试者的医学研究伦理原则

编者按:2008 年 10 月第 59 届世界医学大会通过了《赫尔辛基宣言》修正版,这是宣言自 1964 年首次发布以来的第六次修正(2002 年和 2004 年分别对第 29 条和 30 条进行了补充),修正版扩展了宣言的适用对象,重申并进一步澄清了基本原则和内容,加强了对受试者的权利保护,同时还增加了临床试验数据注册和使用人体组织时的同意等新内容,提高了人体医学研究的伦理标准。现将《赫尔辛基宣言》(2008 修正版)全文刊登

A. 前言

1. 世界医学会(WMA)制定《赫尔辛基宣言》,是作为关于涉及人类受试者的医学研究,包括对可确定的人体材料和数据的研究,有关伦理原则的一项声明。

《宣言》应整体阅读,其每一段落应在顾及所有其他相关段落到情况下方可运用。

2. 尽管《宣言》主要针对医生,世界医学会鼓励涉及人类受试者的医学研究的其他参与者接受这些原则。

3. 促进和保护患者的健康,包括那些参与医学研究的患者,是医生的责任。医生的知识和良心奉献于实现这一责任。

4. 世界医学会的《日内瓦宣言》用下列词语约束医生,"我患者的健康为我最首先要考虑的,"《国际医学伦理标准》宣告,"医生在提供医护时应从患者的最佳利益出发。"

5. 医学进步是以最终必须包括涉及人类受试者的研究为基础的。应为那些在医学研究没有涉及到的人口提供机会,使他们参与到研究之中。

6. 在涉及人类受试者的医学研究中,个体研究受试者的福祉必须高于所有其他利益。

7. 涉及人类受试者的医学研究的基本目的,是了解疾病起因、发展和影响,并改进预防、诊断和治疗干预措施(方法、操作和治疗)。即使对当前最佳干预措施也必须不断通过研究,对其安全、效力、功效、可及性和质量给予评估。

8. 在医学实践和医学研究中,大多干预措施具有危险,会造成负担。

9. 医学研究要符合促进尊重所有人类受试者、保护他们健康和权利的伦理标准。一些研究涉及的人口尤其脆弱,需要特别保护。这包括那些自己不能给予或拒绝同意意见的人口和那些有可能被强迫或受到不正当影响的人口。

10. 医生在开展涉及人类受试者的研究时应不仅考虑本国的伦理的、法律的和规定的规范和标准,也要考虑适用的国际规范和标准。国家的伦理的、法律的和规定的要求不应减少或排除本《宣言》制定的对研究受试者的任何保护条款。

B. 所有医学研究适用的原则

11. 参与医学研究的医生有责任保护研究受试者的生命、健康、尊严、公正、自我决定的权利、隐私和个人信息的保密。

12. 涉及人类受试者的医学研究应符合普遍认可的科学原则,以对科学文献、其他适宜信息、足够实验信息和适宜动物试验信息的充分了解为基础。试验用动物的福利应给予尊重。

13. 开展有可能损害环境的试验时应适当谨慎。

14. 每个涉及人类受试者的研究项目的设计和操作,应在研究规程中有明确的描述。研究规程应包括一项关于伦理考虑的表达,应表明本《宣言》中原则是如何得到体现的。研究规程应包括有关资金来源、赞助者、组织隶属单位、其他潜在利益冲突、对研究受试者的激励措施,以及参与研究造成伤害的治疗和(或)补偿条款等。研究规程应描述研究项目结束后研究受试者可以得到有利于研究受试者的干预措施安排,或可以得到其他适宜医护或好处的安排。

15. 在研究开始前,研究规程必须提交给研究伦理委员会,供其考虑、评论、指导和同意。该委员会必须独立于研究人员、赞助者和任何不正当影响之外。该委员会必须考虑到研究项目开展国家或各国的法律和规定,以及适用的国际规范和标准,但是这些决不允许减少或消除本《宣言》为研究受试者制定的保护条款。该委员会必须有权监督研究的开展。研究人员必须向该委员会提供监督的信息,特别是关于严重负面事件的信息。未经该委员会的考虑和批准,不可对研究规程进行修改。

16. 涉及人类受试者的医学研究必须仅限受过适当科学培训和具备资格的人员来开展。对患者或健康志愿者的研究要求由一名胜任的、符合资格的医生负责监督管理。保护研究受试者的责任必须总是属于这名医生或其他卫生保健专业人员,决不能属于研究受试者,即使他们同意。

17. 涉及弱势或脆弱人口或社区的医学研究,只有在研究是有关这类人口或社区的健康需要、是他们的优先项目时,以及有理由相信这类人口或社区可能从该研究结果中获得益处时,方可开展。

18. 每个涉及人类受试者的医学研究项目在开展前,必须对其可预见的对参与研究的个人和社区造成的危险和负担,做出谨慎的评估,与可预见的对他们或其他受研究影响的个人或社区的好处进行对比。

19. 每次临床试验在征用第一个研究对象前，必须在公众可及的数据库登记。

20. 医生不可参与涉及人类受试者的医学研究，除非他们有信心相信对可能造成的危险已做过足够的评估，并可以得到令人满意的管理。当医生发现一项研究的危险会大于潜在益处，或当已得到研究的正面和有益结论性证明后，必须立即停止该项研究。

21. 涉及人类受试者的医学研究仅可以在目的重要性高于对研究受试者的内在危险和负担的情况下才能开展。

22. 合格的个人作为受试者参与医学研究必须是自愿的。尽管可能与家人或社区负责人商议是适当的，但是即使是合格的个人也不可被招募用于研究项目，除非他/她自由表达同意。

23. 必须采取一切措施保护研究受试者的隐私和为个人信息保密，并使研究最低限度对他们的身体、精神和社会地位造成影响。

24. 涉及合格的人类受试者的医学研究，每位潜在受试者必须得到足够的有关研究目的、方法、资金来源、任何可能的利益冲突、研究人员的组织隶属、研究期望的好处和潜在危险、研究可能造成的不适，以及任何其他相关方面的信息。潜在研究受试者必须被告知其可以拒绝参加研究的权利，或在研究过程中任何时间推翻同意意见而退出并不会被报复的权利。特别应注意为潜在研究受试者个人提供他们需要的具体信息，以及使其了解提供信息的方法。在确保潜在研究受试者理解了信息后，医生或其他一位适当的有资格的人必须寻求潜在研究受试者自由表达的知情同意，最好为书面形式。如果同意的意见不能用书面表达，非书面同意意见应被正式记录并有证人目击。

25. 对于使用可确认的人体材料或数据的医学研究，医生通常必须寻求对收集、分析、存放和/或再使用的同意意见。可能会有不可能，或不现实，为研究得到同意意见的情况，或会有为研究得到同意意见会为研究的有效性造成威胁的情况。在这些情况下，只有在一个研究伦理委员会的考虑和同意后，研究方可进行。

26. 在寻求参与研究项目的知情同意时，如果潜在受试者与医生有依赖关系，或可能会被迫表示同意，医生应特别谨慎。在这些情况下，应该由一个适当的有资格且完全独立于这种关系之外的人来寻求知情同意。

27. 如果潜在研究受试者不具备能力，医生必须寻求法律上被授权的代表的知情同意。这些不具备能力的潜在研究受试者决不能被介入到对他们没有益处可能的研究中，除非研究项目的目的是促进该潜在受试者所代表的人口的健康，而且研究又缺少具备能力人员的参与，而且研究只会使潜在受试者承受最低限度的危险和最小的负担。

28. 当一个被认为不具备能力的潜在研究受试者实际有能力做出同意参与研究的决定时，医生应除寻求法律上被授权的代表的同意外，还必须寻求研究受试者的同意。潜在受试者做出的不同意的意见应予尊重。

29. 研究涉及那些身体上或精神上不具备做出同意意见的能力时，比如无意识的患者，应只有在阻碍给予知情同意意见的身体或精神状况正是被研究人口的一个必要特点时才可以开展。在这种情况下，医生应寻求法律上被授权的代表的知情同意。如果缺少此类代表，而且研究不能延误，研究项目没有知情同意可以开展，如果参与研究的受试者处在无法给予知情同意的状况下这些具体理由已在研究规程中陈述，该研究已得到研究伦理委员会的批准。同意继续参与研究的意见应尽早从研究受试者或法律上被授权的代表那里获得。

30. 作者、编辑和出版者对于出版研究成果都有伦理义务。作者有责任公开他们涉及人类受试者的研究成果并对其报告的完整和准确性负责。他们应遵守已被接受的伦理报告指导方针。负面和非结论性结果应同正面的结果一样被发表，或通过其他途径使公众可以得到。资金来源、机构隶属以及利益冲突等应在出版物上宣布。不遵守本《宣言》原则的研究报告不应被接受发表。

C. 有关与医护相结合的医学研究的其他原则

31. 只有当研究潜在的预防、诊断或治疗的价值足以说明研究的必要性,而且医生有充分理由相信参与研究不会对作为研究受试者的患者的健康带来负面影响时,医生才可以把医学研究与医护相结合。

32. 一种新干预措施的益处、危险、负担、有效性等,必须与当前被证明最佳干预措施进行对照试验,除非在下列情况下:

——在当前没有被证明有效的干预措施情况下,研究中使用安慰剂,或无治疗处理,是可以接受的。

——在有紧迫和科学上得当方法方面的理由相信,使用安慰剂是必要的,以便确定一种干预措施的功效或安全性,而且使用安慰剂或无治疗处理的患者不会受到任何严重或不可逆转伤害的危险的情况下。对这种选择必须极其谨慎以避免滥用。

33. 在研究项目结束时,参与研究的患者有权得知研究的结果并分享由此产生的任何益处,比如有权接受研究中确认有效的干预措施或其他适当的医护或益处。

34. 医生必须向患者全面通报医护的哪些方面与研究项目有关。患者拒绝参与研究或决定退出研究,绝不能妨碍患者和医生关系。

35. 在治疗一名患者时,如果没有被证明有效的干预措施,或有被证明无效的干预措施,医生在寻求专家意见后,并得到患者或法律上被授权代表的知情同意后,可以使用未被证明有效的干预措施,如果根据医生的判断,这个干预措施有希望挽救生命、重建健康或减少痛苦。在可能情况下,这个干预措施应作为研究的目的,设计成可评估它的安全性和有效性。在所有情况下,新信息应被记录,并在适当时公布于众。

南丁格尔誓约

余谨于上帝及公众前宣誓,愿吾一生纯洁忠诚服务,勿为有损无益之事,勿取服或故用有害之药,当尽予力以增高吾职业之程度,几服务时所知所闻之个人私事及一切家务均当谨守秘密,予将以忠诚勉助医生行事,并专心致志以注意授予护理者之幸福。

护士伦理学国际法

(1953 年 7 月国际护士会议采纳。
1965 年 6 月德国法兰克福大议会会议修订并采纳)

护士护理病人,担负着建立有助于康复的物理的、社会的和精神的环境,并着重用教授和示范的方法预防疾病,促进健康。他们为个人、家庭和居民提供保健服务并与其他保健行业协作。

为人类服务是护士的首要职能,也是护士职业存在的理由。护理服务的需要是全人类性的。职业性护理服务以人类的需要为基础,所以不受对国籍、种族、信仰、肤色、政治和社会状况的考虑的限制。

本法典固有的基本概念是:护士相信人类的本质的自由和人类生命的保存,全体护士均应明了红十字原则及 1949 年日内瓦协议条款中的权利和义务。

本行业认为国际法规并不包括护士活动和关系中的一切细节。有些人将受到个人哲学和信仰的影响。

1. 护士的基本职责包括三方面:保存生命、减轻病痛和促进康复。

2. 护士应始终保持高标准的护理和职业实践。

3. 护士不仅应该有良好的操作而且应把知识和技巧维持在恒定的高水平。

4. 病人的宗教信仰应受到尊重。

5. 护士应对信托他们的个人情况保守秘密。

6. 护士不仅要认识到职责,而且要认识到他职业功能的限制。若无医嘱,不予推荐或给予医疗处理,除非在紧急情况下并将这些行动尽快地报告给医生。

7. 护士有理智地、忠实地执行医嘱的义务并应拒绝参与非道德的行动。

8. 护士受到保健小组中的医生和其他成员的信任,同事中的不适当的和不道德的行为应仅向主管当局揭发。

9. 护士接受正当的薪金和接受例如契约中实际的或包含的供应补贴。

10. 护士不允许将他们的名字用于商品广告中或作其他形式的自我广告。

11. 护士与其他职业的成员和同行合作并维持和睦的关系。

12. 护士坚持个人道德标准,这反映了对职业的信誉。

13. 在个人行为方面,护士不应有意识地轻视在她所居住的工作地区居民风俗习惯和所作的行为方式。

14. 护士应参与并与其他公民和其他卫生行业分担责任,以促进满足公共卫生要求的努力,无论是地区的、州的、国家的、国际的。

国际护理学会护士守则

(1973 年)

护士的基本任务有四方面:增进健康,预防疾病,恢复健康和减轻痛苦。

全人类都需要护理工作。护理从本质上说就是尊重人的生命,尊重人的尊严和尊重人的权利。

不论国籍、种族、信仰、肤色、年龄、性别、政治或社会地位,一律不受限制。

护士对个人、家庭和社会提供卫生服务,并与有关的群体进行协作。

护士与人:护士的主要任务是向那些要求护理的人负责。

护士作护理时,要尊重个人的信仰、价值观和风俗习惯。

护士掌握由于病人对她信任而提供的情况,要注意保密。

护士与临床实践:护士个人执行的任务就是护理实践,必须坚持学习,做一个称职的护士。

护士要在特殊情况下仍保持高标准护理。

护士在接受或代行一项任务时,必须对自己的资格作出判断。

护士在作为一种职业力量起作用时,个人行动必须时刻保持能反映职业荣誉的标准。

护士与社会:护士们要和其他公民一起分担任务,发起并支持满足公众的卫生和社会需要的行动。

护士与其共事的成员:护士在护理及其他方面,应与共事的成员保持合作共事关系。

当护理工作受到共事成员或任何其他人威胁的时候,护士要采取适当措施保卫个人。

护士与职业:在护理工作与护理教育中心,在决定或补充某些理想的标准时,护士起主要作用。

在培养职业知识核心方面,护士起积极作用。

护士通过职业社团,参与建立和保持护理工作中公平的社会和经济方面的工作条件。

国际护士条例

（1956 年）

一、护士的基本职责有四点,即帮助病人增强体质,预防疾病,恢复健康和减轻病痛。

二、要珍视生命,尊重人的尊严的权利是护士的天职,对不同民族、种族、信仰、肤色、年龄、性别、政治观点和社会地位的人都要平等对待。

三、护士为个人、家庭和公众的健康服务,并使这些服务与其他有关部门协调起来。

四、护士首先要对病人负责。尊重病人的信仰、人格与风俗、习惯,为病人的有关情况保密。

五、护士为了对自己的护理行为负责,为了正确行使自己的职权,应不断地学习,尽可能保持最好的护理水平,在接受或委派任务时要对自己或他人的能力有正确的估价,在履行职责时要时刻保持应有的品德,体现出护士的职业信誉。

六、护士应与其他公民一起行动起来,履行自己向社会提供服务的义务,以满足公众对卫生的需求和社会对护理的需求。

七、护士在护理和其他工作中与同行的关系是合作的关系,当同行或任何其他人的行为对某人的护理有危害时,护士要采取适当行动。

八、在理想的护理实践和教学应用方面,护士通过自己专业的组织的活动,参与创造和维护社会上公平合理的护理工作条件。

中华人民共和国国务院令

第 517 号

《护士条例》已经 2008 年 1 月 23 日国务院第 206 次常务会议通过,现予公布,自 2008 年 5 月 12 日起施行。

总　理　温家宝

二〇〇八年一月三十一日

护士条例

第一章　总　则

第一条　为了维护护士的合法权益,规范护理行为,促进护理事业发展,保障医疗安全和人体健康,制定本条例。

第二条　本条例所称护士,是指经执业注册取得护士执业证书,依照本条例规定从事护理活动,履行保护生命、减轻痛苦、增进健康职责的卫生技术人员。

第三条　护士人格尊严、人身安全不受侵犯。护士依法履行职责,受法律保护。

全社会应当尊重护士。

第四条　国务院有关部门、县级以上地方人民政府及其有关部门以及乡(镇)人民政府应当采取措施,改善护士的工作条件,保障护士待遇,加强护士队伍建设,促进护理事业健康发展。

国务院有关部门和县级以上地方人民政府应当采取措施,鼓励护士到农村、基层医疗卫生机构工作。

第五条 国务院卫生主管部门负责全国的护士监督管理工作。

县级以上地方人民政府卫生主管部门负责本行政区域的护士监督管理工作。

第六条 国务院有关部门对在护理工作中做出杰出贡献的护士,应当授予全国卫生系统先进工作者荣誉称号或者颁发白求恩奖章,受到表彰、奖励的护士享受省部级劳动模范、先进工作者待遇;对长期从事护理工作的护士应当颁发荣誉证书。具体办法由国务院有关部门制定。

县级以上地方人民政府及其有关部门对本行政区域内做出突出贡献的护士,按照省、自治区、直辖市人民政府的有关规定给予表彰、奖励。

第二章 执业注册

第七条 护士执业,应当经执业注册取得护士执业证书。

申请护士执业注册,应当具备下列条件:

(一) 具有完全民事行为能力;

(二) 在中等职业学校、高等学校完成国务院教育主管部门和国务院卫生主管部门规定的普通全日制3年以上的护理、助产专业课程学习,包括在教学、综合医院完成8个月以上护理临床实习,并取得相应学历证书;

(三) 通过国务院卫生主管部门组织的护士执业资格考试;

(四) 符合国务院卫生主管部门规定的健康标准。

护士执业注册申请,应当自通过护士执业资格考试之日起3年内提出;逾期提出申请的,除应当具备前款第(一)项、第(二)项和第(四)项规定条件外,还应当在符合国务院卫生主管部门规定条件的医疗卫生机构接受3个月临床护理培训并考核合格。

护士执业资格考试办法由国务院卫生主管部门会同国务院人事部门制定。

第八条 申请护士执业注册的,应当向拟执业地省、自治区、直辖市人民政府卫生主管部门提出申请。收到申请的卫生主管部门应当自收到申请之日起20个工作日内做出决定,对具备本条例规定条件的,准予注册,并发给护士执业证书;对不具备本条例规定条件的,不予注册,并书面说明理由。

护士执业注册有效期为5年。

第九条 护士在其执业注册有效期内变更执业地点的,应当向拟执业地省、自治区、直辖市人民政府卫生主管部门报告。收到报告的卫生主管部门应当自收到报告之日起7个工作日内为其办理变更手续。护士跨省、自治区、直辖市变更执业地点的,收到报告的卫生主管部门还应当向其原执业地省、自治区、直辖市人民政府卫生主管部门通报。

第十条 护士执业注册有效期届满需要继续执业的,应当在护士执业注册有效期届满前30日向执业地省、自治区、直辖市人民政府卫生主管部门申请延续注册。收到申请的卫生主管部门对具备本条例规定条件的,准予延续,延续执业注册有效期为5年;对不具备本条例规定条件的,不予延续,并书面说明理由。

护士有行政许可法规定的应当予以注销执业注册情形的,原注册部门应当依照行政许可法的规定注销其执业注册。

第十一条 县级以上地方人民政府卫生主管部门应当建立本行政区域的护士执业良好记录和不良记录,并将该记录记入护士执业信息系统。

护士执业良好记录包括护士受到的表彰、奖励以及完成政府指令性任务的情况等内容。护士执业不良记录包括护士因违反本条例以及其他卫生管理法律、法规、规章或者诊疗技术规范的规定受到行政处罚、处分的情况等内容。

中华人民共和国护士管理办法

卫生部

中华人民共和国护士管理办法
1993 年 3 月 26 日,卫生部

第一章　总　则

第一条　为加强护士管理,提高护理质量,保障医疗和护理安全,保护护士的合法权益,制定本办法。

第二条　本办法所称护士系指按本办法规定取得《中华人民共和国护士执业证书》并经过注册的护理专业技术人员。

第三条　国家发展护理事业,促进护理学科的发展,加强护士队伍建设,重视和发挥护士在医疗、预防、保健和康复工作中的作用。

第四条　护士的执业权利受法律保护。护士的劳动受全社会的尊重。

第五条　各省、自治区、直辖市卫生行政部门负责护士的监督管理。

第二章　考　试

第六条　凡申请护士执业者必须通过卫生部统一执业考试,取得《中华人民共和国护士执业证书》。

第七条　获得高等医学院校护理专业专科以上毕业文凭者,以及获得经省级以上卫生行政部门确认免考资格的普通中等卫生(护士)学校护理专业毕业文凭者,可以免于护士执业考试。

获得其他普通中等卫生(护士)学校护理专业毕业文凭者,可以申请护士执业考试。

第八条　护士执业考试每年举行一次。

第九条　护士执业考试的具体办法另行制定。

第十条　符合本办法第七条规定以及护士执业考试合格者,由省、自治区、直辖市卫生行政部门发给《中华人民共和国护士执业证书》。

第十一条　《中华人民共和国护士执业证书》由卫生部监制。

第三章　注　册

第十二条　获得《中华人民共和国护士执业证书》者,方可申请护士执业注册。

第十三条　护士注册机关为执业所在地的县级卫生行政部门。

第十四条　申请首次护士注册必须填写《护士注册申请表》,缴纳注册费,并向注册机关缴验:

(一)《中华人民共和国护士执业证书》;

(二)身份证明;

(三)健康检查证明;

(四)省级卫生行政部门规定提交的其他证明。

第十五条　注册机关在受理注册申请后,应当在三十日内完成审核,审核合格的,予以注册;审核不合格的,应当书面通知申请者。

第十六条　护士注册的有效期为二年。

护士连续注册,在前一注册期满前六十日,对《中华人民共和国护士执业证书》进行个人或集体校验注册。

第十七条 中断注册五年以上者,必须按省、自治区、直辖市卫生行政部门的规定参加临床实践三个月,并向注册机关提交有关证明,方可办理再次注册。

第十八条 有下列情形之一的,不予注册:

(一)服刑期间;

(二)因健康原因不能或不宜执行护理业务;

(三)违反本办法被中止或取消注册;

(四)其他不宜从事护士工作的。

第四章 执 业

第十九条 未经护士执业注册者不得从事护士工作。

护理专业在校生或毕业生进行专业实习,以及按本办法第十八条规定进行临床实践的,必须按照卫生部的有关规定在护士的指导下进行。

第二十条 护理员只能在护士的指导下从事临床生活护理工作。

第二十一条 护士在执业中应当正确执行医嘱,观察病人的身心状态,对病人进行科学的护理。遇紧急情况应及时通知医生并配合抢救,医生不在场时,护士应当采取力所能及的急救措施。

第二十二条 护士有承担预防保健工作、宣传防病治病知识、进行康复指导、开展健康教育、提供卫生咨询的义务。

第二十三条 护士执业必须遵守职业道德和医疗护理工作的规章制度及技术规范。

第二十四条 护士在执业中得悉就医者的隐私,不得泄露,但法律另有规定的除外。

第二十五条 遇有自然灾害、传染病流行、突发重大伤亡事故及其他严重威胁人群生命健康的紧急情况,护士必须服从卫生行政部门的调遣,参加医疗救护和预防保健工作。

第二十六条 护士依法履行职责的权利受法律保护,任何单位和个人不得侵犯。

第五章 罚 则

第二十七条 违反本办法第十九条规定,未经护士执业注册从事护士工作的,由卫生行政部门予以取缔。

第二十八条 非法取得《中华人民共和国护士执业证书》的,由卫生行政部门予以缴销。

第二十九条 护士执业违反医疗护理规章制度及技术规范的,由卫生行政部门视情节予以警告、责令改正、中止注册直至取消其注册。

第三十条 违反本办法第二十六条规定,非法阻挠护士依法执业或侵犯护士人身权利的,由护士所在单位提请公安机关予以治安行政处罚;情节严重,触犯刑律的,提交司法机关依法追究刑事责任。

第三十一条 违反本办法其他规定的,由卫生行政部门视情节予以警告、责令改正、中止注册直至取消其注册。

第三十二条 当事人对行政处理决定不服的,可以依照国家法律、法规的规定申请行政复议或者提起行政诉讼。当事人对行政处理决定不履行又未在法定期限内申请复议或提起诉讼的,卫生行政部门可以申请人民法院强制执行。

第六章 附 则

第三十三条 本办法实施前已经取得护士以上技术职称者,经省、自治区、直辖市卫生行政部门审核合格,发给《中华人民共和国护士执业证书》,并准许按本办法的规定办理护士执业注册。

本办法实施前从事护士工作但未取得护士职称者的执业证书颁发办法,由省、自治区、直辖市卫生行政部门根据本地区的实际情况和当事人实际水平作出具体规定。

第三十四条 境外人员申请在中华人民共和国境内从事护士工作的,必须依本办法的规定通过执业考试,取得《中华人民共和国护士执业证书》并办理注册。

第三十五条 护士申请开业及成立护理服务机构,由县级以上卫生行政部门比照医疗机构管理的有关规定审批。

第三十六条 本办法的解释权在卫生部。

第三十七条 本办法的实施细则由省、自治区、直辖市制定。

第三十八条 本办法自 1994 年 1 月 1 日起施行。

美国护士伦理守则的九项条款

(Nine Provisions of Code of Ethics for Nurses, ANA, 2008):

1. 护士在各种专业人际关系中应当心怀同情,尊重每一个人固有的尊严、价值和独特性,不受社会或经济地位、个人特征或健康问题性质等考虑的限制。

2. 护士的基本责任对象是病人,无论个人、家庭、群体或社区。

3. 护士增进、倡导并努力保护病人的健康、安全和权利。

4. 护士有义务提供优质的病人护理,对于个人护理实务及任务委派决定的适当性承担责任。

5. 护士对自己也承担着和对他人相同的责任,包括保持诚实、正值与安全,维持胜任的专业能力以及持续的个人与专业成长。

6. 护士参与建立、维护和促进健康服务环境和工作条件,以利于通过个人和集体行动提供优质健康。

7. 护士通过致力于护理实践、教育、行政和知识的开发,参与护理专业的发展。

8. 护士通过与其他健康专业人员和社会公众的合作,促进社区、国家和国际间满足健康需要的各种努力。

9. 护士协会及其会员作为护理专业的代表,有责任宣传护士的价值,维护护理专业及其实践的完好性以及制定社会政策。

在上述美国护士伦理守则中,每一条款都基于一些重要的理论或概念。在美国,落实护士伦理守则的基本策略,是将条款中的这些概念转化为信念,系统地贯穿于护理教育、行政管理、医疗机构规章制度、国家政策法规、医疗机构资格认证标准、护理人员资格认证标准以及护理服务品质评价标准等各个层面。

美国护士章程

1996 年美国护士会(ANA)制定的护士章程内容如下。

1. 护士应以尊重人的尊严的态度为病人服务,不论其社会或经济情况,个人地位或健康问题的性质如何,对病人一视同仁。

2. 护士应谨慎地为病人保密,以保护病人的个人权利。

3. 护士应当保护病人和群众的卫生保健和安全,使其不受任何人的无能的、不道德的或不合法的操作所影响。

4. 护士对于所作出的护理判断和行为承担责任。

5. 护士应能胜任护理工作。

6. 护士发出寻求会诊、接受责任和派他人做护理工作时，要作有根据的判断，并以个人的能力和资历作为判断依据。

7. 护士应参加对本专业组织的发展有贡献的活动。

8. 护士应参加实现和提高护理水平的专业活动。

9. 护士应参加专业活动去创造和维护有助于提高护理质量的条件。

10. 护士应参加专业活动，不作错误汇报，不犯错误行为，做到保护群众，以保持护理工作的纯正性。

11. 护士应与卫生工作者及群众合作，共同努力促进社会和国家满足群众保健需要的目标。

美国医院联合会《病人权利法案》

(这个文件是该会 1973 年通过的，在世界各地同类文献中有一定影响)

美国医院联合会提出《病人权利法案》。希望实现这些权利将对病人的护理更有成效，并使病人、医生和医院三方更为满意。此外，本会提出这些权利，是希望为了病人，支持他们的权利视为治疗过程的不可缺少的组成部分。众所周知，医生和病人的个人关系，在医疗护理上事关重大，当护理已经成为有组织的行动时，传统的医患关系就表现出达到新的深度和广度。医疗单位同样也对病人负有责任，这已经有立法可援。因此保障病人权利的一切要素已经得到确认。

第一，病人有权受到周到和殷勤的护理。

第二，病人有权从他的医生按病人期望懂得的语言，获悉有关他的诊断、治疗和预后的全部最新消息。如果从医疗上看最好不要把这些消息告知病人时，可以告诉代表病人的适当人士。病人有权知道经治医生的名字。

第三，病人有权在任何手术和(或)治疗开始之前，获得关于知情同意所必需的信息，限于特殊的手术和(或)治疗，应包括医疗重大危险，以及不能工作的可能期限，而不必局限于某一特定的手术(或)治疗。一旦在护理或医疗需要作出重要抉择之时，或者病人要求获悉有关医疗抉择的信息时，病人有权获得这种信息。病人同时有权知道主持这一手术和(或)治疗的医生的名字。

第四，病人有权在法律允许的范围内拒绝治疗，并且有权获悉他的行动引起的医疗后果。

第五，病人有权保守关于本人治疗方案的每一秘密。病案讨论、会诊、体验和治疗都是机密，必须小心谨慎进行。一切和护理无直接关系的事，必须得到病人允许才能透露。

第六，病人有权希望：有关其护理的一切信息和记录，要作密件处理。

第七，病人有权希望：在医院力所能及的范围内，对病人要求提供的服务，作出合理反应。医院必须根据病情的轻重缓急，提供对疾病的评价、服务和安排。当医疗上允许病人转院时，病人必须先行得到有关转院的需要和选择的全部资料和解释，接收病人转院的医疗单位，必须是事先同意的单位。

第八，病人有权在有关护理的范围内，获得医院和其他卫生单位和教育单位相互关系的资料。

第九，病人有权对治疗各个人的任何职业关系，逐个按名字获得资料。

第十，病人有权希望护理能合理地继续进行。他有权知道日后医生预约的时间和地点，病人有权希望医院能提供一个机构，在病人出院以后，由医生或医生代表通知病人到哪里去继续进行保健处理。

第十一，病人有权查对结账清单，并听取解释，不论付款的来源如何。

第十二,病人有权知道适用于病人的一切医院规章制度。

没有什么关于权利的一纸空文能为病人保证他希望有权获得这种待遇。医院要发挥许多作用,包括疾病防治、医务人员和病人双方的教育,以及临床科研等。所有这些活动,必须以对病人的压倒一切的关心为指导,而且作为最高准则。必须承认人类尊严高于一切,成功地实现这种认识就确实保证了成功地保护病人的权利。

东京宣言

（关于对拘留和囚犯给予折磨、虐待、非人道的对待和惩罚时,医师的行为准则。）

（本宣言为第 29 届世界医学大会 1975 年 10 月东京会议所采纳。）

序言

实行人道主义而行医,一视同仁地保护和恢复躯体和精神的健康,祛除病人的痛苦是医师的特有权利,即使在受到威胁的情况下也对人的生命给予最大的尊重,并决不应用医学知识作相反于人道法律的事。

本宣言认为折磨定义为精心策划的、有系统的或肆意的给以躯体的或精神的刑罚,无论是个人或多人施行的或根据任何权势施行的强迫他人供出情报的坦白供认等行为。

宣言

1. 不论受害者受到什么嫌疑、指控或认什么罪,也不论受害者的信仰或动机如何,医师在任何情况下不赞助、容忍或参与折磨、虐待或非人道的行为,包括引起军事冲突和内战。

2. 医师决不提供允诺、器械、物资或知识帮助折磨行为或其他虐待、非人道的对待或降低受害者的能力去抵抗这些对待。

3. 医师决不参与任何折磨、虐待、非人道的对待应用或威胁。

4. 医师对其医疗的病人,有医疗的责任。在作治疗决定时是完全自主的。医师的基本任务是减轻他的病人的痛苦并不得有任何个人的、集体的政治动机反对这一崇高的目的。

5. 当囚犯绝食时,医生认为可能形成伤害和作出后果的合理判断时,不得给予人工饲喂。囚犯能够作出决定的能力需要有至少两位医生作出独立的证实性的判断,医生应向囚犯作绝食的后果解释。

6. 世界医学会将支持、鼓励国际组织、各国医学会和医师。并当这些医师和其家属面临威胁或因拒绝折磨或其他形式的虐待、非人道的对待而面临报复时支持他们。

夏威夷宣言

（1977 年在夏威夷召开的第六届世界精神病学大会上一致通过）

人类社会自有文化以来,道德一直是医疗技术的重要组成部分。在现实生活中,医生持有不同的观念,医生与病人间的关系复杂。由于可能用精神病学知识、技术作出违反人道原则的事情,今天比以往更有必要为精神科医生订出一套高尚的道德标准。

精神科医生作为一个医务工作者和社会成员,应探讨精神病学的特殊道德含义,提出对自己的道德要求,明确自己的社会责任。

为了制定本专业的道德内容,以指导和帮助各精神科医生树立应有的道德标准,特作如下规定。

1. 精神病学的宗旨是促进精神健康,恢复病人处理生活的能力。精神科医生应遵循公认的科学、道德和社会公益原则,尽最大努力为病人的切身利益服务。

为此目的,需要对保健人员、病人及广大公众进行不断的宣传教育工作。

2. 每个病人应得到尽可能好的治疗,治疗中要尊重病人的人格,维护其对生命和健康的自主权利。

精神科医生应对病人的医疗负责,并有责任对病人进行合乎标准的管理和教育。必要时,或病人提出的合理要求难以满足,精神科医生即应向更富有经验的医生征求意见或请会诊,以免贻误病情。

3. 病人与精神科医生的治疗关系应建立在彼此同意的基础上。这就要求做到相互信任,开诚布公,合作及彼此负责。病重者若不能建立这种关系,也应像给儿童进行治疗那样,同病人的亲属或为病人所能接受的人进行联系。

如果病人和医生关系的建立并非出于治疗目的,例如在司法精神病业务中所遇到的,则应向所涉及到的人员如实说明此种关系性质。

4. 精神科医生应把病情的性质、拟作出的诊断、治疗措施,包括可能的变化以及预后告知病人。告知时应全面考虑,使病人有机会作出适当的选择。

5. 不能对病人进行违反其本人意愿的治疗,除非病人因病重不能表达自己的意愿,或对旁人构成严重威胁。在此情况下,可以也应该施以强迫治疗,但必须考虑病人的切身利益,且在一段适当的时间后,再取得其同意;只要可能,就应取得病人或亲属的同意。

6. 当上述促使强迫治疗势在必行的情况不再存在时,就应释放病人,除非病人自愿继续治疗。

在执行强迫治疗和隔离期间,应由独立或中立的法律团体,允许病人通过代理人向该团体提出申诉,不受医院工作人员或其他任何病人的阻挠。

7. 精神科医生绝不能利用职权对任何个人或集体滥施治疗。也绝不允许不适当的私人欲望、感情或偏见来影响治疗。精神科医生不应对没有精神病的人采用强迫的精神病治疗。如病人或第三者的要求违反科学或道德原则,精神科医生应如实告知病人。

8. 精神科医生从病人那里获悉的谈话内容,在检查或治疗过程中得到的资料均予以保密,不得公布。要公布得征求病人同意。如因别人的普遍理解的重要原因,公布后随即通知病人有关泄密内容。

9. 为了增长精神病知识和传授技术,有时需要病人参与其事,在病人服务于教学,将其病例公布时,应先征得同意,并应采取措施,不公布姓名,保护病人的名誉。

在临床研究和治疗中,每个病人都应得到尽可能好的照料,把治疗的目的、过程、危险性及不利之处全部都告诉病人后,接受与否,应根据自愿。对治疗中的危险及不利之处与研究的可能收获,应作适度的估计。

儿童或其他不能表态的病人,应征得其亲属同意。

10. 每个病人或研究对象在自愿参加的任何治疗、教学和项目中,可因任何理由在任何时候自由退出。此种退出或拒绝,不应影响精神科医生继续对此病人进行帮助。

凡违反本宣言原则的治疗、教学或科研计划,精神科医生应拒绝执行。

中华人民共和国医务人员医德规范

(1988 年 12 月 15 日中华人民共和国卫生部颁布)

(一) 救死扶伤,实行社会主义的人道主义,时刻为病人着想,千方百计为病人解除病痛。

(二) 尊重病人的人格与权利,对待病人不分民族、性别、职业、地位、财产状况,都一视同仁。

(三) 文明礼貌服务,举止端庄,语言文明,态度和蔼,同情、关心和体贴病人。

（四）廉洁奉公，自觉遵纪守法，不以医谋私。

（五）为病人保守医密，实行保护性医疗，不泄露病人隐私与秘密。

（六）互学互尊，团结协作，正确处理同行同事间的关系。

（七）严谨求实，奋发进取，钻研医术，精益求精，不断更新知识，提高技术水平。

医学生医德誓言

（1991 年）

健康所系，性命相托。

当我步入神圣医学学府的时刻，谨庄严宣誓：

我志愿献身医学，热爱祖国，忠于人民，恪守医德，尊师守纪，刻苦钻研，孜孜不倦，精益求精，全面发展。

我决心竭尽全力除人类之病痛，助健康之完美，维护医术的圣洁和荣誉。救死扶伤，不辞艰辛，执着追求，为祖国医药卫生事业的发展和人类身心健康奋斗终生。

新世纪的医师职业精神——医师宣言（中文版）

中国医师协会 7 月 26 日，中国医师协会签署"医师专业精神——医师宣言"

前　言

医师职业精神是医学与社会达成承诺的基础。它要求将患者的利益置于医师的利益之上，要求制定并维护关于能力和正直的标准，还要求就健康问题向社会提供专业意见。医学界和社会必须清楚了解医师职业精神的这些原则和责任。医学与社会达成承诺的本质是公众对医师的信任，这种信任是建立在医师个人以及全行业的正直基础上。

目前，医学界面临着科技爆炸、市场力量介入医疗体系、医疗卫生实施中存在的问题、生物恐怖主义以及全球化所带来的压力。结果，医师发现越来越难以承担他们对患者和社会所肩负的责任。在这种情况下，重申医师职业精神根本的、普遍的原则和价值——即所有医师追求的理想，变得尤为重要。

医学虽然植根于不同的文化和民族传统之中，但是医学工作者扮演的都是治病救人的角色，它的根源可以追溯到希波克拉底。实际上，医学界必须和错综复杂的政治力量、法律力量以及市场力量相抗争。而且，医疗的实施与实践具有很大的差异，任何普遍性的原则都可以因这些差异而表现出各种复杂而微妙的形式。尽管有这些差异存在，共同的宗旨仍然凸显出来并形成这一宣言的基础，它表现为 3 项基本原则以及一系列明确的职业责任。

基本原则

将患者利益放在首位的原则。这一原则是建立在为患者利益服务的基础上。信任是医患关系的核心，而利他主义是这种信任的基础。市场力量、社会压力以及管理的迫切需要都绝不能影响这一原则。

患者自主的原则。医师必须尊重患者的自主权。医师必须诚实地对待患者并使患者在了解病情的基础上有权对将要接受的治疗做出决定。只要这些决定和伦理规范相符合，并且不会导致要求给予不恰当的治疗，那么患者的这种决定就极为重要。

社会公平原则。医学界必须在医疗卫生体系中促进公平，包括医疗卫生资源的公平分配。医师应该努力去消除医疗卫生中的歧视，无论这种歧视是以民族、性别、社会经济条件、种族、宗教还是其他的社会分类为基础。

职业责任

提高业务能力的责任。医师必须终生学习并且有责任不断更新保证医疗质量所必需的医学知识、临床技巧和团队精神。更宽泛地说,医学界作为一个集体,必须努力保证每一位成员都富有能力,而且有恰当的机制使医师能够达到这一目标。

对患者诚实的责任。医师必须保证在患者同意治疗之前以及治疗之后将病情完整而诚实地告诉他们。这一期望并非意味着患者应该参与到非常具体的医疗方案中去,而是指他们必须有权利对治疗做出决定。同时,医师也应该承认由于医疗而受到伤害时,应该立即将情况告知患者,因为不这样做将严重危害患者和社会对医师的信任。报告和分析医疗差错,为制定恰当的预防措施和改进措施提供了基础,并且也为受到伤害的患者提供恰当的补偿提供了基础。

为患者保密的责任。为了赢得患者的信任和信心,当提及患者的有关情况时需要有恰当的保密措施。当不可能获得患者自己的同意时,这一责任可以通过和代表患者的有关人员进行商谈来解决。由于汇集患者资料的电子信息系统的广泛应用以及遗传信息越来越容易获得,现在履行保密的责任比以往都更为迫切。但是,医师也认识到他们为患者保密的责任偶尔也必须服从于公众利益的更高需要(比如当患者危及其他人时)。

和患者保持适当关系的责任。由于患者固有的弱势和依赖性,医师和患者之间的某些关系必须避免。特别值得强调的是,医师绝不应该利用患者获取任何方面的利益,包括个人经济利益或其他的个人目的。

提高医疗质量的责任。医师必须为不断提高医疗卫生质量而努力奉献。这一责任不仅要求医师保持他们的临床技能,而且要求医师和其他专业人员通过合作减少医疗差错,提高患者的安全性,减少医疗卫生资源的过度使用以及优化医疗结果。医师必须积极参与建立更好的医疗质量衡量办法,并应用这些办法去常规评价所有参与医疗卫生实践的个人、机构和体系的工作。医师个人或他们的专业组织必须对帮助建立并实施这一机制负有责任,其目的是为了医疗质量的进一步提高。

促进享有医疗的责任。医师职业精神要求所有医疗卫生体系的目标是提供统一的、充分的医疗标准。作为个人以及作为整体,医师必须努力减少阻碍公平的医疗保健的障碍。在各种体系中,医师应该努力去消除那些基于教育、法律、财务、地域以及社会歧视的障碍。对公平负有责任而不考虑医师或行业的私利,不仅使公共卫生和预防医学得以提高,而且每个医师也因此而得到公众的拥护。

对有限的资源进行公平分配的责任。当满足患者个人的需要时,医师必须明智而有效地利用有限的临床资源为患者提供卫生保健。他们有责任和其他医师、医院以及医疗保健的付费方共同制定高效低耗的医疗保健指南。医师对合理分配资源所负有的职业责任要求他们谨慎小心地避免多余的检查和操作。提供不必要的服务不仅使患者可能受到本可避免的伤害,增加患者不必要的费用,而且减少了其他患者可以获得的资源。

对科学知识负有责任。医学与社会之间的关系绝大部分是以完整而合理地应用科学知识与技术为基础的。医师有义务赞同科学的标准、促进研究、创新知识并保证知识的合理应用。医学界对知识的完整性负有责任,而这种完整性则是以科学证据和医师经验为基础的。

通过解决利益冲突而维护信任的责任。医学工作者和他们的组织有许多机会因追求私利或个人的好处而危害他们的职业责任。当追求与营利性的产业相关时,包括医疗设备生产厂商、保险公司和医药公司,这种危害尤其严重。医师有责任认识、向大众揭发并处理责任范围内或工作中产生的利益冲突。产业和专业领导之间的关系应该予以公开,尤其当后者为制定临床试验标准、撰写社论或治疗指南者,或担任科学杂志的编辑。

对职责负有责任。作为医师职业的成员,医师应该为最大限度地提高医疗水平而通力合作、互相尊重并参与自律,这包括对没有达到职业标准的成员给予纠正并为此制定标准。无论作为个人还是作为集体,医师有义务参加这些活动。这些义务活动包括参与内部评审并从专业工作的各个方面接受外界的检查。

总　结

在所有文化和社会中,现代医学实践都面临着前所未有的挑战。改变医疗卫生体系与兼顾患者的需求,以及达到这些需求所需的有限资源都越来越多地依赖于市场的作用,其中以放弃将患者利益放在首位与传统职业责任之间的挑战最为突出。在这个经济迅猛发展的年代,为了维护医学对社会的承诺,我们认为有必要对医师重申医师专业精神的原则,并唤起他们的积极参与。这不仅要求医师个人对患者负责,而且要求他们作为集体去为社会的利益而努力,进而促进医疗卫生体系的改进。医师职业精神宣言的目的在于鼓励医师参与这项活动,并促进医学界制定一个统一的行动计划来达成这些责任。